W0318280

Jeden Tag werden unzählige falsche Diagnosen gestellt, werden Patienten übertherapiert oder ohne erwiesenen Nutzen behandelt. Das erschüttert das Vertrauen in die Medizin insgesamt. Aber was kann der Einzelne tun? Der Arzt und Bestsellerautor Gunter Frank ist der Überzeugung: für eine bessere Medizin brauchen Patienten mehr Wissen. Und Ärzte brauchen informierte Patienten.

GUNTER FRANK, Jahrgang 1963, ist seit zwanzig Jahren Allgemeinarzt mit eigener Praxis in Heidelberg und Autor mehrerer sehr erfolgreicher Bücher. Zuletzt kritisierte er die Missstände und Fehlentwicklungen der modernen Medizin in seinem Bestseller »Schlechte Medizin«.

Dr. med. Gunter Frank

Gebrauchsanweisung für Ihren Arzt

Was Patienten wissen müssen

btb

MIX
Papier aus verantwortungsvollen Quellen
FSC® C014496
Verlagsgruppe Random House FSC® N001967
Das für dieses Buch verwendete FSC®-zertifizierte
Papier *Lux Cream* liefert Stora Enso, Finnland.

1. Auflage
Genehmigte Taschenbuchausgabe Februar 2016,
btb Verlag in der Verlagsgruppe Random House GmbH, München
Copyright © der Originalausgabe 2014 beim
Albrecht Knaus Verlag, München, in der
Verlagsgruppe Random House GmbH
Umschlaggestaltung: semper smile, München, nach einem
Umschlagentwurf von www.buerosued.de
Umschlagmotiv: © bioraven/Shutterstock
Druck und Einband: GGP Media GmbH, Pößneck
LW · Herstellung: sc
Printed in Germany
ISBN 978-3-442-71346-2

www.btb-verlag.de
www.facebook.com/btbverlag
Besuchen Sie auch unseren LiteraturBlog www.transatlantik.de

Für meine Eltern

Inhalt

I. Einleitung

Zu Risiken und Nebenwirkungen fragen Sie Ihren Arzt ... aber richtig!

Versetzen Sie sich in eine der folgenden Situationen:

Sie sind bei Ihrem Hausarzt. Der misst den Blutdruck und sagt: Oh, Ihr Blutdruck ist viel zu hoch! Das ist gefährlich, das kann zu Herzinfarkt führen. Dann verschreibt er Ihnen blutdrucksenkende Medikamente.

Nehmen Sie diese Tabletten ein?

Oder: Sie sitzen in der Sprechstunde, und Ihr Arzt fragt Sie: Haben Sie eigentlich eine Zecken-Impfung? Er sagt, dass diese Impfung sicher vor FSME, einer bestimmten Form von Gehirnhautentzündung, schützt. Und die Gefahr, ohne Impfung daran zu erkranken, habe sich im letzten Jahr verdoppelt.

Lassen Sie sich impfen?

Oder: Ihr Arzt empfiehlt Ihnen eine bestimmte Krebsvorsorgeuntersuchung. Durch die Vorsorgeuntersuchung, sagt er, sinke das Risiko, an diesem Krebs zu sterben, um 25 Prozent.

Gehen Sie zu der Vorsorgeuntersuchung?

Oder: Sie haben starke Kopfschmerzen und gehen zum Arzt. Nach einem kurzen Gespräch empfiehlt er, ein Computertomogramm (CT) der Nasennebenhöhlen machen zu lassen, um herauszufinden, ob sie vereitert sind.

Lassen Sie die Untersuchung machen?

Oder: Sie erfahren, dass Sie an Krebs erkrankt sind. Ihr Arzt schlägt Ihnen eine Chemotherapie vor. Sie fragen, wie erfolgreich diese Therapie ist. Die Antwort lautet, dass sie Ihre Überlebenschance um 20 Prozent verbessert.

Entscheiden Sie sich für diese Therapie?

Was hätten Sie im Einzelfall getan? Und warum? Wären Sie der Empfehlung Ihres Arztes gefolgt? Weil er immer so nett ist? Weil er Sie so streng angesehen hat? Weil er es als Studierter ja schließlich wissen muss? Weil er sich auf Zahlen beruft (und Zahlen lügen bekanntlich nicht)? Egal wie, in keinem dieser Beispiele ist eine solide Grundlage für eine gute Entscheidung gegeben! Die angeführten Prozentzahlen sind sogar irreführend. Doch Sie brauchen unbedingt eine verlässliche Entscheidungsgrundlage – schließlich geht es um IHRE Gesundheit!

Die moderne Medizin und ihre Schattenseiten

In Deutschland gibt es inzwischen Millionen Patienten, die völlig unnötigerweise Tabletten einnehmen: Cholesterinsenker, Gerinnungshemmer, Medikamente gegen Diabetes und Bluthochdruck und vieles andere mehr. Hunderttausende unterziehen sich jedes Jahr sinnlosen Kniespiegelungen, Biopsien (operativen Gewebsentnahmen) oder anderen überflüssigen Operationen. Oder sie erhalten Chemotherapien, deren Sinn mit keiner seriösen Studie belegt ist – um nur einige Beispiele zu nennen. Alle diese Patienten haben keinen Nutzen von diesen Untersuchungen und Therapien zu erwarten, Nebenwirkungen jedoch sehr wohl. Und die können von Schmerzen, Konzentrationsstörungen, Verdauungsproblemen, Blut-, Leber- und Nierenkrankheiten bis hin zum Auslösen einer Krebserkrankung reichen. Hunderttausende werden deshalb jährlich in Krankenhäuser eingewiesen. Geht man von seriösen Schätzungen aus, dann sterben in Deutschland pro Jahr mehrere Zehntausend Menschen durch unnötig verordnete Medizin, und es gibt Autoren, die diese Zahlen noch weit höher ansetzen.

Wenn Sie sich allein auf der Basis der gerade geschilderten Patientensituationen für die von Ihrem Arzt vorgeschlagenen Maßnahmen entscheiden, dann ist die Gefahr groß, dass Sie ebenfalls zu dieser unaufhaltsam wachsenden Patientengruppe gehören werden. Damit wir uns nicht missverstehen: Ich lehne die moderne Medizin keineswegs ab, ganz im Gegenteil, ich bin froh, dass wir sie haben! In den letzten 200 Jahren konnten durch sie zahllose Krankheiten geheilt oder gelindert werden, denen die Menschen davor mehr oder weniger hilflos ausgeliefert waren. Doch die moderne Medizin hat auch ihre Schattenseiten. Dabei liegt es in der Natur der Sache, dass sich Übertherapien und Nebenwirkungen nie ganz vermeiden lassen. Selbst dann nicht, wenn sich alle Beteiligten redlich bemühen. Wenn man zum Beispiel neue Verfahren testen möchte, muss man auch in Kauf nehmen, dass sie schaden könnten. Allerdings haben sich diese Nachteile in der heutigen Medizin in einem Maß verselbstständigt, das sich durch nichts rechtfertigen lässt. Sie werden nicht mehr hingenommen, um auf diesem Weg Neues und Besseres zu finden, sondern einzig aus dem Grund, hohe Gewinne zu erzielen und Karrieren zu ermöglichen.

Wenn die Medizin Menschen krank macht

Bei älteren Patienten, die neu in meine Sprechstunde kommen, beobachte ich häufig, dass sie jeden Tag viele verschiedene Tabletten einnehmen, obwohl sie ihnen nicht guttun. Die völlig gesunde 70-jährige Frau zum Beispiel, die Diabetesmedikamente verordnet bekam, weshalb sie nun an Verdauungsbeschwerden leidet und dem Risiko ausgesetzt ist, nachts an einer von diesen Medikamenten verursachten Unterzuckerung zu sterben. Oder der 80-jährige Herr, der all seine Vitalität eingebüßt hat und mit seinem Leben nicht mehr zurechtkommt, weil sein Blutdruck durch Medikamente viel zu tief abgesenkt wurde. Oder die (nicht wenigen) 50-Jährigen, bei denen die verordneten Cholesterinsenker Muskelschmerzen verursachen, die nicht als typische Nebenwirkung erkannt werden. Mit der Folge, dass diese Patienten eine Odyssee zu Orthopäden und Neurologen – mit allen möglichen Zusatzdiagnosen und Untersuchungen – unternehmen, ohne Besserung zu erfahren. Und das alles nur, weil die Normwerte für Cholesterin (wie die für Blutzucker oder Blutdruck auch) seit Jahrzehnten immer wieder ohne seriöse medizinische Begründung gesenkt werden, um die Umsätze der Hersteller zu vervielfachen.

Immer häufiger kommen aber auch junge Patienten in meine Sprechstunde, die wegen ganz normaler Befindlichkeitsstörungen (Kopfschmerzen, Herzrasen oder Verdauungsbeschwerden) unverhältnismäßig aufwendige Untersuchungen, wie zum Beispiel Magen- und Darmspiegelungen oder CT-Untersuchungen, über sich ergehen lassen mussten. Dadurch erhalten sie oft eine Diagnose, inklusive der damit verbundenen Kontrolluntersuchungen, die aber in Wahrheit überhaupt keine Krankheitsbedeutung hat, sondern lediglich Ausdruck einer ganz normalen Streuung menschlicher Körpereigenschaften ist. Ich bin dazu übergegangen, meine Patienten nicht mehr in bestimmte Facharztpraxen oder Abteilungen der Universitätsklinik zu überweisen, weil dort ständig unreflektiert Verfahren angewendet werden – ob Kontrollherzkatheter oder aufwendige Laboruntersuchungen –, obwohl sie nie auf ihren Nutzen hin überprüft wurden.

Mit meinen Patienten bespreche ich diese Hintergründe und Zusammenhänge, ich beruhige sie und setze für sie überflüssige Medikamente ab, worauf sich die Befindlichkeit bei vielen deutlich bessert. So verlassen nicht wenige Patienten meine Praxis als gesunde Menschen, nachdem sie vorher von der Medizin künstlich zu Kranken und Gefährdeten erklärt worden waren.

Krankheit als Wirtschaftsfaktor

Behandlungsfehler und Fehleinschätzungen gab es früher auch, heute jedoch hat sich die »Verkrankung« von Patienten als System etabliert. Durch die fortschreitende Ökonomisierung der Medizin wird es immer interessanter, Patienten nicht zu heilen, sondern möglichst viele Menschen für krank zu erklären, um sie dann in verschiedene Stadien möglichst vieler Diagnosen einstufen zu können. So passiert es immer häufiger, dass Sie als ratsuchender Patient zum Arzt gehen und dort zum Bestandteil einer medizinischen Wertschöpfungskette gemacht werden, an dem vor allem Geld verdient werden soll. Diejenigen, die in diesem System – am Patientennutzen vorbei – erfolgreich agieren, werden belohnt, die anderen gehen pleite. Als Folge wird erfolgreiche Medizin immer mehr an der Erfüllung von Businessplänen gemessen, die Interessen der Investoren werden immer wichtiger als die Bedürfnisse der Patienten.

Dies alles führt jedoch zu einem wachsenden Problem: In unserem Gesundheitssystem werden immer mehr Krankheiten nicht etwa geheilt, sondern verschlechtert oder sogar erst durch die Behandlung hervorgerufen. Solche von der Medizin verursachten Erkrankungen haben einen Namen: Man nennt sie iatrogene Krankheiten. Für diese »hausgemachten« Krankheiten und für überflüssige und gefährliche Therapien werden Milliarden Euro ausgegeben! Was könnte man nicht erreichen, wenn diese Geldmittel in die wirklich wichtigen Bereiche unseres Gesundheitssystems fließen würden: eine ausreichende personelle Ausstattung von Krankenhäusern und Altenheimen, die eine menschlich angemessene Pflege ermöglicht, eine gute hausärztliche Betreuung und Notfallversorgung auch auf dem

Land, die Sicherung einer kostenfreien Hightech-Medizin für alle, die sie tatsächlich benötigen, und eine wirklich unabhängige und qualitätsvollere Forschung, als sie derzeit üblich ist.

Doch weil diese Fehlentwicklung zu einem extrem lukrativen Geschäft geworden ist, tut sich die Gesundheitspolitik sehr schwer, effektive Gegenmaßnahmen zu ergreifen. Auch bei Krankenkassen oder Ärzteverbänden sehe ich im Moment kein echtes Interesse und keine überzeugende Strategie, wie man diesem Negativtrend Einhalt gebieten will. Ganz im Gegenteil, die fördern ihn sogar noch. Für Patienten wird es also immer gefährlicher, zum Arzt zu gehen. Diese bedrohliche Entwicklung einzudämmen, wird die größte medizinische Herausforderung des 21. Jahrhunderts sein.

Gekaufte Behandlungsleitlinien

Seit ich vor 20 Jahren Arzt geworden bin, erlebe ich die Entwicklung hin zu einer immer stärker profitorientierten Medizin, und manchmal verzweifle ich daran. Und weil mich immer mehr Patienten fragten, wie es zu solchen Missständen kommen konnte, bin ich dieser Frage nachgegangen. In meinem 2012 erschienenen Buch *Schlechte Medizin* habe ich die Mechanismen und Hintergründe dieser Misere detailliert analysiert und erläutert. Zum Beispiel, was der wahre Grund für die Absenkung der Normwerte für Cholesterin, Blutzucker oder Blutdruck ist, oder wie die konsequente Schönfärberei medizinischer Studien bis hin zu ihrer kompletten Fälschung abläuft, um unnütze oder gar gefährliche Medikamente besser verkaufen zu können.

Die Hochschulmedizin und ihre Verflechtung mit den Herstellern von Medikamenten und Medizinprodukten hat sich dabei als Dreh- und Angelpunkt erwiesen. Würde an den medizinischen Universitäten wissenschaftlich seriöser gearbeitet, müsste ein sehr großer Teil der derzeit etablierten Behandlungen in

Frage gestellt werden, was aber dramatische Umsatzeinbrüche in der gesamten Pharmabranche nach sich ziehen würde.

Besonders folgenreich ist der finanzielle Einfluss der Industrie auf die Erstellung medizinischer Leitlinien, nach denen der niedergelassene Arzt in der Sprechstunde behandeln soll. Denn dies führt dazu, dass vielen praktischen Ärzten die verheerenden Folgen ihrer Behandlungsvorschläge gar nicht bewusst sind. Sie empfehlen sie ja guten Gewissens, in naiver Übereinstimmung mit der geltenden Lehrmeinung, nicht wissend, dass diese leider gekauft wurde. Es wird viel Geld gezahlt, damit sich schlechte Medizin immer weiter durchsetzt. In der Pharmabranche spricht man ganz offen über käufliche Hochschulmediziner. Sie haben sogar einen Namen: Mietmäuler.

Nach Erscheinen meines letzten Buches haben mich unzählige Leserbriefe erreicht, von Patienten, Ärzten, Krankenschwestern und -pflegern sowie von Wissenschaftlern, deren teils erschütternde Schilderungen die erschreckenden Ausmaße schlechter Medizin bestätigten.

Die Diagnose der Misere ist bekannt, wie lautet die Therapie?

Mit meinen beunruhigenden Analysen stehe ich keineswegs alleine da. Das Max-Planck-Institut für Bildungsforschung etwa beschreibt in einem Forschungsbericht aus dem Jahr 2012 den Mangel an qualitativ hochwertigen Informationen in der Medizin und kommt zu dem Schluss:

> »Dies verdeutlicht, wie Patienten im aktuellen Gesundheitssystem Opfer einer Kette unausgewogener und intransparenter Informationen werden.« Und weiter: »Ein Gesundheitssystem, das Steuergelder für unnötige oder sogar schädliche Tests und Behandlungen verschwendet und medizinische

Forschung finanziert, die für Patienten nur begrenzt relevant ist, ist ineffizient.«

Den Schlüssel, um diese Missstände wirksam anzugehen, sieht das Max-Planck-Institut vor allem in einer besseren Information der Patienten.

»Eine kritische Masse informierter Patienten wird nicht alle Probleme lösen, aber die wichtigste Basis für eine bessere Versorgung sein.«

Die zentrale Rolle für eine Veränderung wird auch nach meiner Überzeugung dem »informierten Patienten« zukommen. Einem Patienten, der mit den entscheidenden Informationen versehen und damit in die Lage versetzt wird, zusammen mit seinem Arzt eine gute Entscheidung zu treffen. Eine Entscheidung, die nicht den ausufernden Interessen der Pharmaindustrie und der Klinik-AGs dient, sondern allein auf einen sinnvollen Einsatz guter Medizin zielt.

Aber es gibt noch mehr Personen und Institutionen, die inzwischen daran arbeiten, die Medizin zum Besseren zu verändern. Besonders im angelsächsischen Raum wächst die Bereitschaft, gegen die aktuellen Missstände vorzugehen, ebenfalls verbunden mit der Erkenntnis, dass dazu die Stärkung der Patientenkompetenz unabdingbar ist. Allein im vergangenen Jahr (2013) erschienen mehrere wegweisende englische Publikationen in deutscher Übersetzung.* Doch all diesen ausgezeichne-

* *Die Diagnosefalle. Wie Gesunde zu Kranken erklärt werden* von H. Gilbert Welch, Lisa M. Schwartz und Steven Woloshin; *Die Pharma-Lüge. Wie Arzneimittelkonzerne Ärzte irreführen und Patienten schädigen* von Ben Goldacre; *Wo ist der Beweis? Plädoyer für eine evidenzbasierte Medizin* von Imogen Evans und anderen; *Bessere Ärzte, bessere Patienten, bessere Medizin. Aufbruch in ein transparentes Gesundheitswesen* von Gerd Gigerenzer, J.A. Muir Gray (Hrsg.).

ten akademischen Ansätzen fehlt bisher die Breitenwirkung. Das hat meiner Meinung nach zwei Gründe:

Erstens ist es nicht einfach, medizinische Informationen so aufzubereiten, dass sie auch von Nichtfachleuten verstanden werden. Medizinische Studien sind komplex und ihre Ergebnisse nicht immer leicht zu interpretieren. Es gibt zwar Experten, die auf diesem Gebiet Hervorragendes leisten, beispielsweise Frau Professor Ingrid Mühlhauser von der Universität Hamburg oder das Harding-Zentrum für Risikokompetenz in Berlin. Doch für medizinische Laien fehlte bisher eine kompakte, verständliche Zusammenfassung des notwendigen Wissens, wie man gute von schlechter medizinischer Information unterscheiden kann.

Und zum Zweiten werden die psychologischen Barrieren nicht berücksichtigt, die sich ergeben, wenn ein Patient sein Recht auf hochwertige Information von seinem Arzt einfordern soll. Deshalb muss die Vermittlung von Sachinformation Hand in Hand gehen mit einem Training, wie man Informationen auch in einer speziellen Situation, unter Angst und Druck, verlangen und bekommen kann. Gut informiert sein zu wollen, reicht nicht aus, man muss auch in der Lage sein, diese berechtigten Ansprüche durchzusetzen.

Nach all den richtigen und wichtigen Analysen des beklagenswerten Zustands der Medizin wird es nun Zeit zu handeln. Patienten dürfen nicht mehr wehrlos diesen Missständen ausgesetzt werden. Sie müssen auf Augenhöhe mitentscheiden können, welches die richtige medizinische Therapie für sie ist. Deshalb habe ich mir überlegt, wie man Patienten wirkungsvoll stärken kann, und eine Anleitung entwickelt, mit der sie erkennen können, welche medizinischen Empfehlungen wirklich ihrer Gesundheit dienen, und welche Empfehlungen ganz andere Interessen verfolgen. Eine Anleitung, die Patienten in die Lage versetzt, gemeinsam mit ihrem Arzt eine gute Entscheidung zu fällen und sich vor gefährlichen Übertherapien zu schützen.

Gebrauchsanweisung: Bitte vor dem Arztbesuch lesen

Der Leitfaden, den Sie in Händen halten, behandelt all diese Themen in einer umfassenden, zugleich aber einfachen, praktikablen Form. Als Erstes beschäftigen wir uns mit den harten Fakten: Wissenschaft, Studien, Zahlen und Statistik. Doch keine Sorge, ich habe dieses Kapitel so einfach wie möglich verfasst und mit vielen konkreten Beispielen versehen, so dass auch Leser ohne besonderes mathematisches Interesse die Zusammenhänge gut verstehen werden. Ich stelle Ihnen dort eine 10-Punkte-Checkliste vor, mit der Sie durch klar definierte Fragen zu Krankheit, Diagnostik und Therapie herausbekommen können, was der tatsächliche Wissenstand bezüglich Ihrer Erkrankung ist. Außerdem hilft Ihnen diese Checkliste, die Qualität der ärztlichen Antworten zu beurteilen.

Im nächsten Kapitel spielen Zahlen dann gar keine Rolle mehr: Dort geht es um Ihre (Bauch-)Gefühle und warum diese für eine gute medizinische Entscheidung ebenfalls sehr wichtig sind. In der Medizin gibt es auf die Frage, welche Therapie in welchem Fall die bessere ist oder ab wann man überhaupt behandeln sollte, häufig keine klare Antwort. Wie soll man mit dieser Unsicherheit umgehen? Es spricht vieles dafür, dass man gerade bei komplexen Fragestellungen und in unsicheren Situationen seiner emotionalen Intelligenz vertrauen kann; sie hilft uns, eine gute Entscheidung »aus dem Bauch heraus« zu treffen. Ich werde Ihnen zeigen, wie Sie diese Fähigkeit in Ihrer Patientenrolle einsetzen können, beispielsweise mit der Formulierung passender Faustregeln, und wie Sie spüren, welcher Arzt für Sie der richtige ist und welcher vielleicht nicht.

Psychologische Rückendeckung

Natürlich ist mir bewusst, dass es vielen Patienten – Checklisten hin und Faustregeln her – weiterhin schwerfallen wird, beim Arzt qualitativ hochwertige Information einzufordern. Das klassische Rollenbild der Arzt-Patienten-Beziehung sieht einen selbstbewussten, auf Antworten bestehenden Patienten nicht vor. Wenn Patienten ärztliche Empfehlungen erst hinterfragen möchten, bevor sie ihnen zustimmen, reagieren viele Ärzte überrascht bis überheblich. Patienten bekommen ein schlechtes Gewissen, und viele trauen sich dann nicht mehr, ihre berechtigten Vorhaben umzusetzen, also auf der kompetenten Beantwortung ihrer Fragen zu bestehen. Denn der Arzt ist für viele immer noch eine unantastbare Respektsperson, der man mit vorbehaltloser Dankbarkeit, aber nicht mit Kritik begegnen sollte. Sogar ansonsten selbstsichere und gut informierte Menschen, die normalerweise kein Problem damit haben, ihre Interessen zu vertreten, stehen oft hilflos vor dieser Hemmschwelle.

Als Patient ist jeder Mensch in einer ganz besonderen Situation. Hier spielen Ängste und der daraus entstehende Druck eine große Rolle. Aus verschiedenen Experimenten weiß man, dass Menschen unter Angst Schwierigkeiten haben, an rationalen Verhaltensvorsätzen festzuhalten, und stattdessen oft resigniert aufgeben. Deshalb folgt als Nächstes ein psychologisches Trainingsprogramm. Dieses Training wird Sie dabei unterstützen, auch unter Angst und Druck an einem selbstbewussten Patientenverhalten festzuhalten und auf soliden Informationen zu bestehen. Außerdem können Sie mithilfe eines kleinen Tests herausfinden, zu welchem Patientenverhalten Sie neigen. Manche Patiententypen möchten zwar bessere Informationen beim Arzt erhalten, sind aber aufgrund ihrer Persönlichkeit nicht in der Lage, dabei hartnäckig und zielgerichtet vorzugehen.

Wie es unter solchen Voraussetzungen dennoch gelingt, sein Wunschverhalten umzusetzen, zeigt Ihnen ein spezieller Selbstmanagement-Workshop im Anhang des Buches. Wenn Sie diesen Workshop durcharbeiten – und Sie werden merken, dass dies ziemlich viel Spaß macht –, dann werden Sie mit einem selbstbewussteren Auftreten gegenüber Ihrem Arzt belohnt werden. Das verspreche ich Ihnen.

Der informierte Patient – *die* Chance für ein besseres Gesundheitssystem

Viele Ärzte werden den neuen, informierten, selbstbewussten Patienten begrüßen, andere werden vielleicht eine Weile brauchen, um umzudenken. Doch in Zukunft wird ein partnerschaftliches Arzt-Patienten-Verständnis immer wichtiger werden. Im 21. Jahrhundert liegt hier das größte Potenzial für eine bessere Medizin im Kampf gegen die Probleme, die die Medizin selbst verursacht und die systematisch zu unnützen und gefährlichen Fehl- und Übertherapien führen. Mit der neuen Partnerschaft zwischen Patienten und Ärzten wird die wichtigste Voraussetzung dafür geschaffen, dagegen erfolgreich anzugehen. Nicht nur weil informierte Patienten auch Ärzte davor schützen, falsche Therapieentscheidungen zu treffen, sondern vor allem weil informierte Patienten für sie die besten Verbündeten sind, um sich gegen die überbordende Ökonomisierung der Medizin zur Wehr zu setzen, die auch uns Ärzten zunehmend die Freude an der Arbeit nimmt.

Unser Gesundheitssystem ist in Gefahr. Wissenschaftliche Redlichkeit, Anstand und Menschlichkeit in der Medizin werden immer mehr einer falsch verstandenen Marktwirtschaft untergeordnet. Welche Folgen das jetzt schon hat und was uns in Zukunft droht, darum geht es im Schlusskapitel. Denn die aktuelle Gesundheitspolitik ist auf dem besten Weg, das Gesundheitssystem zu einem rein profitorientierten Gesundheitsmarkt umzubauen, zum Nachteil von Patienten und Ärzten.

Die Medizin soll für die Patienten da sein und nicht, um sie des Profites wegen krank zu machen. Es wird höchste Zeit, energisch dafür einzutreten. Patienten, die gut informiert die richtigen Fragen stellen und selbstbewusst auf Antworten bestehen, werden in Zukunft die entscheidende Triebkraft für eine ehrlichere, nebenwirkungsärmere und damit bessere Medizin sein. Doch bis es so weit ist, können Sie sich und Ihre Familie, ausgerüstet mit dieser *Gebrauchsanweisung für Ihren Arzt*, schon jetzt deutlich besser vor den Exzessen der modernen Medizin schützen.

II. Faktencheck

Wie Sie den allgemeinen Nutzen einer medizinischen Empfehlung überprüfen können

Therapievorschläge sind letztlich immer der Versuch, in die Zukunft zu sehen. Wenn ein Arzt eine Therapie empfiehlt, kann er nie mit 100-prozentiger Sicherheit voraussagen, was diese Therapie bei seinem Patienten wirklich bewirkt, er kann es nur abschätzen. Doch wie lässt sich der Erfolg einer Therapie abschätzen? Zum Beispiel, indem man eine Therapie empfiehlt, die man aus eigener Erfahrung kennt und von der man weiß, dass sie schon vielen anderen Patienten geholfen hat. Erfahrung ist sehr wichtig, hat aber auch ihre Tücken, dazu später mehr.

Natürlich kann man es auch machen wie Nostradamus, der berühmte Astrologe des Mittelalters: Man packt seine Prophezeiung in möglichst allgemeine, unverständliche oder geheimnisvolle Worte, so dass jeder das herauslesen kann, was er gern hören möchte. Unverbindliche Aussagen lassen sich immer schlecht überprüfen und der Prophet kann sich leicht herausreden, wenn die Erwartungen später nicht in Erfüllung gegangen sind: »Tut mir leid, da müssen Sie mich falsch verstanden haben.«

Ähnlich machen es auch heutige Ersteller von Horoskopen, Handleser und – Alternativmediziner mit Pendeln, Energiestrommessungen oder Irisdiagnostik. Patienten erhalten auf diese Weise so nichtssagende Diagnosen wie »Darmpilze«, »Leberreizung«, »Nierenschwäche« oder – derzeit besonders beliebt – »Nahrungsmittelunverträglichkeit« bzw. »Belastung durch Umweltgifte«. Das kann alles und nichts bedeuten. Die anschließend empfohlenen Therapien stehen in keinem direkten und nachweisbaren Zusammenhang mit solchen »Diagnosen«: Auslassdiäten, Mineralstoffe, Entschlackungskuren etc. bringen meist nur kurzfristige Erfolge, die vor allem dem Placeboeffekt geschuldet sein dürften. Natürlich gibt es Ausnahmen, denn auch ein Wahrsager kann ab und zu richtig liegen. Gezielt wirkende Medizin sieht allerdings anders aus.

Wissenschaftliche Prinzipien

Der wohl ambitionierteste Versuch, die Zukunft vorauszusagen, um sie dann gezielt ändern zu können, heißt »Wissenschaft«. Was bedeutet Wissenschaft genau? Im *dtv-Brockhaus-Lexikon* lesen wir dazu Folgendes:

> »Hauptziel der Wissenschaft ist die rationale, nachvollziehbare Erkenntnis der Zusammenhänge, Abläufe, Ursachen und Gesetzmäßigkeiten der natürlichen wie der historischen und kulturell geschaffenen Wirklichkeit; neben der Erweiterung des Wissens über die Welt liefern vor allem Naturwissenschaft und Technik die Mittel zu vorausschauender Planung und gezielter Veränderung der Wirklichkeit. Als Hauptmerkmal der Wissenschaft wird eine von Wertungen, Gefühlen und äußeren Bestimmungsmomenten freie, auf Sachbezogenheit gründende Objektivität angesehen, welche neben dem methodischen Konsens die Verallgemeinerungsfähigkeit und allgemeine Nachprüfbarkeit wissenschaftlicher Aussagen begründet.«

Das klingt kompliziert, aber es geht auch einfacher. Drei Kriterien müssen erfüllt sein, damit etwas als Wissenschaft oder wissenschaftlich gelten darf:

1. Objektivität
2. Verallgemeinerungsfähigkeit
3. Nachprüfbarkeit

Auf der Grundlage dieser Vorgaben gelangen der Menschheit in den letzten 250 Jahren Erfolge, die vorher undenkbar waren, von der Dampfmaschine bis zum Flug auf den Mond. Dennoch gilt auch für die Wissenschaft die Erkenntnis: »Prognosen sind schwierig, besonders wenn sie die Zukunft betreffen.«*

Und deshalb braucht Wissenschaft Experimente und Studien, um neue Ideen und Verfahren objektiv auf ihre allgemeine Wirksamkeit zu überprüfen. Denn in gut geplanten Experimenten und Studien kann man feststellen, ob sich ein bestimmtes Ergebnis immer wieder erzielen lässt, sowohl im Labor als auch im richtigen Leben, unabhängig von Zeit und Ort.

Sind die Einflussfaktoren bekannt und kontrollierbar, reichen Experimente im Labor aus, um einen solchen Nachweis zu führen. Angenommen, man möchte wissen, ob ein neuer Werkstoff in puncto elektrische Leitfähigkeit dem bisher in Stromkabeln verwendeten Material überlegen ist. Dann führt man im Rahmen eines Experiments im Labor entsprechende Messungen mit einem herkömmlichen und einem Kabel aus dem neuen Material durch. Danach weiß man, ob das neue Material Strom besser leitet oder nicht. Wiederholt man das gleiche Experiment in einem anderen Labor, sollte das gleiche Ergebnis herauskommen, wenn alle wesentlichen Einflussfaktoren bekannt sind und berücksichtigt werden: Stromstärke, Widerstände, Temperatur etc. Schneidet das neue Kabel im Experiment besser ab, wird es allgemein und überall der bes-

---

* Das Zitat wird Niels Bohr (1885–1962) zugeschrieben, einem dänischen Physiker und Nobelpreisträger.

sere Stromleiter sein, in Maschinen oder Stromleitungen, im Winter wie im Sommer.

Will Medizin Wissenschaft sein, braucht sie gute Studien

Eine Medizin, die sich als wissenschaftlich versteht, sollte demnach in der Lage sein, echte Verbesserungen zu ermöglichen. Esoterik hat hier keinen Platz. Es geht nicht um die »Aura«, den »Spiralleib« oder das »Qi«, sondern um Lebensdauer, Schmerzintensität oder Beweglichkeit. Diese Verbesserungen sollten mit Therapien ermöglicht werden, die im Idealfall bei jedem Menschen gleich wirken und sich durch ein klar definiertes Messverfahren nachprüfen lassen. Und zwar wiederholbar und unabhängig von Ort und Zeit. Die drei Kriterien für Wissenschaft kann man – bezogen auf die Medizin – dann so formulieren:

1. echte Verbesserung des Krankheitsverlaufs durch eine Therapie
2. gleiche Wirkung bei jedem Menschen, der diese Krankheit hat und mit dieser Therapie behandelt wird
3. wiederholbare Nachprüfbarkeit durch ein Messverfahren, unabhängig von Ort und Zeit

Ein Elektroingenieur oder ein Physiker hat es dabei in der Regel leichter als ein Mediziner. Experimente in diesen Fachgebieten lassen sich ziemlich exakt berechnen und vorhersagen. Doch was für ein experimentelles Gefäßsystem in der Physik gilt, gilt noch lange nicht für den menschlichen Blutkreislauf. Ich habe es mehr als einmal erlebt, dass Patienten sagten, sie hätten keine Beschwerden, obwohl sie erhebliche Verengungen (medizinisch »Stenosen«) der Herzkranzgefäße aufwiesen. Eigentlich wird dadurch der Blutfluss im Herzmuskel massiv behindert (koronare Herzkrankheit), was bei Anstrengung normalerweise

Herzschmerzen auslöst (Angina pectoris). Bei anderen Patienten dagegen verursachten wesentlich weniger dramatische Engstellen erhebliche Herzprobleme. Ebenso gibt es Patienten, deren Röntgenaufnahmen der Wirbelsäule schlicht katastrophal aussehen, und trotzdem können sie den Alltag ohne Schmerzen bewältigen. Und andere mit kaum auffallenden Wirbelveränderungen klagen über schier unerträgliche Schmerzen.

Außerdem muss man in der Medizin immer ein Auge auf den Placeboeffekt haben: Eine Therapie kann allein durch ihre pure Anwendung wirken. Also auch dann, wenn sie nur aus Zuckerpillen besteht, am besten von einem Arzt in einem weißen Kittel verordnet. Dies allein zeigt, dass die körperlichen und psychologischen Einflussfaktoren auf den Menschen enorm vielfältig und oft unberechenbar sind. Deswegen darf man in der Medizin neue Behandlungsverfahren oder Medikamente, die in einem Laborversuch positive Ergebnisse zeigten, niemals sofort für die Therapie bei realen Patienten zulassen. Sie können ganz andere Wirkungen hervorrufen. Es kommt vor, dass ein Wirkstoff im Labor an Zellkulturen getestet wird und dort beispielsweise eine krebshemmende Wirkung zeigt; bei der Anwendung am Menschen löst er jedoch Krebs aus. Medizin erscheint manchmal nur sehr bedingt logisch. Aber dennoch wollen wir wissen, was eine Therapie mit uns macht, und das möglichst vorher.

Deshalb hat sich in der Medizin folgendes Vorgehen etabliert: Angenommen, in einem Laborexperiment finden Forscher heraus, dass ein bestimmter Wirkstoff eine bestimmte medizinische Wirkung haben könnte (etwa eine Blutdrucksenkung), dann ist der nächste Schritt, diese Wirkung im Tierversuch zu bestätigen. Gelingt dies, muss der Wirkstoff zeigen, dass er die gleiche Wirkung auch beim Menschen erzielt, und zwar unter möglichst realistischen Alltagsbedingungen. Dieser Nachweis lässt sich nur im Rahmen einer gut geplanten medizinischen Studie führen. Erst, wenn eine solche Studie mit »echten« Personen zeigen konnte, dass ein Medikament oder eine neue Operationsmethode tatsächlich die gewünschte Wirkung hat, kann man davon sprechen, dass sie wissenschaftlich belegt ist. Deshalb sind Studien in der Medizin so wichtig.

Das A und O eines wissenschaftlichen Wirksamkeitsnachweises in der Medizin ist der Nachweis anhand einer *qualitativ hochwertigen* (das heißt *sorgfältig* geplanten, *sorgfältig* durchgeführten und *sorgfältig* ausgewerteten) medizinischen Studie. Solche Studien können uns bei vielen Erkrankungen die entscheidenden Hinweise für oder gegen eine bestimmte Behandlungsmaßnahme liefern.

In diesem Kapitel erfahren Sie nun, wie Sie als Patient feststellen können, ob die Empfehlung Ihres Arztes wissenschaftlichen Kriterien standhält oder nicht. Kennt er die verfügbaren Fakten zu den Therapien, und ist er in der Lage, sie auch verständlich darzustellen? Leider ist es keine Seltenheit, dass wissenschaftliche Erkenntnisse von mangelhafter Qualität sind oder sogar manipulativ eingesetzt werden, um Patienten zu Therapien zu überreden, die sie bei genauer Kenntnis des tatsächlichen Wissensstandes vermutlich ablehnen würden. Wenn Sie dieses Kapitel gelesen haben, wird es jedoch deutlich schwieriger werden, Sie zu täuschen. Einfach deshalb, weil Sie dann die entscheidenden Fragen kennen und genau einschätzen können, ob Sie eine qualitativ hochwertige Antwort darauf erhalten oder nicht.

Wissenschaft und Erfahrung sind zwei Paar Stiefel

Dabei spielt traditionelles Wissen oder die Einschätzung eines alten Hasen zunächst keine Rolle. Das bedeutet keinesfalls eine Geringschätzung von Erfahrung. Ärzte und Heiler waren schon vor Entdeckung der modernen Wissenschaft in der Lage, gute Behandlungsmethoden zu entwickeln. Wenn Ihnen Ihr langjähriger Hausarzt oder Chirurg zu einer Behandlung rät, rein aus seiner persönlichen Erfahrung heraus, dann kann dies selbstverständlich zu einem guten Ergebnis führen, ganz unabhängig davon, ob er die wissenschaftliche Studienlage kennt oder nicht. Manchmal sind Erfahrungswerte reiner Wissenschaft sogar überlegen. Auch für Patienten ist die eigene emotionale Einschätzung (das »Bauchgefühl«) keineswegs ein schlechter Ratgeber. Besonders dann, wenn wissenschaftliche Studienergebnisse widersprüchlich und alles andere als eindeutig sind. Und das ist viel häufiger der Fall, als es die moderne Medizin manchmal wahrhaben möchte. Weil dem richtigen Umgang mit Erfahrungswissen und eigener emotionaler Einschätzung ebenfalls große Bedeutung für medizinische Entscheidungen zukommt, widmen wir diesem Thema das gesamte nächste Kapitel.

Keine Angst vor harten Fakten!

Doch in diesem Kapitel geht es zunächst einmal um den korrekten Umgang mit Zahlen, Prozenten, Risiken und Statistiken. Jeder Punkt der folgenden Checkliste steht für ein fachliches Stichwort, mit dem ein wichtiger Zusammenhang erklärt wird. Es liegt in der Natur der Sache, dass es nicht immer leicht ist, solche Zusammenhänge gleich beim ersten Lesen zu verstehen. Ich habe versucht, die Dinge so einfach wie möglich darzustellen. Und ich werde Ihnen zusätzlich anhand vieler Beispiele zeigen, dass hinter den trockenen Zahlen immer die Schicksale Tausender Menschen stehen. Menschen, die Schaden nehmen, wenn mit diesen Zahlen in der Medizin Schindluder getrieben wird.

Dennoch wird es vielen Lesern so gehen wie mir, wenn ich mich mit einem komplizierten neuen Thema beschäftige:

Während des Lesens scheint alles klar zu sein, aber danach ist man nicht sofort in der Lage, die Inhalte wiederzugeben. Es dauert eine gewisse Zeit, bis das klappt. Nutzen Sie die 10-Punkte-Checkliste auch als kleines Lexikon, in dem Sie nachschlagen, sobald eines der wichtigen Stichworte in den Medien, beim Arzt oder bei der Lektüre anderer Bücher auftaucht. Eines kann ich Ihnen aber versprechen: Allein durch das Lesen dieses Kapitels wird Ihnen klar werden, dass Sie Therapieempfehlungen Ihres Arztes nicht einfach akzeptieren dürfen, sondern durch gezieltes Fragen vorher überprüfen müssen. Diese Erkenntnis ist der erste und zugleich der wichtigste Schritt, um sich in Zukunft besser vor schlechter Medizin zu schützen.

Dazu müssen Sie nicht immer alle zehn Punkte mit Ihrem Arzt klären. Sie können sich auch überlegen, welche der Punkte für Ihr Krankheitsbild und für Ihre persönliche Abwägung die wichtigsten sind, und sich auf diese konzentrieren. Wir beginnen nun mit den ersten fünf Punkten. Sie helfen Ihnen, zusammen mit Ihrem Arzt zu klären, ob es wissenschaftliche Erkenntnisse gibt, die belegen, dass Ihnen die vorgeschlagene Maßnahme auch tatsächlich nützt.

Checkliste, Teil 1:

Fragen zum Nutzen einer medizinischen Empfehlung

Häufig werden Empfehlungen damit begründet, dass Studien die Wirksamkeit der Behandlung zweifelsfrei belegt hätten. Doch das Wissen über die reine Wirkung reicht als Entscheidungsgrundlage für oder gegen eine bestimmte Behandlungsmaßnahme nicht aus. Selbst wenn ein Medikament beispielsweise den Blutzuckerspiegel senkt, eine Operation durch eine Knorpelglättung ein besseres Röntgenbild ergibt oder mit einem Herzkatheter verengte Herzgefäße erfolgreich geweitet werden, ist damit die Anwendung beim Patienten noch nicht ausreichend gerechtfertigt. Aber warum denn nicht?, werden Sie jetzt vielleicht (und mit Recht) fragen. Antwort: Weil damit noch lange nicht belegt ist, dass der Patient durch diese Therapie auch einen Gesamtnutzen hat. Dazu müssen erst diese fünf Punkte geklärt werden.

1. Wie ist der natürliche Verlauf meiner Erkrankung ohne Therapie?
2. Hat die vorgeschlagene Therapie nachweislich Vorteile gegenüber einer Nichtbehandlung?
3. Worin besteht der Vorteil der empfohlenen Maßnahme konkret?
4. Hat die empfohlene Maßnahme Nachteile (Nebenwirkungen), und was bedeuten sie für mich?
5. Gibt es andere Vorgehensweisen und Studien, die deren Nutzen geprüft haben?

Punkt 1:
Wie ist der natürliche Verlauf meiner Erkrankung ohne Therapie?

STICHWORT: ***natürlicher Verlauf***

Viele Beschwerden und Krankheiten werden von selbst besser, ganz ohne Therapie, da es auch vielfältige natürliche Heilungsprozesse gibt. Bevor man den wahren Wert einer Therapie beurteilen kann, muss man deshalb zuerst wissen, ob sie auch besser ist als der natürliche Heilungsverlauf. Die Klärung von Punkt 1 sollte deshalb am Anfang jeder Therapieüberlegung stehen. Der bekannte Schweizer Arzt Eugen Bleuler (1857–1939) schrieb dazu schon vor hundert Jahren: »Bei all den zahlreichen Krankheiten, wo viele Mittel empfohlen werden, liegt die Frage sehr nahe: Wäre es nicht am Besten oder wenigstens gleich gut, gar nichts zu machen? Sie wird indes merkwürdig selten gestellt, und beantwortet hat sie noch niemand. Sie wäre aber doch die Grundfrage für unser therapeutisches Handeln wie für das weitere Studium.«

Diese Aussage ist heute so aktuell wie vor hundert Jahren. Die Frage nach dem natürlichen Heilungsverlauf stellt sich sicher nicht in der Notfallmedizin, wenn Menschen ohne Infusion verbluten würden, bei offenen Knochenbrüchen, die sofort versorgt werden müssen, oder anderen offensichtlichen Situationen, in denen ein Nichteingreifen schwere Folgen für den Patienten hätte. In der ärztlichen Sprechstunde ist es für den Patienten jedoch nicht zwingend sofort mit Nachteilen verbunden, wenn eine Nichtbehandlung einer Therapie vorgezogen wird. Die alte Regel bezüglich des einfachen grippalen Infektes drückt dies treffend aus: Eine Grippe dauert mit Therapie sieben Tage und ohne eine Woche.

Aber auch wenn es um Chemotherapie, ein künstliches Hüftgelenk, das Einsetzen von Stents (Hülsen, die in ein Gefäß geschoben werden, um es zu erweitern) oder um die Verordnung neuer Medikamente geht, sollten Sie vor einer Entscheidung für eine bestimmte Therapie wissen, was Sie erwarten würde, wenn Sie sich stattdessen entscheiden würden, nichts zu tun. Deshalb empfehle ich Ihnen, diese Frage als erste zu stellen. Denn erst wenn Sie wissen, wie der natürliche Verlauf Ihrer Erkrankung einzuschätzen ist, können Sie die gewünschte Wirkung der vorgeschlagenen Maßnahme wirklich einschätzen.

Punkt 2:

Hat die vorgeschlagene Therapie nachweislich Vorteile gegenüber einer Nichtbehandlung?

STICHWORT: ***besser als Placebo***

Wenn sich in einer Studie nach einer medizinischen Maßnahme Verbesserungen für die Testpersonen ergeben, spricht das nicht automatisch für diese Maßnahme. Ich muss diese Verbesserungen erst mit dem Ergebnis von Punkt 1, der Klärung des natürlichen Verlaufs, vergleichen. Vielleicht entpuppt sich ein Vorteil dann sogar als Nachteil. Ein berühmtes Beispiel dafür ist die Nordkarelien-Studie.

Nur die halbe Wahrheit

Die Nordkarelien-Studie aus den 1970er Jahren nimmt für sich in Anspruch, wissenschaftlich belegt zu haben, dass ein gesunder Lebensstil auch tatsächlich zu einem längeren Leben führt. In dieser Studie wurden die Einwohner der finnischen Region Nordkarelien im Rahmen einer großen Gesundheitsaktion dazu angehalten, weniger Fett, weniger Fleisch und vor allem Magarine statt Butter zu essen. Die Studie lief 20 Jahre, und in dieser Zeit beobachtete man in Nordkarelien eine Erhöhung der Lebenserwartung und nahm dies als Beleg für die Wirksamkeit der ausgesprochenen Empfehlungen. Die Nordkarelien-Studie wird auch heute noch gern von Krankenkassen zitiert, um ihre Gesundheitsaktionen wissenschaftlich zu untermauern.

Was man jedoch bis heute offiziell verschweigt, ist, dass in der Nachbarregion Kuopio im gleichen Zeitraum ein noch stärkerer Anstieg der Lebenserwartung festgestellt wurde. Die Einwohner der Region Kuopio hatten nicht an diesem Gesundheitsprogramm teilgenommen und sich ihre Butter nicht vom Brot nehmen lassen – und sie lebten länger als die gesundheitsbewussten Nordkarelier. Dazu muss man wissen, dass in den letzten hundert Jahren die allgemeine Lebenserwartung überall in Europa stetig angestiegen ist. Hygienischere Nahrungsmittelherstellung, bessere Notfallversorgung und viele andere Gründe sind dafür ausschlaggebend. Nimmt man nun die allgemeine Erhöhung der Lebenserwartung zum Maßstab, dann haben die Gesundheitsmaßnahmen in Nordkarelien diese positive Entwicklung offenbar eher gebremst, obwohl sie für sich allein genommen zunächst vorteilhaft aussahen.

Welchen Schluss ziehen wir daraus? Ohne zu wissen, was ein Nichtstun (hier also unverändertes Verhalten) bewirkt, wird das Ergebnis der Nordkarelien-Studie falsch gedeutet. Erst im Vergleich zeigt sich die ganze Wahrheit.

Ohne Placebokontrolle keine echte Vergleichbarkeit

In Therapiestudien sollte die Versuchsgruppe (die das neue Medikament oder die neue Behandlung erhält) deshalb immer mit einer Kontrollgruppe verglichen werden, die nicht therapiert wird. Diese Kontrollgruppe sollte ein Placebo bekommen, das ist eine Scheinbehandlung ohne echte Wirkung, zum Beispiel eine Zuckerpille. Da die Personen in der Kontrollgruppe aber glauben, sie erhielten die echte Behandlung, treten manchmal auch hier Besserungen ein, die jedoch nichts mit der neuen Behandlung zu tun haben können. Diese Wirkung einer Scheinbehandlung nennt man Placeboeffekt. Wenn also eine neue Therapie eine eigene positive Wirkung hat, dann muss sie in einer wissenschaftlichen Studie auch besser sein als die Ergebnisse in der Placebogruppe.

Doch statt mit einer Placebogruppe werden neue Verfahren in der Medizin häufig mit anderen Behandlungsmethoden verglichen. Auch dies bemängelte Eugen Bleuler bereits vor hundert Jahren mit folgenden Argumenten: »Unsere gewöhnlichen Untersuchungen vergleichen nur verschiedene Behandlungsmethoden miteinander. Wenn also ein Nutzen eines neuen Mittels erwiesen wird, so ist es nur ein relativer. Hat die zur Vergleichung herangezogene Therapie schon etwas genutzt, so ist alles gut. Setzen wir aber einmal voraus, dass sie schädlich gewesen wäre, was ja nicht ganz unmöglich ist, so beweist ein relativer Erfolg des neuen Mittels noch nicht sicher den Nutzen, sondern bloß den geringeren Schaden.«

Bleuler beschreibt ein auch heute aktuelles Dilemma. Ohne Vergleich mit einer Nichtbehandlung kann ein gutes Studienergebnis leicht in die Irre führen. Doch wenn man eine neue Behandlung testen möchte, dann gibt es durchaus ethische Gründe, sie nicht mit einem Placebo zu vergleichen, sondern mit der etablierten Behandlungsmethode. Hat sich eine Therapie als beste Therapie etabliert, und wird sie somit in Lehrbüchern und Leitlinien empfohlen, dann ist es problematisch, den Testpersonen in der Vergleichsgruppe diese etablierte Therapie vorzuenthalten und stattdessen ein Placebo zu geben. Diese Bedenken sind natürlich berechtigt – aber nur dann, wenn die etablierten Verfahren wirklich ausreichend auf ihren Nutzen gegenüber einer Nichtbehandlung getestet sind! Das ist jedoch leider oft nicht der Fall.

Nachweis des geringeren Schadens

Zwei Studien zeigen das heutige Vorgehen und die Problematik, die daraus für Patienten erwächst. Die erste ist die laufende DiaSurg-2-Studie an der chirurgischen Universitätsklinik Heidelberg. In dieser Studie möchte man herausfinden, ob eine sogenannte bariatrische Operation Typ-2-Diabetes (Alterszucker) heilen kann. Dabei wird der Verdauungstrakt des Patienten operativ »umgebaut«, so dass der Speisebrei an Magen und Zwölffingerdarm vorbeigeführt wird. Der Magen wird dadurch stillgelegt, lebenslang, denn diese Operation ist irreversibel, also nicht mehr rückgängig zu machen. Nun ist es richtig, auch solche, im wahrsten Sinne des Wortes, einschneidenden Therapien in Studien zu testen, wenn man sehr gute Gründe für die Annahme hat, dass sie wirklich nützen. Davon sind die Chirurgen offensichtlich überzeugt (ich bin es nicht).

Um den Nutzen der bariatrischen Operation zu testen, gibt es in der DiaSurg-2-Studie eine Vergleichsgruppe. Die an Diabetes erkrankten Patienten in dieser Gruppe werden mit der lehrbuchgemäßen und damit etablierten Therapie behandelt: Senkung des erhöhten Blutzuckerspiegels in den Bereich des Normwerts durch intensive medikamentöse Behandlung plus Ernährungsberatung. Der Studienplan sieht 400 Teilnehmer vor. Für die Teilnahme an dieser Studie wurde sogar im Radio geworben.

Warum dieses Vorgehen problematisch ist, wird deutlich, wenn man sich die Ergebnisse einer bereits abgeschlossenen und veröffentlichten Studie ansieht, der Accord-Studie. Diese Studie ist qualitativ hochwertig und zeigt, dass an Diabetes erkrankte Patienten, die mit der etablierten Therapie behandelt werden, im Schnitt früher sterben als die Diabetiker, die nicht so viele Medikamente bekommen und deren Blutzucker höher ist. Man hat also die intensive medikamentöse Therapie als Lehrmeinung etabliert, ohne vorher genau zu testen, ob sie tatsächlich besser ist als eine Therapie mit weniger oder gar keinen Medikamenten.

Das Problem, das sich daraus für die DiaSurg-2-Studie ergibt, ist nun folgendes: Es würde mich nicht wundern, wenn die Operation bessere Ergebnisse erbrächte als die etablierte Vergleichstherapie; denn die wirkt ja offensichtlich lebensverkürzend. Doch selbst wenn die Operation besser »abschneiden« sollte als die etablierte Therapie, könnte sie dennoch schlechter sein als reines Nichstun (ich persönlich glaube, am vielversprechendsten wäre es, einmal eine Diabetestherapie zu testen, die mit wesentlich weniger Medikamenten auskommt und sich stattdessen auf Stressreduktion konzentriert). Zusätzlich zu diesen Nachteilen hätten die operierten Patienten wegen ihres für immer verstümmelten Verdauungsapparats mit massiven Einschränkungen ihrer Lebensqualität zu rechnen.

Ich befürchte, dass wir in fünf Jahren folgende Pressemeldung lesen und hören werden: »Diabetes lässt sich wegoperieren.« Falls Ihr Arzt Ihnen dann diese Therapie vorschlägt, fragen Sie ihn deshalb als Allererstes, ob es inzwischen Studien gibt, die diese Operation mit einer medikamentenreduzierten Therapie verglichen haben.

Wir müssen nach wie vor davon ausgehen, dass sehr viele etablierte Therapien gar nicht gegen reines Nichtstun getestet wurden. Manchmal ist sogar schon längst bekannt, dass bei sehr vielen Patienten Nichtstun mindestens genauso gut ist, und trotzdem wird immer weiter verordnet. Das gilt für die Einnahme von diversen Grippemitteln und Schleimlösern über Cholesterinsenker bis hin zu bestimmten Chemotherapien, Vorsorgeuntersuchungen, Kontrollherzkathetern und Operationsverfahren wie Knorpelglättung durch Arthroskopie.

Deshalb schlage ich vor, dass Sie Ihren Arzt als Nächstes fragen, ob es Studien gibt, die die Wirkung der vorgeschlagenen Maßnahme (Operation, Medikament oder Untersuchung) mit einem Placebo verglichen haben, und ob sie nachweislich Vorteile für die »echte« Maßnahme gefunden haben. Wenn seine Antwort Ja lautet, dann muss der nächste Punkt geklärt werden.

Punkt 3:

Worin besteht der Vorteil der empfohlenen Maßnahme konkret?

STICHWORTE: ***Endpunkte und Ersatzparameter***

Wenn Sie Ihren Arzt nach den Vorteilen der vorgeschlagenen Maßnahme fragen, bekommen Sie vielleicht folgende Antwort: Studien haben eindeutig gezeigt, dass man mit dieser Therapie den Blutzucker (oder den Cholesterinwert oder den Blutdruck) stärker senken kann als mit einem Placebo. Oder er sagt, dass sich dadurch die Knochendichte erhöht oder dass diese Therapie den Tumor verkleinert. Damit beschreibt der Arzt die Wirkung der Maßnahme und deutet dies als Vorteil für Sie. Ob die Maßnahme Ihnen aber tatsächlich *nützt,* ist damit noch nicht belegt. Und das selbst dann nicht, wenn die Wirkung eine bessere ist als reines Nichtstun. Es kommt nämlich darauf an, welche *Bedeutung* diese Wirkung für Sie hat.

Ein bekanntes Beispiel beschreibt das Problem: In meiner Zeit als Medizinstudent in den 1980er Jahren war es üblich, Menschen, die nach einem Herzinfarkt Herzrhythmusstörungen entwickelten, mit Medikamenten, den sogenannten Antiarrhythmika, zu behandeln. So lernten wir es auch für die Examen. Als Begründung für diese Therapie wurden Studien herangezogen, die zeigten, dass diese Medikamente den Herzschlag normalisierten; das konnte anhand von EKGs nachgewiesen werden. Die Medikamente führten also eine objektive und positive Veränderung des EKGs herbei, und diese Wirkung trat bei Patienten, die statt dieser Medikamente ein Placebo bekommen hatten, nicht ein. Ende der 80er Jahre wurde die CAST-Studie durchgeführt. Sie beurteilte den Erfolg dieser Therapie nicht nur anhand der EKG-Veränderungen, sondern ermittelte auch die Überlebenszeit der behandelten Patienten. Es stellte sich heraus, dass die mit Antiarrhythmika behandelten Patienten auch in dieser Studie eine positive Wirkung auf den Herzrhythmus erlebten; allerdings verstarben in der Medikamentengruppe während der Studie doppelt so viele Teilnehmer wie in der Placebogruppe.

Ein anderes Beispiel: Vielen Frauen wurde bzw. wird immer noch nach den Wechseljahren Natriumfluorid verordnet. Natriumfluorid führt nachweislich zu einer Erhöhung der Knochendichte. Dies rechtfertigte für die Medizin die Annahme: höhere Knochendichte = stabilere Knochen = Schutz vor Knochenbrüchen. Doch Studien zeigen, dass es bei den so behandelten Frauen zu mehr (!) Knochenbrüchen kommt. Natriumfluorid erhöht zwar tatsächlich die Knochendichte, macht den Knochen aber offenbar spröder.

Eine Wirkung bedeutet nicht zwangsläufig eine Verbesserung

Viele Wirkungen von medizinischen Behandlungen hören sich im ersten Moment plausibel an. Eine Normalisierung des Herzrhythmus ist gut für das Herz, eine höhere Knochendichte schützt vor Knochenbrüchen. Doch ob diese Wirkungen für Sie eine positive Bedeutung haben, ist damit nicht gesagt. Davon kann erst gesprochen werden, wenn Sie eine spürbare positive Veränderung erfahren, beispielsweise weniger Schmerzen, belastungsfähigere Gelenke, verkürzte Krankheitsdauer oder vermindertes Auftreten einer Krankheit. Erst solche Wirkungen bedeuten für Sie einen echten, objektiven Vorteil. Diese echten Vorteile nennt man in der Medizin »patientenrelevante Endpunkte«. Leider werden stellvertretend oft andere Messwerte in Studien erfasst, von denen man nur annimmt, dass sie die echten Vorteile zuverlässig voraussagen. Diese Messwerte heißen daher auch »Ersatz-« oder »Surrogat-Parameter«.

Das führt häufig zu einer Verwechslung von Ursache und Wirkung – sowohl in der Wissenschaft als auch in der medialen Berichterstattung. Beispielsweise haben Herzinfarktpatienten häufig graue Haare, aber nicht weil graue Haare einen Herzinfarkt verursachen, sondern weil Herzinfarkte eher im höheren Alter auftreten, wenn die Haare schon grau geworden sind. Doch wenn ich die Haarfarbe als Ersatzparameter heranziehen würde, dann müsste eine Therapie, die erfolgreich die Haarfarbe verändert, vor Herzinfarkt schützen. Oder ich nehme die Zahl der Störche als Ersatzparameter für die Zahl der Geburten. Wollte ich die Geburtenrate erhöhen, dann wäre ein Storchenansiedlungsprogramm eine wirkungsvolle »Therapie«. Um den Erfolg dieser Maßnahme zu »beweisen«, messe ich dann nicht die Zunahme der Geburtenzahl, sondern nur den Zuwachs an Störchen.

Das ist offensichtlich Unfug, denn eine Krankheit muss nicht entstehen, nur weil sich die Ersatzparameter verändert haben. Vielmehr könnte die Veränderung der Ersatzparameter eine Begleiterscheinung der Erkrankung sein oder auf reinem Zufall beruhen. In solchen Fällen hat die Beeinflussung von Ersatzparametern mit medizinischen Maßnahmen keine Wirkung auf den Verlauf der eigentlichen Erkrankung, verursacht aber möglicherweise Nebenwirkungen. Deshalb reicht die Veränderung von Ersatzparametern nicht aus, um objektive Vorteile einer Therapie für Patienten zu belegen. Studien, die Therapien rechtfertigen wollen, müssen dafür Faktoren (die erwähnten Endpunkte) erfassen, die für Patienten wirklich bedeutsam sind.

Trotzdem sind Blutwerte oder andere Messungen natürlich nicht überflüssig. Bei vielen Krankheiten zeigen sie zuverlässig die Schwere an und ermöglichen die Überprüfung des Behandlungserfolgs. Im Gegensatz zum häufigeren Altersdiabetes (Typ 2) ist beispielsweise die Höhe des Blutzuckers beim selteneren Typ-1-Diabetes (jugendlicher Diabetes) essenziell für die Insulintherapie. Die Zahl der weißen Blutkörperchen im Blut ist ausschlaggebend für den Verlauf einer schweren bakteriellen Infektion. Auch sind typische Veränderungen in einem EKG sehr aussagekräftig, um einen Herzinfarkt zu erkennen. In diesen Fällen sind die ursächlichen Zusammenhänge gut belegt. In anderen ist die Sachlage weniger eindeutig.

Ersatzparameter: Licht und Schatten

Dennoch werden Ersatzparameter in Studien besonders häufig dazu verwendet, um Therapieerfolge zu »beweisen«. Warum? Zum einen sind Veränderungen von Blutwerten, Blutdruck, Gewicht oder Röntgenbefunden schneller und leichter feststellbar als Endpunkte, wie die Zahl der Herzinfarkte oder der Knochenbrüche oder gar die Erfassung der Lebenserwartung. Endpunkte statistisch einwandfrei zu ermitteln, erfordert einen sehr aufwendigen Studienaufbau. Veränderungen von Ersatzparametern lassen sich dagegen mit wesentlich kürzeren Studiendauern und mit kleineren Teilnehmerzahlen erfassen. Das ist verlockend für die medizinische Forschung. Da ein Universitätsmediziner viele veröffentlichte Studienergebnisse braucht, um Karriere zu machen, kann er auf diese Weise seine Publikationsliste schneller wachsen lassen. Er findet für solche Studien auch leichter Geldgeber aus der Industrie. Denn Studien, die nur Ersatzparameter erfassen, ermöglichen eine schnellere und positivere Einschätzung neuer Therapien als die mühsamere Messung echter Endpunkte. Somit kann schneller Druck ausgeübt werden, solche Therapien zu bezahlen. Aus diesem Grund gibt es so viele Studien, die sich allein auf Ersatzparameter beziehen. Zum Glück nimmt die Zahl der Studien, die Endpunkte im Blick haben, mittlerweile zu, aber es existieren noch gewaltige Lücken. Viel zu viele medizinische Empfehlungen werden immer noch allein mit Ersatzparametern begründet.

Hier eine kleine Auswahl von medizinischen Behandlungssituationen, in denen eine Empfehlung gegeben wird, die vor allem auf die Veränderung von Ersatzparametern zielt. In solchen Fällen ist es für Sie sehr wichtig zu wissen, ob durch die Maßnahme auch für Sie wichtige Endpunkte positiv beeinflusst

Medizinische Empfehlung	Ersatzparameter
Einnahme eines Cholesterinsenkers	Senkung des Cholesterinspiegels
Einnahme von Blutdrucktabletten bei mittelgradig erhöhtem Blutdruck	Senkung des Blutdrucks
Einnahme von Diabetesmedikamenten bei mittelgradig erhöhtem Blutzucker	Senkung der Blutzuckerwerte
Verwendung von Sonnencreme	Schutz vor Sonnenbrand
Ernährungsumstellung	Senkung des Fett-, Zucker-, Fleisch- und Salzanteils in der Nahrung
Chemotherapie	Verkleinerung des Tumors und der Metastasen
Vorsorgeuntersuchungen	Früherkennung von Tumoren und Normwertveränderungen (z.B. Cholesterin oder Blutzucker)
Sportliche Aktivität	mehr Bewegung
Diät, Kalorienreduktion	Gewichtsreduktion (wird leider ohnehin meist nicht von Dauer sein)

Tab. 1: Wichtige Fragen zu medizinischen Endpunkten

werden. Sie finden in der rechten Spalte Vorschläge für Fragen, die Sie Ihrem Arzt stellen sollten, bevor Sie sich für oder gegen die vorgeschlagene Maßnahme entscheiden.

Frage nach relevanten Endpunkten
Haben Studien belegt, dass man weniger Herzinfarkte oder Schlaganfälle bekommt, wenn man Cholesterinsenker einnimmt? Wurde untersucht, ob man dann auch länger lebt?
Haben Studien belegt, dass man weniger Herzinfarkte oder Schlaganfälle bekommt, wenn man Blutdrucksenker einnimmt? Wurde untersucht, ob man dann auch länger lebt?
Haben Studien belegt, dass man weniger Nierenschäden, Sehstörungen und Wundheilungsstörungen bekommt, wenn man Diabetesmedikamente einnimmt? Welchen Einfluss hat die lebenslange Einnahme dieser Tabletten auf die Lebenserwartung?
Haben Studien belegt, dass die häufige Verwendung von Sonnencreme zu weniger Hautkrebs führt?
Haben Studien belegt, dass man weniger Krankheiten bekommt, wenn man seine Ernährung umstellt? Welche Krankheiten sind dies? Steigt die Lebenserwartung an?
Gibt es Studien, die zeigen, dass die Chemotherapie die Lebensqualität verbessert, weil z.B. die Schmerzen abnehmen? Wie wirkt sich die Chemotherapie auf die Lebenserwartung aus?
Führen die frühe Erkennung eines Tumors (bzw. einer Normwertveränderung) und die nachfolgende Therapie auch zu einem besseren Behandlungserfolg? Welchen Einfluss auf die Gesamtlebensdauer haben regelmäßige Vorsorgeuntersuchungen?
Gibt es Studien, die zeigen, dass mehr Bewegung zu weniger Herzinfarkten oder Krebs führt? Welchen Einfluss hat mehr Bewegung auf die Lebenserwartung?
Gibt es Studien, die zeigen, dass nach gewichtsreduzierenden Maßnahmen langfristig weniger Krankheiten auftreten? Haben Diäten einen Einfluss auf die Lebensdauer?

Und trotzdem muss es nicht von vornherein schlecht sein, wenn sich eine Therapie allein auf Ersatzparameter gründet und dabei die eigentlichen Endpunkte gar nicht verändert werden. Manchmal haben Ersatzparameter ganz eigene Vorteile. Zum Beispiel gibt es Patienten, denen es durch die Senkung des Blutdrucks besser geht, weil sie weniger Kopfschmerzen haben. Viele Menschen haben einen Nutzen von mehr Bewegung, weil sie es als wohltuend empfinden, in die Natur zu kommen oder sich mit anderen Menschen zum Laufen oder Walken zu treffen, oder weil es ihnen hilft, Stress abzubauen. Bei anderen Ersatzparametern dagegen ist kein eigener Vorteil zu erkennen. Ich kenne beispielsweise niemanden, der sich durch die Senkung des Cholesterinspiegels besser fühlt. Wenn eine eigene positive Wirkung fehlt, und vor allem wenn es keine soliden Studien gibt, die einen positiven Einfluss auf relevante Endpunkte belegen, dann sind auch die darauf beruhenden Therapien sinnlos. Im Gegenteil: Der Schuss kann sogar nach hinten losgehen, wie im Fall der Antiarrhythmika, über die ich weiter vorn gesprochen habe. Dann werden Therapien, die sich allein auf Ersatzparameter gründen, zu einer Gefahr für die Gesundheit.

Deshalb mein Rat: Akzeptieren Sie keine Therapieempfehlungen auf der Basis von Ersatzparametern. Fragen Sie, was die spürbaren Vorteile für Sie sind, und ob es Studien gibt, die diese Vorteile nachgewiesen haben.

Wenn es diese Studien gibt, fehlt nur noch ein wichtiger Baustein, um den Gesamtnutzen einer medizinischen Empfehlung beurteilen zu können: die Erfassung aller wichtigen Nachteile dieser Maßnahme. Erst dann kann wirklich beurteilt werden, ob die Entscheidung für diese Maßnahme für Sie einen Gesamtnutzen hat.

Punkt 4:

Hat die empfohlene Maßnahme Nachteile (Nebenwirkungen) und was bedeuten sie für mich?

STICHWORT: *Nutzen-Risiko-Verhältnis*

Nebenwirkungen einer medizinischen Maßnahme sind manchmal sofort spürbar, manchmal treten sie aber erst verzögert ein. Ein Antibiotikum kann schnell zu Durchfall führen oder zu einem Hautausschlag. Es kann auf lange Sicht aber auch zur Bildung widerstandsfähiger, therapieresistenter Bakterien beitragen und damit zur Ursache besonders gefährlicher Infektionen werden. Deshalb sollten Antibiotika nicht leichtfertig verordnet werden. Eine Operation kann gleich Komplikationen nach sich ziehen, aber auch langfristig durch innere Vernarbungen Darmprobleme verursachen. Treten Probleme sofort nach einer Behandlung auf, werden sie leicht als Nebenwirkungen dieser Behandlung erkannt. Sind sie erst nach Jahren spürbar, fällt diese Zuordnung deutlich schwerer. Auch hier sind langfristig angelegte Studien erforderlich, um später auftretende Symptome als Nebenwirkungen einer früheren Behandlung zu erkennen. Ebenso gilt auch hier: Nur im Vergleich mit einer Placebogruppe kann beurteilt werden, ob die gemessenen Nebenwirkungen tatsächlich etwas mit der Behandlung zu tun haben.

Das Dilemma bei der Zulassung neuer Medikamente

Die Erfassung von Nebenwirkungen ist eine zentrale Bedingung, um das sogenannte Nutzen-Risiko-Verhältnis eines neuen Medikaments beurteilen zu können, wie es das Zulassungsverfahren für neue Arzneien vorschreibt. Alle Nebenwirkungen, die im Rahmen eines Zulassungsverfahrens eines Medikaments festgestellt werden, müssen dem Patienten vorher mitgeteilt werden. Diese bekannten Nebenwirkungen werden im Beipackzettel der Medikamentenverpackung aufgelistet. Die Erfassung von Nebenwirkungen eines technischen Verfahrens oder einer Untersuchungsmethode oder einer neuen Operationsmethode ist nicht so minutiös geregelt wie bei neuen Arzneien, aber auch hier müssen Ihnen alle bekannten Nebenwirkungen im Rahmen eines Aufklärungsgesprächs vorher mitgeteilt werden.

Für neue Arzneien gilt ein besonders aufwendiges Zulassungsverfahren, und man schätzt, dass es nur einer von 10 000 neuen Wirkstoffen in die Verkaufsregale der Apotheken schafft. Es ist teuer, neue Medikamente zu entwickeln, und die Pharmaindustrie weist mit Recht darauf hin, dass ihr dadurch große finanzielle Risiken entstehen und dass sich Forschung irgendwann für sie auch auszahlen muss.

Dadurch entsteht ein Dilemma. Zeigt ein neuer Wirkstoff eine vielversprechende Wirkung, dann möchte man diese neue Therapie möglichst bald bei Patienten einsetzen. Doch wenn ich alle langfristigen Nebenwirkungen vorher ermitteln will, muss ich Studien durchführen, die auf fünf Jahre (oder besser noch deutlich länger) angelegt sind. Dadurch verzögern sich Zulassungsverfahren um Jahre, und das stellt für die Innovationskraft einer modernen Medizin einen Hemmschuh dar. Die Gestaltung der Zulassungsverfahren neuer Therapien ist deshalb eines der Hauptkonfliktfelder in der Medizin. Auf der einen Seite stehen die Befürworter einfacherer Verfahren (wenig überraschend: die Hersteller), auf der anderen Seite stehen die Warner, die negative Konsequenzen für die Patienten befürchten. Ebenfalls mit Recht, denn bei vielen Arzneien stellen sich gefährliche Nebenwirkungen erst nach Jahren heraus, und dann muss die Zulassung zurückgezogen werden. So geschehen beispielsweise beim Cholesterinsenker Lipobay® (Cerivastatin), der nach Fällen von tödlichem Nierenversagen 2001 wieder vom Markt genommen wurde. Oder das als »Superaspirin« vermarktete Schmerzmittel Vioxx® (Rofecoxid). Es wurde nach seiner Zulassung in der APPROVe-Studie auch als Schutz vor Dickdarmkrebs getestet. Nach 18 Monaten zeigte sich jedoch eine Verdoppelung der Herzinfarkt- und Schlaganfallrate gegenüber der Placebogruppe, weshalb Vioxx® 2004 zurückgezogen wurde. Für einige Zehntausend Patienten kam diese Erkenntnis zu spät. Warner vermuteten diesen Zusammenhang schon weit früher.

Kriminelle Praktiken: (Ver)schweigen ist Gold

Neben dem nachvollziehbaren Abwägen zwischen den Chancen, die man Patienten nicht vorenthalten möchte, und den unklaren Langzeitrisiken gibt es aber auch Praktiken, die man nur als unredlich oder sogar verbrecherisch bezeichnen kann.

Oft werden Nebenwirkungen nämlich schöngeredet oder gar ganz verschwiegen, um eine Zulassung zu ermöglichen. In meinem Buch *Schlechte Medizin* habe ich ein solches unrühmliches Beispiel beschrieben. In einer medizinischen Leitlinie wurde ein Medikament, Sibutramin, zur Gewichtsreduktion als positiv bewertet und zur Zulassung empfohlen, was dann auch geschah. Damals waren allerdings bereits gefährliche Nebenwirkungen bekannt, die man in der Leitlinie jedoch kleinredete. Ein folgenschwerer Fehler. Wie sich in den nächsten zehn Jahren herausstellte, starben Menschen an den vorhersehbaren Nebenwirkungen, und das Medikament wurde deswegen vom Markt genommen. Diese Leitlinie wurde verantwortet von Professor Dr. Karl Lauterbach, dem gesundheitspolitischen Sprecher der SPD, und das Pikante an der Sache ist, dass sie von der Firma Knoll, dem Hersteller von Sibutramin, finanziert und personell unterstützt wurde.

Dass das Schönfärben von Nebenwirkungen oder gar das komplette Vertuschen keine Einzelfälle sind, zeigt folgende Aussage der Chefredakteurin einer der führenden Fachzeitschriften, in denen medizinische Studien publiziert werden. Fiona Godlee vom *British Medical Journal* sagte im Oktober 2012: »Kontinuierlich und systematisch – und das über Jahrzehnte – wurden Daten aus klinischen Studien geheim gehalten oder nur falsch an die Öffentlichkeit gegeben.«

Halten wir einmal inne und machen uns klar, was das bedeutet: Wir müssen davon ausgehen, dass die meisten etablierten Therapien auf dem Boden geschönter und manipulierter Studien zugelassen wurden. Das bedeutet, dass Ärzte und Patienten das wahre Ausmaß ihrer Nebenwirkungen gar nicht kennen.

Wie ist das möglich? Wo Studien in der Regel von leitenden Universitätsmedizinern verantwortet werden? Die kennen doch die Daten und müssten gegen diese Vertuschung protestieren. Wenn Pharmafirmen die hohen Kosten für die Entwicklung neuer Medikamente beklagen, dann sollte nicht verschwiegen werden, dass sie zwei- bis dreimal so viel für das Marketing ihrer Produkte ausgeben. Dieses Geld wird nicht benötigt, um schöne Prospekte zu drucken und Werbeanzeigen zu schalten. Diese Riesensummen fließen in zahllose verborgene Kanäle, um medizinische Entscheidungsträger zu beeinflussen.

Gesundheitsrisiko Arztbesuch

Die Folgen dieser wissenschaftlichen Einflussnahme lassen sich aus einer Arbeit der amerikanischen Gesundheitswissenschaftlerin Barbara Starfield von der Johns Hopkins University in Baltimore erahnen. Sie hat die hierzu existierenden Untersuchungen analysiert und zieht daraus den Schluss, dass in den USA jährlich mindestens 225 000–284 000 Menschen unnötigerweise, also vermeidbar, aufgrund einer medizinischen Behandlung sterben. Das ist die dritthäufigste Todesursache nach Herzkrankheiten und Krebs und kommt noch vor Schlaganfällen oder Unfällen. Diese sogenannten iatrogenen, das heißt wörtlich »vom Arzt« verursachten, Todesfälle sind die Folge von unnötigen Operationen, ärztlichen Kunstfehlern und von Infektionen, die man sich in Krankenhäusern zuzieht. In fast der Hälfte aller Fälle gehen sie jedoch auf die Nebenwirkungen von ordnungsgemäß (!) verschriebenen Medikamenten zurück. Also nicht von falsch verschriebenen Medikamenten, sondern von solchen, die aufgrund der Empfehlungen medizinischer Behandlungsleitlinien verordnet wurden. Diese Zahlen beziehen sich vor allem auf stationäre Krankenhausbehandlungen.

Schaden nehmen kann man auch, wenn man eine Arztpraxis aufsucht (ambulante Behandlung). Barbara Starfield geht davon aus, dass dies jährlich zwischen 4 und 18 Prozent aller Amerikaner widerfährt. Daraus resultieren 116 Millionen zusätzlich erforderliche Arztbesuche, 77 Millionen Extraverschreibungen, 17 Millionen Notfallbehandlungen, 8 Millionen Krankenhauseinweisungen und 199 000 zusätzliche Todesfälle, die ohne die Behandlung nicht eingetreten wären. Damit sind die iatrogenen Erkrankungen in den USA zu einem der Hauptprobleme der modernen Medizin aufgerückt, doch im Gegensatz zu Krebs und schweren Herzerkrankungen wären die meisten dieser Fälle vermeidbar.

Für Deutschland habe ich eine solche Gesamteinschätzung nicht gefunden, aber es gibt Daten, die die Dimension auch hierzulande erahnen lassen. Gerd Glaeske, Professor am Lehrstuhl für Arzneimittelanwendungsforschung der Universität Bremen, schreibt, dass bei 10,4 Prozent der älteren Menschen, die in Krankenhäuser eingewiesen werden, die Nebenwirkungen der üblichen Vielfachverordnung von Medikamenten als

Grund für die akuten Probleme ausgemacht werden konnten. Das sind 300 000 pro Jahr, von denen die meisten durch bessere Information vermeidbar wären. 24 000 Menschen sterben vermeidbar durch Arzneimittel. 1,5 – 1,9 Millionen Menschen wurden aufgrund von unkontrollierten Verordnungen arzneimittelabhängig. Der Sachverständigenrat Gesundheit (ein offizielles Beratergremium für die Bundesregierung) gibt in seinem Gutachten aus dem Jahr 2007 anhand einer Übersichtsarbeit folgende Zahlen für »vermeidbare unerwünschte Ereignisse« bei 17 Millionen Krankenhauspatienten pro Jahr in Deutschland an:

- 340 000 – 720 000 Schäden (vermeidbare unerwünschte Ereignisse)
- 170 000 Behandlungsfehler (mangelnde Sorgfalt)
- 17 000 auf vermeidbare unerwünschte Ereignisse zurückgehende Todesfälle

Und das sind nur die Krankenhausfälle, der gesamte ambulante Bereich ist dabei noch gar nicht berücksichtigt. Diese Zahlen sind schon alarmierend, aber ich halte sie für zu niedrig geschätzt. Insbesondere die Dunkelziffer der vermeidbaren Nebenwirkungen von im Übermaß verordneten Medikamenten dürfte deutlich höher sein.

Bei diesen Größenordnungen erstaunt, wie wenig diese Gesundheitsgefahren in der Öffentlichkeit thematisiert werden, da sie vieles weit in den Schatten stellen, das heute lautstark als Gesundheitsrisiko beklagt wird. Für eine einzige Medikamentengruppe, die Statine, habe ich einmal die Dimension ihrer Nebenwirkungen einzuschätzen versucht. Statine werden zur Cholesterinsenkung verordnet. Ich habe dazu Daten einer britischen Studie auf Deutschland übertragen. Das ist statistisch problematisch, und deshalb sind diese Zahlen keine gute Grundlage, um die Situation in Deutschland wirklich zuverlässig einzuschätzen. Aber es gibt keine anderen!

Folgende schwere Erkrankungen treten nach meiner Schätzung bei Statin-Verwendern jedes Jahr in Deutschland zusätzlich auf und sind deshalb als Nebenwirkungen anzusehen:

- 279 Fälle von Speiseröhrenkrebs
- 1357 Fälle von schwerer Muskelerkrankung
- 1406 Fälle von akutem Nierenversagen
- 2881 Fälle von schwerer Leberfunktionsstörung
- 19 401 Fälle von Grauem Star (Katarakt)

Wohlgemerkt, dies sind nur die Nebenwirkungen einer einzigen Medikamentengruppe! Zum Vergleich: Im Jahr 2010 starben auf deutschen Autobahnen 430 Menschen und 4924 wurden schwer verletzt.

Der Einfluss auf die Lebenserwartung steht für die Gesamtbilanz einer Therapie

Doch Statine haben auch positive Wirkungen. Wie kann man herausfinden, ob die Vorteile die gravierenden Nebenwirkungen aufwiegen? Vor der Empfehlung einer medizinischen Maßnahme sollte man dazu eine einfache Rechnung aufmachen:

Vorteile größer als Nachteile = Gesamtnutzen

oder

Vorteile kleiner als Nachteile = Gesamtschaden

Der Lebenserwartung kommt dabei eine besondere Bedeutung zu. Sie steht für die Gesamtbilanz einer medizinischen Empfehlung. Wenn in einer Studie die Therapiegruppe weniger Herzinfarkte bekommt als die Placebogruppe, heißt dies nicht automatisch, dass ein Gesamtnutzen belegt ist. Es kann durchaus sein, dass die Therapiegruppe im Schnitt weniger lang lebt als die Placebogruppe. In diesem Fall sorgen schwere und vielleicht bis dahin unbekannte Nebenwirkungen dafür, dass mehr Patienten an der Therapie sterben als andere vor einem Herzinfarkt geschützt werden. Oder die Lebenserwartung bleibt in beiden Gruppen gleich. Dann würde der Vorteil von weniger Herzinfarkten durch mehr Nebenwirkungen zunichte gemacht werden. Erst wenn weniger Herzinfarkte und eine höhere Lebenserwartung festgestellt werden, kann man sagen, dass diese Therapie auch insgesamt nützt.

Im Fall der Statine zeigen die Studien, dass Männer nach einer Cholesterinabsenkung weniger Herzinfarkte bekommen, Frauen aber nicht. Die Lebenserwartung wird weder bei Frauen noch bei Männern positiv beeinflusst. Die oben aufgeführten Nebenwirkungen gleichen die positive Wirkung leider aus. Bei Menschen über 70 scheint sich die Lebensdauer durch die Einnahme von Statinen sogar zu verkürzen. Deshalb sollte man sich bei der Verordnung von Statinen die Gruppe der Männer im jungen bis mittleren Alter genauer anschauen. Hier bestehen besondere Chancen, Patienten zu finden, die sowohl mit weniger Herzinfarkten als auch mit längerer Lebenserwartung von diesen Medikamenten profitieren. Dabei handelt es sich vornehmlich um Personen, die bereits deutliche Gefäßverkalkungen aufweisen (was für diese Altersklasse an sich ziemlich untypisch ist). Solche Patienten gibt es auch bei Frauen oder bei über 70-Jährigen, aber bei ihnen sollte man mit der Verordnung besonders vorsichtig sein. Wenn alle Ärzte in Deutschland ein derartiges patientengerechtes Vorgehen praktizieren würden, würde die Zahl von 3,7 Millionen Statin-Einnehmern deutlich sinken, dadurch auch die oben aufgeführten Nebenwirkungen – und damit ebenfalls die Umsätze der Hersteller. Das ist sicher der Hauptgrund dafür, dass im Zusammenhang mit der Cholesterinsenkung ständig über die minimale positive Herzwirkung gesprochen wird, Patienten jedoch wenig über die Auswirkung auf die Lebenserwartung erfahren.

Sie entscheiden, welche Wirkung für Sie die wichtigste ist

Eine Erhöhung der Lebenserwartung ist nicht immer und nicht für jeden Patienten die wichtigste Wirkung einer Therapie. Schmerzfreiheit, Lebensqualität, Beweglichkeit sind alles Endpunkte, die unter Umständen in bestimmten Situationen sogar mehr wiegen als die reine Verlängerung des Lebens.

Es gibt auch Situationen, in denen Patienten für das Beherrschen einer Erkrankung durchaus eine Verringerung der Lebenserwartung in Kauf nehmen würden. Das ist jedoch eine schwerwiegende und nur ganz persönlich zu treffende Entscheidung, und sie kann nur getroffen werden, wenn alle Fakten auf dem Tisch liegen. Dazu gehören alle bekannten Nebenwirkungen plus die allgemeine Gesamtbilanz in Form der Erfassung der Lebenserwartung.

Deshalb nehmen Sie es selbst in die Hand und fragen Sie Ihren Arzt ausdrücklich, ob es für Ihr Alter und Ihr Geschlecht Studien gibt, die eine höhere Lebenserwartung durch die empfohlene Maßnahme belegen. Und stellen Sie klar, dass Sie die Gesamtlebenszeit meinen und nicht die Überlebenszeit nach Therapiebeginn. Denn wenn Sie die Auswirkungen auf die Lebensdauer nicht kennen, kann es gut sein, dass Sie trotz positiver Wirkung bekannte und unbekannte Nebenwirkungen aller Art zu erwarten haben, die diesen Vorteil zunichtemachen oder sogar mehr Schaden anrichten.

Punkt 5:

Gibt es andere Vorgehensweisen und Studien, die deren Nutzen geprüft haben?

STICHWORT: ***Therapieoptionen***

Nachdem die ersten vier Punkte abgearbeitet sind, wissen Sie, ob es nach wissenschaftlichen Kriterien wahrscheinlich ist, dass Ihnen eine medizinische Empfehlung nutzt oder nicht. Für eine abschließende Einschätzung gilt es nun zu klären, ob es auch andere Therapiemöglichkeiten gibt und ob darüber ebenfalls Erkenntnisse aus gut gemachten Studien vorliegen.

Eine Schilddrüsenvergrößerung, auch »Struma« oder »Kropf« genannt, die zu einer Überfunktion führt, kann mit einer Operation, einer Bestrahlung oder rein medikamentös behandelt werden. Ein bösartiger Tumor kann mit einer Operation oder mit Bestrahlung oder mit Chemotherapie oder manchmal mit Hormonen oder mit einer Kombination dieser Verfahren behandelt werden. Es gibt nicht selten mehrere Möglichkeiten. Um zu einer Entscheidung zu kommen, die auf wissenschaftlichen Erkenntnissen beruht, müssen Ihnen alle sinnvollen Alternativen genannt werden, deren Nutzen Sie ebenfalls anhand der ersten vier Punkte vergleichen können.

Fakten und die Qualität von Information

Wenn Sie die beschriebenen fünf Punkte abarbeiten, sollten Sie genau die Informationen bekommen, die Sie heute brauchen, um eine gute, sinnvolle medizinische Entscheidung zu treffen. Sie wissen nun, welche Fragen Sie stellen müssen. Probleme kann es allerdings mit den Antworten geben, die Sie von Ihrem Arzt erhalten. Medizinische Studien sind komplex, und die korrekte Anwendung der Statistik hat ihre Tücken. Oft sind wir Ärzte damit selbst überfordert und haben Schwierigkeiten,

Studien zu verstehen und richtig zu interpretieren. Selbst wenn wir der Meinung sind, die Fragen zu den fünf Punkten ausreichend beantwortet zu haben, sind diese Antworten in vielen Fällen für den Patienten kaum brauchbar oder können sogar in die Irre führen.

Weil wir Ärzte leider viel zu wenig auf die Qualität unserer Antworten achten, müssen Patienten in die Lage versetzt werden, die Qualität der ärztlichen Antworten selbst einschätzen zu können. Ein Problem, mit dem sich inzwischen auch Fachleute intensiv beschäftigen. Frau Professor Ingrid Mühlhauser von der Universität Hamburg hat dazu leicht verständliche Darstellungsformen für medizinische Studienergebnisse entwickelt, die beispielsweise im Rahmen von Informationsbroschüren zu verschiedenen Krankheitsbildern eingesetzt werden. Und das Harding-Zentrum für Risikokompetenz in Berlin beschäftigt sich vor allem damit, wie man medizinische Ergebnisse grafisch so darstellen kann, dass ihre Aussage mit einem Blick zu erfassen ist. Diese richtigen und wichtigen Ansätze werden in der Medizin leider viel zu selten umgesetzt. Das muss sich ändern. Deshalb habe ich – aufbauend auf den Arbeiten dieser Experten – die nächsten fünf Punkte entwickelt, die ich Ihnen nun vorstellen möchte. Anhand dieser fünf Punkte können Sie feststellen, ob die Antwort Ihres Arztes gut genug ist, so dass Sie sie auch wirklich sinnvoll als Entscheidungshilfe verwenden können.

Wie Sie die Qualität der Information beurteilen können

Will man mit wissenschaftlichen Studien die Zukunft vorhersagen, stößt man auf ein Problem: den Zufall. Die Natur ist so unglaublich vielfältig, dass es niemals gelingen wird, alle möglichen Varianten in einer wissenschaftlichen Berechnung zu berücksichtigen. Und so kommt es vor, dass Studienergebnisse Sachverhalte zu belegen scheinen, die in Wirklichkeit gar nicht zutreffen. Diese Abweichungen von der Wirklichkeit nennt man »statistische Fehler«, und die zufälligen Fehlermöglichkeiten kommen natürlich auch in medizinischen Studien zum Tragen.

Der Zufall – der natürliche Feind einer medizinischen Studie

Zwei Hauptfehler müssen in einer guten Studie so weit wie möglich ausgeschlossen werden:

1. Fehler: das falsch-positive Ergebnis

Ein Beispiel: Wir testen in einer Studie mit 100 Testpersonen ein neues Medikament. Bei 80 zeigt sich die gewünschte Wirkung, bei 20 nicht. Wir schließen daraus: Das Medikament hat eine Wirksamkeit von 80 Prozent.

Medikamenten-Studie, Beispiel 1:	
Teilnehmer :	100 Personen
wirksam:	bei 80 Personen
nicht wirksam:	bei 20 Personen
Wirksamkeit:	80 %

Das Ergebnis dieser Studie soll nun in die Praxis umgesetzt werden. 100 000 Patienten bekommen das neue Medikament.

Schon bald stellt sich heraus, dass es nur bei 20 000 wirkt, bei 80 000 aber nichts bringt. Die Wirksamkeit ist in Wirklichkeit also nur 20 Prozent. Als man der Sache nachgeht, stellt sich heraus, dass unter den 100 Studienteilnehmern zufällig viel mehr Personen waren, bei denen das Medikament wirkt, als solche, bei denen es nicht wirkt. Die Studie täuscht daher eine viel zu hohe Wirksamkeit vor. Dies nennt man Fehler erster Ordnung oder falsch-positives Ergebnis.

In diesem Fall würde das Medikament viel zu häufig eingesetzt werden, und die meisten Menschen hätten nur die Nebenwirkungen zu erwarten.

2. Fehler: das falsch-negative Ergebnis

Das Gleiche funktioniert auch umgekehrt. Angenommen, wir führen eine neue Studie mit einem anderen Medikament durch. Ergebnis:

Medikamenten-Studie, Beispiel 2:	
Teilnehmer:	100 Personen
wirksam:	bei 20 Personen
nicht wirksam:	bei 80 Personen
Wirksamkeit :	20 %

In dieser Studie beträgt die Wirksamkeit des getesteten Medikaments 20 Prozent. In Wirklichkeit könnte dieses Medikament jedoch 80 Prozent der Kranken helfen und wäre nur bei 20 Prozent unwirksam. Doch zufällig (und unglücklicherweise) haben an der Studie besonders viele Menschen teilgenommen, bei denen das Medikament nicht wirkt. Damit wird das Medikament durch die Studie viel zu schlecht bewertet. Das nennt man Fehler zweiter Ordnung oder falsch-negatives Ergebnis.

In diesem Fall würde das Medikament kaum eingesetzt werden, obwohl es für die meisten Menschen sehr sinnvoll wäre.

Die Lösung eines 18-Jährigen

Der Zufall schien lange ein übermächtiger Gegner der Wissenschaft zu sein. Aber ein 18-Jähriger konnte dieses knifflige Problem lösen. Der deutsche Mathematiker Johann Carl Friedrich Gauß (1777–1855) hatte in jungen Jahren die entscheidende Idee. Man kann Ergebnisse zwar nicht exakt vorhersagen, aber man kann die Wahrscheinlichkeiten berechnen, mit der sie eintreffen. Gauß schuf damals die Grundlagen für die mathematische Statistik und Wahrscheinlichkeitsrechnung, mit der man Risiken und Chancen in Prozenten ausrechnen kann. Begriffe wie »Gauß'sche Glockenkurve«, »Standardabweichung« und »Stichprobe« sind heute in der Wissenschaft gang und gäbe.

Zwar kann man auch mit Statistik und Wahrscheinlichkeitsrechnung keine 100-prozentige Treffsicherheit erreichen, ein Restrisiko, falsch zu liegen, bleibt (prinzipiell) immer bestehen. Aber man kann unter bestimmten Umständen sehr nahe an die 100-Prozent-Marke herankommen. Wenn es nur wenige Einflussfaktoren gibt und diese bekannt sind, lassen sich Ergebnisse statistisch sehr gut vorhersagen. Wenn man tausend Mal würfelt, kann man ziemlich genau berechnen, wie oft eine Sechs fallen wird. Sind die Einflussfaktoren zahlreicher und sogar unbekannt, wird es schwieriger, und die Berechnungen werden ungleich aufwendiger. Dennoch gelingt es damit, das Auftauchen von Kometen am nächtlichen Sternenhimmel sehr genau vorherzusagen. Und falls Sie sich je gefragt haben, warum Wahlprognosen meist ziemlich richtig liegen: Dahinter stecken ebenfalls die mathematischen Regeln, die Carl Friedrich Gauß vor 250 Jahren entdeckte.

Wann ist »gut« gut genug?

In medizinischen Studien werden die Ergebnisse von besonders vielen schwer zu berechnenden Faktoren beeinflusst. Studienteilnehmer sind keine identischen Würfel, sondern unterscheiden sich in vielfältiger Weise. Genetik, Lebensumstände, die Situation in Familie oder Beruf oder noch unbekannte Wechselwirkungen – alles Mögliche kann die Testergebnisse einer Studie beeinflussen. Weil es unmöglich ist, sämtliche Einflussfaktoren zu erfassen (und Studien dann auch schlicht nicht mehr durchführbar wären), hat man sich auf einen Kompromiss geeinigt. Eine medizinische Studie gilt dann als gut, wenn sie den Fehler erster Ordnung zu 95 und den Fehler zweiter Ordnung zu 80 Prozent ausschließt. Das bedeutet, das positive Ergebnis einer Studie lässt sich auf 95 Prozent der Gesamtbevölkerung übertragen, und das negative Ergebnis auf 80 Prozent.

Ich will diesen Kompromiss am Beispiel eines Feuermelders anschaulich machen: 5 Prozent aller Alarme, die von diesem Feuermelder ausgehen, sind Fehlalarme (Reaktion »falsch-positiv«), und in 20 Prozent der Fälle, also bei jedem fünften Brand geht der Alarm nicht los (Reaktion »falsch-negativ«). Für einen Feuermelder wäre das kein gutes Ergebnis. Allerdings ist ein Feuermelder wesentlich einfacher konstruiert als ein Mensch und deshalb besser berechenbar. Aus diesem Grund müssen wir uns bei medizinischen Studien mit Trefferquoten von 95 und 80 Prozent begnügen, und dennoch lässt sich damit sehr viel Gutes in der Medizin bewirken.

Es gibt noch zahlreiche andere Fehler, die das Ergebnis einer Studie verfälschen können. Etwa wenn man vergisst, die Vorerkrankungen der Testpersonen gründlich zu erfassen, oder wenn der Beobachtungszeitraum zu kurz ist, um die gewünschte Wirkung bzw. eine unbekannte Nebenwirkung zu erkennen, oder wenn die Teilnehmerzahl zu gering ist, um Effekte statistisch einwandfrei zu deuten. Auch menschliche Faktoren spielen eine große Rolle: Ist der Studienleiter ein Befürworter der getesteten Medikamente? Dann neigt er womöglich dazu, die Ergebnisse als zu positiv anzusehen. Dasselbe gilt auch umgekehrt. Darüber hinaus ist vielfach belegt, dass sich die Finanzierung der Studie durch den Hersteller des neuen Medikaments ebenfalls auf die Studienergebnisse auswirkt, einfach deshalb, weil bewusst oder unbewusst Druck ausgeübt wird, die Ergebnisse in die eine oder andere Richtung zu interpretieren.

Wissenschaft oder Prophezeiung?

Wegen dieser immensen Fehlerquellen ist es unabdingbar, dass sich medizinische Studien an die Regeln der Statistik halten. Dies ist genauso unabdingbar wie die Regel, dass Fußballer keine Tore werfen dürfen. Sonst wäre es kein Fußballspiel. Eine Medizin, die unsachgemäß mit Statistik umgeht, betreibt keine Wissenschaft mehr, sondern unterscheidet sich nur noch graduell von Orakeldeutung und Kaffeesatzleserei. Die Wahrscheinlichkeit, dass medizinische Empfehlungen Erfolg zeitigen, rückt dann mehr und mehr in die Nähe des reinen Zufalls, und die Medizin fällt auf das Niveau von mittelalterlichen Quacksalbern zurück. Dies gilt auch dann, wenn solche ungeprüften Empfehlungen von Professoren, Chefärzten oder von Experten aus berühmten Universitäten gegeben werden. Wissenschaftlich gesicherte Therapieempfehlungen legitimieren sich nicht durch Titel oder Autoritäten, sondern durch die Einhaltung von Regeln. Werden sie nicht eingehalten, können Sie sich als Patient gleich an einen Wahrsager oder Kartenleger wenden.

Checkliste, Teil 2:

Fragen zur Qualität der erhaltenen Antworten

Die Regeln für gute medizinische Studien habe ich ausführlich in meinem Buch *Schlechte Medizin* beschrieben. Ich will hier nur die wichtigsten nennen: Die Studienteilnehmer sollten in etwa die Vielfalt der Gesamtbevölkerung abbilden (repräsentative Stichprobe), die Teilnehmerzahl (Fallzahl) muss groß genug sein. Es muss eine Gruppe geben, die die Therapie erhält, und eine Kontrollgruppe. Die Zufallsverteilung der teilnehmenden Patienten in diesen Gruppen muss gewährleistet sein. Eine ausreichend lange Beobachtungszeit und die strikte Beachtung möglicher Fehlerquellen sind unabdingbar. Es dürfen nur Aussagen zu solchen Studienergebnissen gemacht werden, die sich auch tatsächlich aus den Berechnungen ableiten lassen.

Ob die Antworten Ihres Arztes mit diesen Regeln in Einklang stehen, können Sie anhand der Punkte sechs bis zehn unserer Checkliste überprüfen:

6. Welche Qualität haben die Studien, mit denen die Empfehlung begründet wird?
7. Werden die Studienergebnisse in relativen oder absoluten Zahlen wiedergegeben?
8. Wie viele Patienten müssen behandelt werden, damit bei einem die gewünschte Wirkung oder eine schwere Nebenwirkung eintritt?
9. Gibt es eine Bilder- oder eine Fakten-Box, die Vor- und Nachteile einer Therapie übersichtlich und verständlich darstellt?
10. Wer hat die Studie finanziert?

Punkt 6:

Welche Qualität haben die Studien, mit denen die Empfehlung begründet wird?

STICHWORT: ***Evidenzbasierte Medizin (EbM)***

Im Alltag einer Sprechstunde oder eines Krankenhauses haben Ärzte meist nicht die Zeit, jede einzelne Studie, mit der sie die eigenen Empfehlungen begründen, auf die Einhaltung der Regeln zu überprüfen. Außerdem sind Mediziner (leider) nur unzureichend mathematisch ausgebildet und deshalb dazu oft gar nicht in der Lage. Deshalb hat sich in der Medizin ein Bewertungssystem durchgesetzt, die sogenannte Evidenzbasierte Medizin (EbM). Mit diesem System kann man mit einem Blick feststellen, ob sich Studienergebnisse sinnvoll auf eigene Patienten übertragen lassen.

Die Evidenzbasierte Medizin teilt Studien nach ihrer Qualität in vier Klassen ein. Doch nur die erste Klasse besitzt die statistische Qualität, bei der man von einer hohen Wahrscheinlichkeit ausgehen kann, dass positive oder negative Studienergebnisse auch tatsächlich auf die Gesamtbevölkerung zutreffen. Zum Beispiel ob Cholesterinsenker, die in einer Studie Herzinfarkte verhindern und Leben verlängern, dies auch bei anderen Patienten leisten, statt vor allem gefährliche Nebenwirkungen hervorzurufen.

Evidenzklassen der Evidenzbasierten Medizin (EbM)	Wie hoch ist die Wahrscheinlichkeit, dass sich das Studienergebnis auf andere Patienten übertragen lässt?
1	hoch
2	mittel
3	niedrig
4	rein spekulativ

Tab. 2: Bewertungssystem für medizinische Studien

Von allen medizinischen Studien erreicht meiner Schätzung nach höchstens ein Prozent die Evidenzklasse 1. Damit sind die anderen 99 Prozent nicht automatisch völlig wertlos, die Flut medizinischer Studien und Publikationen mit sehr begrenztem wissenschaftlichem Nutzen wird allerdings immer lautstärker von der Fachwelt beklagt. Die Wahrscheinlichkeit, dass sich ihre Ergebnisse auf Menschen außerhalb der Studie anwenden lassen, sinkt von Stufe 1 bis Stufe 4 rapide. Die Aussagekraft einer 1er-Studie kann auch von hundert 2er-Studien, die ein ganz anderes Ergebnis erbrachten, nicht »überstimmt« werden. Aus statistischen Gründen bleibt eine 1er-Studie immer wegweisend.

Das beste wissenschaftliche Argument für eine Therapie ist ein Nutzenbeleg auf dem Boden einer hochwertigen systematischen Übersichtsarbeit (»Review«). Hierzu werden alle Studien zu einer medizinischen Fragestellung (beispielsweise, ob ein hoher Blutdruck gesundheitsgefährdend ist) gesichtet. Danach werden alle 1er-Studien herausgefiltert und nur diese für die Beurteilung der Frage benutzt. Alle 2er-, 3er- und 4er-Studien und Meinungen bleiben unberücksichtigt. Nur dann ist die Übersichtsarbeit hochwertig. Es gibt Übersichtsarbeiten, die auch 2er- und 3er-Studien in die Gesamtbewertung einbeziehen, doch diese können in ihrer Aussage leichter in die Irre führen. Ich unterstelle dabei eine Absicht, da man auf diese Weise unangenehme Erkenntnisse aus 1er-Studien hinter Studien schlechterer Qualität verstecken kann.

Fragen Sie deshalb Ihren Arzt, auf welche Studien er seine Empfehlung stützt und welche Qualität diese Studien haben. Am besten bitten Sie ihn, Ihnen die Evidenzklasse zu nennen, in die diese Studie nach den Regeln der Evidenzbasierten Medizin eingestuft wurde.

Weiß Ihr Arzt darauf keine Antwort, dann weiß er auch nicht, wie wahrscheinlich es ist, dass seine Empfehlung für Sie tatsächlich die richtige ist. Zumindest aus wissenschaftlicher Sicht.

Punkt 7:

Werden die Studienergebnisse in relativen oder absoluten Zahlen wiedergegeben?

STICHWORT: ***absolutes oder relatives Risiko?***

Wenn die Klärung der bisherigen Punkte einen Gesamtnutzen der vorgeschlagenen Maßnahme annehmen lässt und dieser sogar von hochwertigen Studien der Evidenzklasse 1 bestätigt wird, dann hört sich folgende Empfehlung sehr sinnvoll an: Mit dieser Therapie senken Sie das Risiko, einen Herzinfarkt zu erleiden, um 50 Prozent. Das klingt so, als würde jeder zweite Patient davon profitieren. Doch tatsächlich kann es auch bedeuten, dass dies nur für einen von 2000 Patienten zutrifft. Die reine Prozentangabe sagt in Wirklichkeit nicht viel aus. Unter diesem Punkt möchte ich Ihnen erklären, wie Sie herausfinden können, wie groß der Nutzen einer Empfehlung wirklich ist.

Stellen Sie sich eine Studie vor, in der die Wirkung eines neuen Blutdrucksenkers getestet werden soll. Nach fünf Jahren stellt man fest, dass in der Placebogruppe zehn Menschen einen Herzinfarkt bekamen und in der Medikamentengruppe fünf. Die Differenz zwischen zehn und fünf bedeutet eine Verringerung um die Hälfte, also 50 Prozent. Die Aussage, dieses Medikament senke das Herzinfarktrisiko um 50 Prozent, ist zwar richtig, aber dennoch nichtssagend. Denn entscheidend ist, ob diese 50 Prozent insgesamt einen großen oder einen kleinen Vorteil bedeuten; dafür müssen wir die Zahl der Studienteilnehmer kennen, auf die sich der Unterschied bezieht.

Bestanden beide Gruppen aus jeweils zehn Personen, dann bedeuten die 50 Prozent auch tatsächlich 50 Prozent. Hatten beide Gruppen je hundert Teilnehmer, dann bedeuten diese 50 Prozent bezogen auf die Gesamtteilnehmerzahl aber nur noch 5 Prozent. Waren es je tausend Studienteilnehmer, dann nur noch 0,5 Prozent. Und waren es je 10 000 Teilnehmer, dann bedeuten zehn Herzinfarkte in der Placebogruppe und fünf in der Medikamentengruppe eine tatsächliche Risikominderung von nur noch 0,05 Prozent. Das hört sich schon wesentlich weniger vielversprechend an.

Teilnehmerzahl pro Gruppe	Zahl der »Ereignisse« (z. B. Herzinfarkte) in der Placebogruppe	Zahl der »Ereignisse« in der Medikamentengruppe	Relative Risikominderung	Absolute Risikominderung
10	10	5	50 %	**50,00 %**
100	10	5	50 %	**5,00 %**
1000	10	5	50 %	**0,50 %**
10 000	10	5	50 %	**0,05 %**

Tab. 3: Der große kleine Unterschied zwischen relativen und absoluten Zahlen

Es geht um den alten Trick, Unterschiede mit relativen Zahlen darzustellen, also ohne Bezug auf die Gesamtmenge. Angenommen, Sie und ein Freund wollten den Jackpot knacken. Wenn Ihr Freund zwei Lose kauft und Sie nur eines, dann könnte man sagen, dass Ihre Gewinnchance* 50 Prozent niedriger ist als die Ihres Freundes – relativ gesehen. Gibt es aber insgesamt eine Million Lose, dann liegt Ihre Gewinnchance tatsächlich nur um ein Millionstel oder 0,0001 Prozent niedriger als seins – absolut gesehen. Wie Sie in der Tabelle sehen können, bleibt die

* Die Wahrscheinlichkeit, dass ein Ereignis eintritt, wird »Chance« genannt, wenn das Ereignis positiv ist. Von »Risiko« spricht man, wenn das Ereignis unerfreulich ist.

relative Risikominderung immer gleich, ganz egal auf wie viele teilnehmende Personen sich der Unterschied bezieht. Erst die rechte Spalte zeigt die wahre, absolute Größe der Risikominderung. Deshalb verraten Ihnen nur absolute Zahlen, was ein Studienergebnis wirklich bedeutet. Die Nennung von relativen Zahlen täuscht dagegen sehr leicht einen großen Nutzen vor, der in Wirklichkeit ziemlich gering sein kann.

Leider wird dieses Täuschungsmanöver sehr häufig als Argument für Produkte oder Methoden eingesetzt. Einige Beispiele: Das Herzmedikament Gemfibrozil wurde damit beworben, dass es die Häufigkeit von Herzinfarkten um 34 Prozent senkt – die absolute Risikominderung beträgt jedoch 1,4 Prozent. Brustkrebsvorsorge mittels Mammographie wird oft damit beworben, dass dadurch das Brustkrebsrisiko um 25 Prozent sinkt, die absolute Risikominderung beträgt jedoch in der zugrunde liegenden Studie lediglich 0,2 Prozent. In einer großen Studie (HOT-Studie) wird die Minderung des Herzinfarktrisikos durch eine Absenkung des unteren (diastolischen) Wertes unter 90 mm/Hg mit 28 Prozent angegeben. Damit wird die Aussage verbunden, dass ein Blutdruck von 160/95 zu hoch sei und dieser mindestens auf 140/90 abgesenkt werden sollte. Die Angabe »28 Prozent« erweckt den Eindruck, dass mit dieser Maßnahme bei jedem vierten Patienten das Herzinfarktrisiko gesenkt werden könnte. Da der Blutdruck vieler Menschen in diesem Bereich liegt, bedeutet dieses Ergebnis Millionen zusätzlicher Tablettenverordnungen und Milliardenumsätze. Aber es ist wieder einmal eine relative Zahlenangabe, die absolute Risikominderung beträgt nämlich nur 0,37 Prozent. Das hört sich schon deutlich weniger beeindruckend an. Wenn man sich die Studie noch genauer anschaut, findet man tatsächlich den Hinweis, dass die Gesamtsterblichkeit bei einer Senkung des unteren Blutdruckwerts unter 90 mm/Hg um absolute 0,3 Prozent steigt. Obwohl also eher von einem Gesamtschaden auszugehen ist, wird diese Studie weiter als Rechtfertigung für eine intensive Blutdrucktherapie verwendet.

Kleine Unterschiede – große Fehlerwirkung

Wenn in Studien Wirkungen und Nebenwirkungen korrekt in absoluten Zahlen angegeben werden, fällt auf, dass sich sehr häufig lediglich ein geringer Nutzen ergibt. Und wenn zur Beurteilung des Gesamtnutzens die Lebenserwartung herangezogen wird, bleiben oft sogar nur noch minimale Vorteile übrig. Doch hier sollte man realistisch sein: In Studiengruppen mit mehreren Tausend Teilnehmern lassen sich kleine Unterschiede sehr leicht manipulieren. Eine geringfügige Änderung der Gruppenzusammensetzung, das Herausnehmen »unpassender« Teilnehmer, eine Verkürzung der Studiendauer, all dies kann bei der statistischen Auswertung zu kleinen Veränderungen der Ergebnisse führen und sie womöglich von leicht negativ zu leicht positiv kippen lassen. Das leicht positive Ergebnis bläht man anschließend durch die Darstellung in relativen Zahlen künstlich auf, und schon hat ein sinnloses Medikament die wissenschaftlichen Weihen bekommen. Die Motivation zu solchem Handeln ist, wie gesagt, in den Hochschulen leider vorhanden. Positive Studienergebnisse werden leichter und schneller veröffentlicht, was die Karriere der beteiligten Wissenschaftler fördert und den Sponsor der Studien freut.

Ich erlebe es häufig, dass Ärzte, Hochschulmediziner und auch Fachjournalisten partout den Unterschied zwischen absoluten und relativen Zahlen nicht verstehen wollen und sich auch nicht die Mühe machen, das Kleingedruckte in Studien zu lesen. Als Folge lassen sie sich von irreführenden Prozentangaben allzu leicht blenden. Deshalb sollte die Darstellung von Studienergebnissen in relativen Zahlen grundsätzlich vermieden werden. Und Medizinjournalisten sollten die Ersten sein, die diesen alten Verkaufstrick bloßstellen. Erst absolute Zahlen zeigen, ob eine medizinische Behandlungsmethode einen nennenswerten Nutzen besitzt oder nicht.

Fragen Sie Ihren Arzt deshalb, ob seine Prozentangaben relativ oder absolut zu verstehen sind. Sagt er »absolut«, dann weiß er, wovon er spricht. Sagt er »relativ«, dann bitten Sie ihn, die absoluten Zahlen zu nennen. Häufig wird ein zunächst groß erscheinender Vorteil plötzlich so klein, dass Sie sich die Therapie gut überlegen sollten. Kennt er die Antwort nicht, weiß Ihr Arzt leider selbst nicht, ob er auf billige Tricks hereinfällt und Sie irreführend berät.

Punkt 8:

Wie viele Patienten müssen behandelt werden, damit bei einem die gewünschte Wirkung oder eine schwere Nebenwirkung eintritt?

STICHWORT: *NNT, NNH, NNK*

Wenn Ihnen der Nutzen einer Maßnahme in Prozentzahlen angegeben wird, dann ist immer noch nicht wirklich klar, was dies für Sie konkret bedeutet. Prozentzahlen wirken eher abstrakt. Wenn es darum geht, bei einem unheilbar Kranken eine lebensverlängernde Therapie einzusetzen, die mit schweren Nebenwirkungen verbunden ist, beispielsweise eine Chemotherapie, dann sollte die mittlere Lebensverlängerung in Tagen oder Monaten angegeben werden. Das ist anschaulicher als eine Prozentzahl. Ein Patient kann dann besser abwägen, ob er für eine mittlere Lebensverlängerung von 12,7 Tagen oder sechs Monaten schwere Nebenwirkungen in Kauf nehmen möchte oder nicht. Leider sind solche Informationen ganz und gar nicht der Standard bei der Beratung von Schwerstkranken.

Wenn eine Therapie zum Ziel hat, bei Menschen den Ausbruch einer Krankheit zu verhindern, dann verteilt sich der Nutzen nicht auf alle behandelten Patienten. Nur diejenigen, bei denen durch diese Therapie tatsächlich ein Krankheitsausbruch verhindert wurde, haben von der Therapie profitiert. Alle anderen waren entweder von dieser Krankheit gar nicht bedroht, oder die Therapie konnte nicht verhindern, dass sie aufgetreten ist. Wenn zum Beispiel eine Blutdrucksenkung vor Herzinfarkt schützen soll, dann wird nicht jeder so behandelte Patient vor einem Herzinfarkt geschützt. Viele bekämen auch ohne Blutdrucksenkung keinen Infarkt und bei anderen tritt er trotz Blutdrucksenkung ein. Diejenigen, die durch die Therapie geschützt werden, haben allerdings einen großen Nutzen. Für eine vernünftige Einschätzung solcher Therapien sollte folgende Frage beantwortet werden: Wie viele Patienten müssen behandelt werden, damit bei einem Patienten die gewünschte Wirkung eintritt? Man nennt diese Zahl auch NNT (Abkürzung für den englischen Ausdruck *number needed to treat*). Die NNT ist bei allen vorbeugenden Therapien sinnvoll, wie beispielsweise Cholesterinsenkung, Blutzuckersenkung, Vorsorgeuntersuchungen oder Impfungen. Das Gleiche gilt für Nebenwirkungen, denn auch sie betreffen immer nur einen Teil aller behandelten Patienten. Die Frage, die dazu gestellt werden sollte, lautet: Wie viele Patienten müssen behandelt werden, damit eine schwere Nebenwirkung eintritt? Diese Zahl nennt man NNH (Abkürzung für den englischen Ausdruck *number needed to harm*).

Auf diese Weise kann man auch den Gesamtnutzen – gemessen an der Lebenserwartung – darstellen: Sinkt das Sterberisiko durch die Therapie, lautet die Frage: Wie vielen Patienten muss die Therapie vorenthalten werden, damit einer stirbt, weil er sie nicht bekommen hat? Steigt das Sterberisiko durch die Behandlung, lautet die Frage: Wie viele Patienten müssen behandelt werden, damit einer durch die Therapie verstirbt? Diese Zahl nennt man NNK (Abkürzung für den englischen Ausdruck *number needed to kill*).

Klingt kompliziert, ist aber einfach auszurechen. Es funktioniert allerdings nur mit absoluten Risikozahlen. Nehmen wir als Beispiel die bereits erwähnte HOT-Studie. Bei ihr ergab sich eine absolute Risikominderung für einen Herzinfarkt um 0,37 Prozent, wenn man den unteren Blutdruckwert medikamentös unter 90 mm/Hg absenkt. Nun muss man 100 durch 0,37 teilen und erhält die Zahl 270. Das ist die NNT für diese Studie. 270 Patienten mussten in dieser Studie behandelt werden, damit ein Patient vor einem Herzinfarkt geschützt wird. Das bedeutet, ein Patient wurde durch die Therapie geschützt und 269 hatten nur die Nebenwirkungen zu erwarten. Und die führten sogar dazu, dass die Therapiegruppe ein geringgradig erhöhtes absolutes Sterberisiko von 0,3 Prozent aufwies. Oder umgerechnet in eine NNK (*number needed to kill*) von 333. Die medikamentöse Senkung des unteren Blutdruckwerts unter 90 mm/Hg schützt zwar einen von 270 Patienten vor einem Herzinfarkt, führt aber insgesamt dazu, dass ein Patient von 333 durch diese Therapie verstirbt. Wenn Ihnen Ihr Arzt vorschlägt, Ihren Blutdruck unter 160/90 mm/Hg abzusenken, sollte er Ihnen solche Zahlen nennen. Sie können dann viel realistischer entscheiden, ob Sie die Chance nutzen wollen, einer von 270 zu sein, der durch die Therapie vor einem Herzinfarkt geschützt wird, und gleichzeitig das Risiko eingehen wollen, einer von 333 zu sein, der an dieser Therapie verstirbt. Es ist offensichtlich, dass die meisten Patienten eine solche Therapie ablehnen würden. Leider werden meist immer noch relative Zahlen für die Beratung benutzt, mit Absicht. Denn mit der irreführenden Behauptung, das Herzinfarktrisiko um 28 Prozent senken zu können, entscheiden sich die meisten Patienten für diese Therapie.

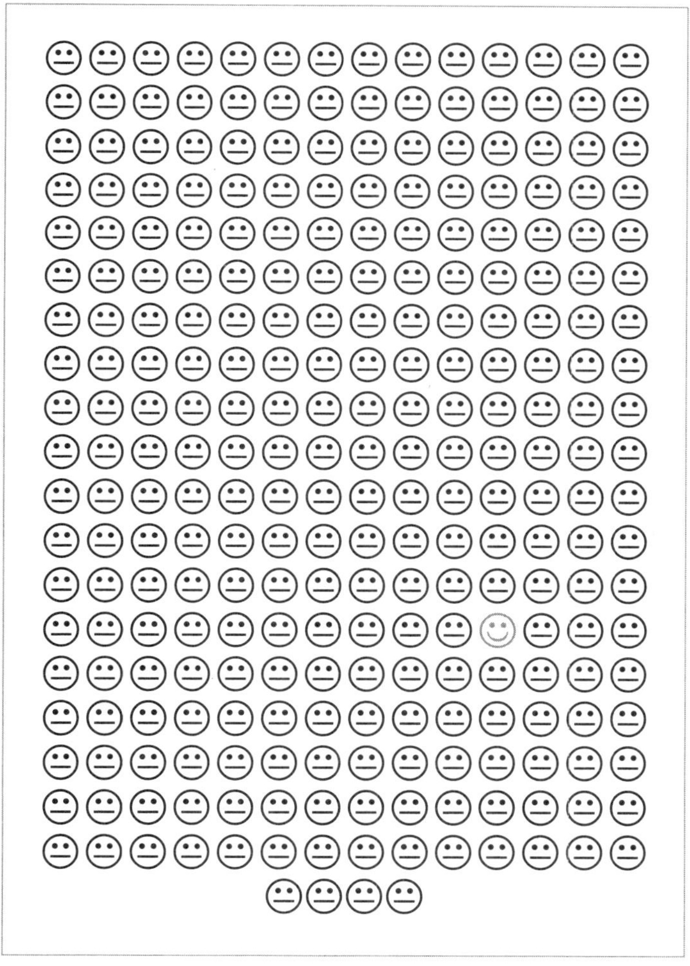

Abb. 1: Grafische Darstellung der NNT der HOT-Studie: In der Abbildung sehen Sie 270 Smileys, die für 270 Patienten stehen, die in der HOT Studie behandelt werden mussten, damit einer durch die Behandlung vor einem Herzinfarkt geschützt wurde (*number needed to treat,* NNT: 270). Der lächelnde Smiley stellt diese Person dar. Haben Sie ihn gefunden? Die anderen 269 haben keine positive Wirkungen der Behandlung zu erwarten, sondern nur negative.

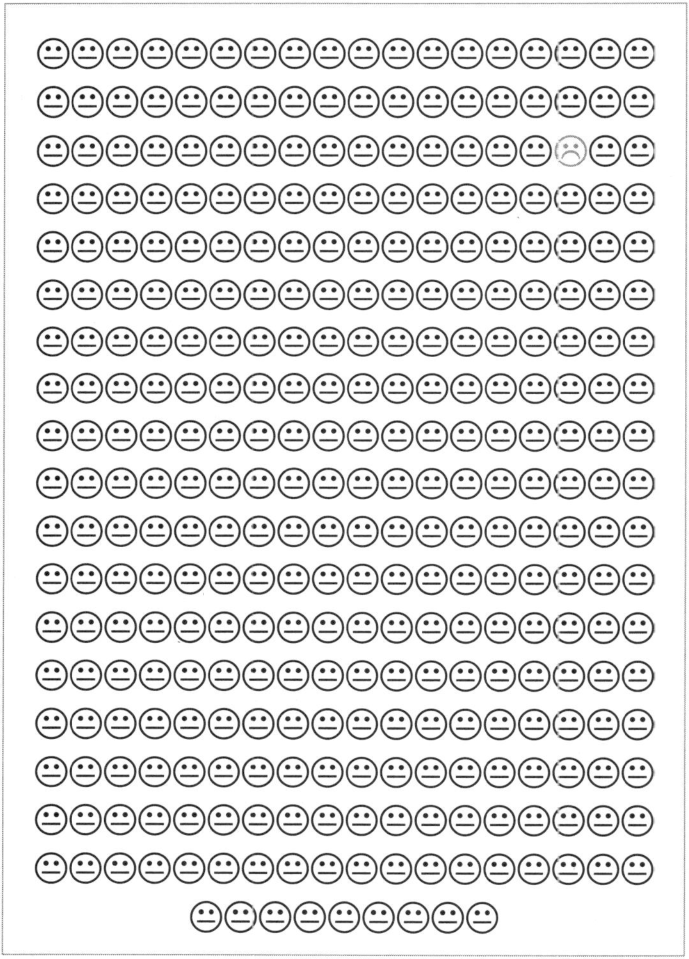

Abb. 2: Grafische Darstellung der NNK der HOT-Studie: Man kann auch durch die Behandlung sterben, dieser Studie zufolge trifft es einen von 333 Teilnehmern (*number needed to kill*, NNK 333). Der traurige Smiley stellt diese Person dar.

Studien haben unterschiedliche Beobachtungszeiten. Um sie besser vergleichen zu können, sollte sich eine NNT auf ein Jahr beziehen. Da die erwähnte HOT-Studie 3,8 Jahre dauerte, muss man die NNT von 270 noch mit 3,8 multiplizieren. Das bedeutet: Um einen Patienten pro Jahr durch die dort getestete Blutdrucksenkung vor einem Herzinfarkt zu schützen, müssen in diesem Jahr 1026 Patienten behandelt werden.

Wenn ein Patient die wirkliche Dimension von positiven und negativen Wirkungen medizinischer Empfehlungen verstehen soll, dann ist die Nennung von NNT, NNH und NNK die vielleicht beste Methode. Sie stellt somit einen sehr wichtigen Schritt auf dem Weg zur besseren Patienteninformation dar und sollte zum Standard werden. Doch da gibt es ein Problem. Der Nutzen einer Therapie würde in sehr vielen Fällen deutlich relativiert werden, und nicht wenige Patienten würden sie aus diesem Grund ablehnen, da bin ich mir sicher. Vielleicht erklärt dies die mangelnde Bereitschaft, Kennzahlen wie NNT und NNH breit einzusetzen. Das sollte Sie jedoch nicht davon abhalten, Ihren Arzt danach zu fragen.

Punkt 9:

Gibt es eine Bilder- oder eine Faktenbox, die Vor- und Nachteile einer Therapie übersichtlich und verständlich darstellt?

STICHWORT: ***Faktenbox***

Sie kennen die Zettel, die in jeder Medikamentenpackung zu finden sind und die immer im Weg sind, wenn man die Blister wieder hineinstecken möchte? Auf diesem sogenannten Beipackzettel müssen alle bekannten Nebenwirkungen aufgelistet werden. Lesen Sie diesen Zettel? Wahrscheinlich nicht. Wie fast jeder Patient. Ärzte lesen ihn übrigens auch meist nicht, und zwar aus demselben Grund wie Patienten: Er ist derart unübersichtlich, dass schon der Anblick abschreckt. Würden Sie dagegen einen Beipackzettel wie den folgenden lesen?

Faktenbox: Vergleich von Lunesta (Eszoclopine) mit einem Placebo (Scheinmedikament) bei der Behandlung von Schlafstörungen

Wofür ist das Medikament gedacht?	Zur Linderung von Schlafstörungen (Schlaflosigkeit, Ein- und Durchschlafstörungen), die länger als einen Monat andauern
Für wen kommt dieses Medikament in Frage?	Für Erwachsene ab 18, die unter Schlafstörungen leiden
Überwachungsempfehlung	Keine Bluttests, achten Sie auf ungewöhnliches Verhalten
Was Sie selbst tun können	Verringern Sie den Konsum von Koffein, vor allem am Abend, achten Sie auf körperliche Betätigung und auf regelmäßige Schlafzeiten, schlafen Sie nicht während des Tages

LUNESTA-STUDIENERGEBNISSE

788 gesunde Erwachsene, die seit mindestens 1 Monat an Schlafstörungen litten (Schlafdauer unter 6,5 Std. pro Nacht und/oder mehr als 30 Minuten Einschlafzeit), erhielten 6 Monate lang jeden Abend LUNESTA oder ein Placebo verabreicht. Folgende Ergebnisse wurden beobachtet:

Wie wirkte LUNESTA im Vergleich zum Placebo?	**Einnahme von PLACEBO**	**Einnahme von LUNESTA (3 mg pro Nacht)**
Hat LUNESTA geholfen? LUNESTA-Verwender schliefen schneller ein (15 Minuten früher)	45 Minuten bis zum Einschlafen	30 Minuten bis zum Einschlafen
LUNESTA-Verwender schliefen länger (37 Minuten länger)	5 Stunden 45 Minuten	6 Stunden 22 Minuten
Hatte LUNESTA Nebenwirkungen? ***Lebensbedrohliche Nebenwirkungen*** Diesbezüglich kein Unterschied zwischen der Einnahme von LUNESTA und einer Zuckerpille	Bislang nicht bekannt	Bislang nicht bekannt
Andere Nebenwirkungen Mehr Anwender hatten einen unangenehmen Geschmack im Mund (20% mehr nach Medikamenten-Einnahme)	6% 6 von 100	26% 26 von 100
Mehr Anwender klagten über Schwindel (7% mehr nach Medikamenten-Einnahme)	3% 3 von 100	10% 10 von 100
Mehr Anwender klagten über Benommenheit (6% mehr nach Medikamenten-Einnahme)	3% 3 von 100	9% 9 von 100
Mehr Anwender litten unter Mundtrockenheit (5% mehr nach Medikamenten-Einnahme)	2% 2 von 100	7% 7 von 100
Mehr Anwender litten unter Übelkeit (5% mehr nach Medikamenten-Einnahme)	6% 6 von 100	11% 11 von 100

Wie lange ist das Medikament auf dem Markt?
Auf der Grundlage von Studien mit rund 1200 Teilnehmern wurde LUNESTA 2005 von der FDA zugelassen. Wie bei allen neuen Medikamenten können seltene, aber schwerwiegende Nebenwirkungen auftreten, nachdem das Medikament auf den Markt gekommen ist und es von mehr Menschen eingenommen wird.

Abb. 3: Vorschlag für eine Faktenbox als Beipackzettel. (Quelle: Dartmouth Institute for Health Policy & Clinical Practice 2012, Übersetzung: G. Frank)

Eine solche Darstellung nennt man »Faktenbox«. Sie stellt das beste verfügbare Studienwissen zu einer medizinischen Therapie klar und verständlich dar. Die wichtigsten Vor- und Nachteile werden einander in Tabellenform gegenübergestellt. Auch medizinisch und statistisch nicht vorgebildete Personen können so die Zusammenhänge viel leichter erkennen. Faktenboxen wurden von Lisa Schwartz und Steven Woloshin von der Universität Pittsburgh in den USA entwickelt. In mehreren Studien konnten sie zeigen, dass sich damit die Allgemeinbevölkerung erfolgreich über Nutzen und Risiken medizinischer Behandlungen informieren lässt.

Alle Beipackzettel und alle Operationsaufklärungen sollten anhand solcher Faktenboxen erfolgen. Doch das ist in Deutschland leider noch Zukunftsmusik. Hierzulande beschäftigt sich speziell das Harding-Zentrum für Risikokompetenz in Berlin mit der Frage, wie medizinisch-statistische Information dargestellt werden sollte, damit sie besser verstanden wird – und um so all den zuvor beschriebenen Missverständnissen und Irreführungen entgegenzuwirken. Hier ein paar Beispiele, an denen mir besonders gut gefällt, dass auch die Quellen der Informationen genannt werden. Dies ermöglicht es zum Beispiel Ärzten, die Angaben nachzuprüfen.

Faktenbox: Mammographie zur Brustkrebs-Früherkennung

Diese Faktenbox stellt die Ergebnisse einer systematischen Übersichtsarbeit zum Nutzen der Mammographie jeweils bezogen auf 1000 Frauen dar. Dabei wurden die Daten von über 600 000 Frauen berücksichtigt. Sie erkennen anhand dieser Faktenbox sehr schnell, dass Brustkrebsvorsorge durch eine Mammographie (Röntgenuntersuchung) für Frauen ab 50 relativ wenig bringt. Es wird zwar eine von 1000 Frauen innerhalb von zehn Jahren vor dem Tod durch Brustkrebs geschützt, aber die Zahl der Krebstoten insgesamt bleibt gleich. Die Gründe dafür sind unklar. Dagegen stehen die Ängste von 100 Frauen, die einem falschen Krebsverdacht ausgesetzt werden, und fünf Frauen, die deshalb sogar unnötig operiert werden.

Brustkrebs-Früherkennung

HARDING CENTER FOR RISK LITERACY

durch Mammographie-Screening

Zahlen für Frauen ab 50 Jahre, die 10 Jahre lang am Screening teilgenommen haben

	1000 Frauen ohne Screening	1000 Frauen mit Screening
Nutzen		
Wie viele Frauen sind an Brustkrebs gestorben?	5	4*
Wie viele sind insgesamt an Krebs gestorben?	21	21
Schaden		
Wie viele Frauen ohne Brustkrebs wurden durch Fehldiagnosen falsch alarmiert?	–	100
Wie viele Frauen wurden durch das Screening unnötig diagnostiziert und behandelt**?	–	5

* Das bedeutet: Von 1000 Frauen (50+ Jahre) mit Screening sind innerhalb von 10 Jahren etwa 4 an Brustkrebs gestorben – eine weniger als ohne Screening.

** Z.B. vollständige oder teilweise Entfernung der Brust

Alle Daten aus Gøtzsche, PC, Nielsen, M (2011). *Cochrane database of systematic reviews* (1): CD001877.
Wo keine Zahlen für Frauen ab 50 Jahre verfügbar sind, beziehen sich die Zahlen auf Frauen ab 40 Jahre.

Abb. 4 Faktenbox: Mammographie zur Brustkrebs-Früherkennung. (Grafik: http://www.harding-center.com/index.php/de/was-sie-wissen-sollten/facts-boxes/mammographie-screening)

Fakten- bzw. Bilderbox: PSA-Test zur Prostatakrebs-Früherkennung

Das nächste Beispiel zeigt die Faktenbox und – weiter unten – die Bilderbox mit den gleichen Inhalten für die Prostatakrebsvorsorge mittels PSA-Tests (PSA-Screening) anhand regelmäßiger Blutproben. Sie bezieht sich auf eine systematische Übersichtsarbeit, die 387286 Männer erfasst.

Prostatakrebs-Früherkennung

HARDING CENTER FOR **RISK LITERACY**

durch PSA-Screening und digital-rektale Untersuchung
Zahlen für Männer ab 50 Jahre, beobachtet über 10 Jahre ohne vs. mit Screening

	1000 Männer ohne Screening	1000 Männer mit Screening
Nutzen		
Wie viele Männer sind an Prostatakrebs gestorben?	8	8*
Wie viele sind insgesamt gestorben?	200	200
Schaden		
Wie viele Männer sind unnötig mit Prostatakrebs diagnostiziert und behandelt worden**?	–	20
Wie viele Männer haben nach einer Biopsie erfahren, dass ihr Testergebnis falsch positiv war?	–	180

* Das bedeutet: Von 1000 Männern (Alter: 50+) ohne Screening sind innerhalb von 10 Jahren etwa 8 an Prostatakrebs gestorben.
** z.B. operative Entfernung der Prostata oder Strahlentherapie, was zu Inkontinenz oder Impotenz führen kann.
Quelle: Djulbegovic M, Beyth RJ, Neuberger MM, et al. (2010). *British Medical Journal*, 341:c4543.

Abb. 5 Faktenbox: PSA-Test zur Prostatakrebs-Früherkennung. (Grafik: http://www.harding-center.com/index.php/de/was-sie-wissen-sollten/facts-boxes/psa)

Auch hier erkennt man schnell, dass ein PSA-Test zur Früherkennung von Prostatakrebs insgesamt wenig bringt. Es gibt keine Vorteile. Ein durch PSA-Bestimmung frühzeitig entdeckter Prostatakrebs führt meist zu unnötigen Therapien, weil Prostatakrebs oft relativ harmlos verläuft und für die gefährlichen Prostatakrebsarten die Entdeckung durch den PSA-Test offenbar zu spät kommt. Da jedoch auch hier offenkundig viele Männer unnötig operiert werden, entsteht sogar ein Gesamtschaden.

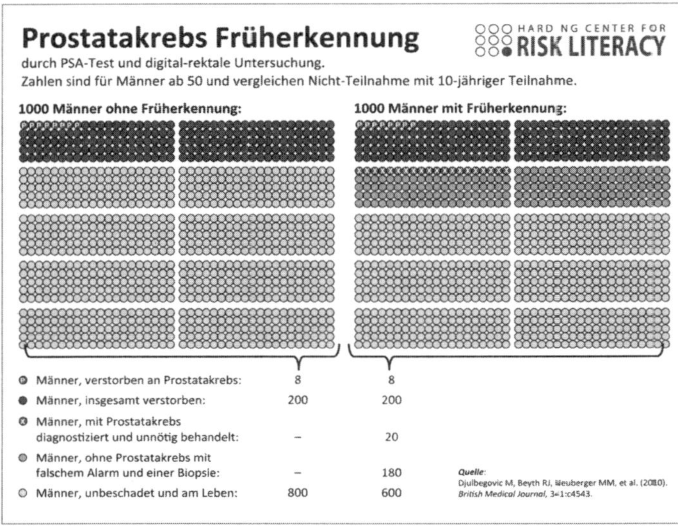

Abb. 6 Bilderbox: PSA-Test zur Prostatakrebs-Früherkennung. (Grafik: http://www.harding-center.com/index.php/de/was-sie-wissen-sollten/facts-boxes/psa)

Ich führe selbst Vorsorgeuntersuchungen durch und habe als Arzt in einer urologischen Abteilung gearbeitet. Dort habe ich Männer an Prostatakrebs sterben sehen. Deshalb war für mich die Bestimmung des PSA-Wertes immer eine Selbstverständlichkeit. Seit ich jedoch die objektiven Daten kenne, muss ich einsehen, dass der PSA-Wert eine trügerische Sicherheit vortäuscht und ich damit sogar unnötige Operationen veranlassen kann. Die meisten Männer, die zu einer Vorsorgeuntersuchung kommen, haben aus den Medien gehört, dass dazu auch die PSA-Bestimmung gehört. Deshalb kläre ich meine Patienten zunächst über die vorhandenen Erkenntnisse auf und lasse sie dann entscheiden. Seitdem ich die Faktenbox zur Veranschaulichung benutze, lehnen die meisten Männer die Bestimmung des PSA-Wertes spontan und eindeutig ab.

Faktenbox: FSME-Impfung (»Zeckenimpfung«)

Eine Frühsommer-Meningoenzephalitis (Gehirnhautentzündung), kurz FSME, kann unangenehm verlaufen. Bis zu 20 Prozent der Betroffenen haben wochenlang Beschwerden wie Lähmungen, Schmerzen oder Schwindel. Bei Kindern verläuft sie meist harmlos, bei Erwachsenen kann die FSME in seltenen Fällen sogar tödlich enden. Man kann sich davor mit einer Impfung schützen. Die FSME wird von Viren hervorgerufen, die durch einen Zeckenbiss (eigentlich ist es ein Stich) in unseren Körper gelangen können, weswegen man auch von einer »Zeckenimpfung« spricht.

Wie sinnvoll ist es, eine FSME-Impfung machen zu lassen? Ich habe für mich und meine Patienten folgende Faktenbox für die FSME-Impfung erstellt (mit den Daten, die für mich erreichbar waren). Besonders die Kombination mit der Zahl von Behandlungsfällen, die nötig sind, um ein Ereignis auszulösen (NNT, NNH, NNK), erschließt sofort die wahren Dimensionen. Schauen Sie sich die Faktenbox auf Seite 82 an.

35 Millionen Menschen müssen demnach geimpft werden, damit ein Todesfall durch FSME verhindert wird. Das bedeutet, dass der Gang zum Arzt, um die Impfung zu erhalten, verglichen mit 3600 jährlichen Verkehrstoten 2012, ein deutlich höheres Sterberisiko aufweist als die Teilnahme am Straßenverkehr. Dabei ist nicht bekannt, ob es nicht auch Todesfälle durch die Impfung selbst gibt. Dennoch überschlagen sich Zeitungen und Fernsehen jedes Jahr mit Zeckenwarnungen und Impfempfehlungen. Warum? Die Durchimpfung der gesamten Bevölkerung bringt neun Milliarden Euro Umsatz für die Pharmafirmen plus alle drei Jahre nochmal drei Milliarden Euro für die Auffrischimpfung. Viel Geld, viele Möglichkeiten, die öffentliche Meinung zu beeinflussen. Doch immer, wenn ich meinen Patienten diese Faktenbox zeige, entscheiden sie sich gegen die Impfung – trotz der massiven Angstpropaganda.

Impfung gegen die Frühsommer-Meningoenzephalitis (FSME)

Wogegen hilft die Impfung?

Sie schützt vor einer von Viren verursachten Hirnhautentzündung, der Frühsommer-Meningoenzephalitis. Diese Viren werden durch Zeckenstiche übertragen. Die Erkrankung dauert 1–2 Wochen. Die Patienten haben grippeähnliche Symptome. 10 % können schwere Symptome entwickeln, wie Lähmungen, Schwindel, starke Kopfschmerzen. 1–2 % der Fälle verlaufen tödlich. Kinder erkranken meist nicht so schwer wie Menschen höheren Alters.

Wer sollte sie erwägen?

Menschen, die täglich mit Zecken in Kontakt kommen können, z. B. Waldarbeiter.

Überwachungsempfehlung

Die Impfung selbst kann zu Krankheitssymptomen führen. Falls direkt nach der Impfung Schwindel, Muskelprobleme oder Fieber auftreten, kann die Impfung dafür verantwortlich sein. Mir ist ein Fall bekannt, bei dem es direkt nach der Impfung zu jahrelangen schweren Muskellähmungen gekommen ist.

Welche Zahlen sind für Deutschland bekannt (pro Jahr)?

	ohne Impfung	**mit Impfung**
Personen	70 000 000 (70 Mio.)	10 000 000 (10 Mio.)
Max. gemeldete Erkrankungsfälle	500	-
Max. gemeldete Impfnebenwirkungen	-	380
Max. gemeldete FSME- bzw. Impftodesfälle	2	unbekannt
Zahl der Patienten pro Jahr, damit bei einem Patienten eines der folgenden Ereignisse eintritt		
Schutz vor FSME durch Impfung	NNT *(number needed to treat)*	140 000
Impfnebenwirkung	NNH *(number needed to harm)*	26 316
Tod durch FSME ohne Impfung	NNK *(number needed to kill)*	35 000 000 (35 Mio.)

Quellen: Statistisches Bundesamt, Paul-Ehrlich-Institut, Baxter

Abb. 7 Faktenbox: »Zeckenimpfung«.

Faktenboxen als Entscheidungshilfe gibt es kaum im ärztlichen Alltag. Doch ich bin mir sicher, dass sie einen ganz entscheidenden Beitrag dazu leisten können, dass Patienten zusammen mit ihrem Arzt eine gute Entscheidung für oder gegen eine Behandlung treffen. Falls Ihr Arzt damit arbeitet, zeigt das, dass er die Problematik, um die es in diesem Buch geht, verstanden hat und sich kompetent um eine hochwertige Information seiner Patienten kümmert.

Punkt 10:
Wer hat die Studie finanziert?

STICHWORT: *Drittmittel*

Studien, die neue Behandlungsmöglichkeiten testen, werden überwiegend von deren Herstellern finanziert. Insbesondere bei Medikamenten sind solche Studien Teil des Zulassungsverfahrens; manchmal dienen sie auch dazu, neue Anwendungsgebiete für bereits zugelassene Medikamente zu erschließen. Wenn Studien vom Hersteller des zu testenden Produkts oder Verfahrens finanziert werden, hat dieser ein natürliches Interesse daran, dass er möglichst gut abschneidet. Aktienkurse von Pharmaunternehmen steigen und fallen sofort nach Bekanntwerden von Studienergebnissen. Damit stellt sich unvermeidlich die Frage, ob wissenschaftliche Studien, die ja der Objektivität verpflichtet sind, dadurch beeinflusst werden? Klare Antwort: Ja. Ärzte, die solche Studien leiten, weisen die Beeinflussung ihrer Objektivität zwar weit von sich, doch es gibt zahlreiche Untersuchungen, die zeigen, dass Forscher – bewusst oder unbewusst – Medikamente positiver beurteilen, wenn sie in irgendeiner Form finanzielle Beziehungen zum Hersteller haben.

Generell zieht sich der Staat aus der Finanzierung medizinischer Forschung immer mehr zurück. Das führt zwangsläufig dazu, dass sich Wissenschaft in der Medizin fast nur noch mit sogenannten Drittmitteln aus der Industrie durchführen lässt (Erstmittel sind Forschungsbudgets, die der Staat Universitäten zur Verfügung stellt, Zweitmittel sind zusätzliche Gelder, die nach Antrag durch öffentliche Institutionen wie die Deutsche Forschungsgemeinschaft vergeben werden). Medizinische Universitäten stehen inzwischen finanziell so schlecht da, dass sie die Leistungsfähigkeit und die Honorierung von Professoren vor allem danach beurteilen, wie viele Drittmittel aus der Industrie diese eingeworben haben. Ja, das Ranking ganzer Hochschulen richtet sich nach ihrem Drittmittelanteil. Und nun die Frage, die eigentlich jeder Zehntklässler beantworten kann: Wie viele Drittmittel wird wohl ein Professor für seine Forschungen bekommen, der dafür bekannt ist, dass er Therapien objektiv und unbestechlich beurteilt? Antwort: immer weniger. Während der Kollege, der seine Studien möglichst so durchführt, dass das gewünschte Ergebnis schon irgendwie dabei rauskommt, das Rennen um die höchsten Drittmittel gewinnt und damit seine Karriere sichert.

Auch wenn Ihr Arzt sich vielleicht über die Frage nach der Finanzierung wundert, halte ich sie für legitim und wichtig. Gerade wenn eine Entscheidung für oder gegen eine Behandlung nicht eindeutig ist, ist es hilfreich zu wissen, wer die zugrunde liegenden Studien finanziert hat. Ist es der Hersteller, kann das durchaus ein Grund sein, sich gegen die Behandlung zu entscheiden.

Fragen Sie Ihren Arzt, wer die Studien, auf die er seine Empfehlung bezieht, finanziert hat. Die Antwort auf diese Frage ist eigentlich auch gar nicht schwer. Es ist heute Standard, dass die Finanzierung einer Studie angegeben werden muss, ebenso ob der medizinische Forscher in einer finanziellen Beziehung zum Hersteller steht. Was spricht dagegen, diese Information auch an Patienten weiterzugeben? Gar nichts.

Die persönliche Checkliste

Wenn Sie nun anfangen möchten, die 10-Punkte-Checkliste einzusetzen, würde ich vorschlagen, dass Sie sich auf die Punkte konzentrieren, die Ihnen am meisten einleuchten. Je nach Beratungssituation sollten Sie sich Ihre persönliche Checkliste erstellen.

Wenn es beispielsweise bei einer schweren Erkrankung um einen Einfluss auf die Lebenserwartung geht, könnten Sie folgende drei Fragen gezielt einsetzen:

1. Ist durch Studien gesichert, dass ich durch diese Therapie länger lebe als ohne?
2. Beruht diese Erkenntnis auf Studien der Evidenzklasse 1 (nach der Einteilung der Evidenzbasierten Medizin)?
3. Was ist die mittlere Lebensverlängerung dieser Therapie, in Wochen, Monaten oder Jahren ausgedrückt?

Hier zwei Beispiele, wie eine solche persönliche Checkliste aussehen könnte.

Checkliste, Beispiel 1:

Ein Patient mit chronischen Rückenschmerzen. Er wurde bereits intensiv mit Krankengymnastik und Rückentraining therapiert, aber die Schmerzen kommen immer wieder. Ihm wird nun eine Bandscheibenoperation empfohlen.

Erste Überlegung: Welche Ziele (Endpunkte) sind für ihn die wichtigsten? Er notiert:

1. dauerhaft weniger Schmerzen
2. bessere Beweglichkeit

Aus der Checkliste sucht er sich die Fragen aus, die er seinem Chirurgen stellen möchte, bevor er eine Entscheidung für oder gegen die Operation trifft.

Nach dem Beratungsgespräch kreuzt er an, ob die Antworten des Arztes eindeutig für die empfohlene Therapie sprechen, oder ob der Nutzen der Empfehlung eher unklar geblieben ist. Letzteres ist daran zu erkennen, dass die Antworten des Arztes zögerlich, ausweichend oder sogar abblockend ausfallen.

Meine Checkliste: Bandscheiben-Operation

Meine Fragen an den Arzt	**Wie war die Antwort des Arztes?**	
	verständlich, klar, gute Argumente für die Empfehlung	ausweichend, abblockend, der Nutzen der Therapie ist unklar
Ist durch Studien gesichert, dass diese Operation meine Schmerzen dauerhaft mindert, dass ich beweglicher und belastbarer sein werde als ohne Operation?		
Welche Qualität hat diese Studie, in welche Evidenzklasse der Evidenzbasierten Medizin ist sie eingestuft?		
Wer hat die Studie finanziert?		
Wie wahrscheinlich ist es, dass ich tatsächlich von dieser Operation profitiere? Wie viele Patienten mit meinem Krankheitsbild müssen ebenso behandelt werden, damit es einem dauerhaft besser geht?		
Mit welchen Nebenwirkungen muss ich rechnen (beispielsweise noch größere Schmerzen als vorher)? Und wie viele Patienten müssen operiert werden, damit einer unter diesen Nebenwirkungen zu leiden hat?		

Checkliste, Beispiel 2:

Ein 70-jähriger Patient hat einen erhöhten Cholesterinspiegel und leichte Ablagerungen in der Halsschlagader. Der Arzt empfiehlt Cholesterinsenker. Der Patient vereinbart einen weiteren Beratungstermin und bereitet sich auf diesen Besuch vor.

Er legt seine wünschenswerten Endpunkte vorher fest:

1. Schutz vor Schlaganfall
2. ein längeres Leben

Danach stellt er seine Checkliste zusammen (siehe folgende Seite).

Am Ende des fünften Kapitels können Sie sich unter »Meine persönliche Gebrauchsanweisung« (Seite 195) eine solche Checkliste für Ihre medizinische Situation selbst zusammenstellen und sich damit auf das ärztliche Beratungsgespräch vorbereiten. Sie können diese persönliche Gebrauchsanweisung auch herunterladen unter www.gunterfrank.de (zu finden in der Rubrik »Downloads«). Klicken Sie dort einfach auf »Meine persönliche Gebrauchsanweisung«.

Faktencheck: Wunsch und Wirklichkeit

Wir haben nun viel über Zahlen, Prozente und Statistiken gesprochen, und das hat seinen Grund. Die Leitdisziplin für einen wissenschaftlichen Nutzennachweis in der Medizin ist – die Mathematik. Das bedeutet nicht, dass die Erfahrung eines Arztes und seine persönliche Einschätzung wertlos sind. Ganz und gar nicht. Wir werden gleich im nächsten Kapitel ausführlich darüber sprechen, unter welchen Umständen diese Erfahrung ein ganz ausgezeichneter Ratgeber sein kann, um eine gute Therapieentscheidung zu treffen.

Meine Checkliste: Cholesterinsenkung

Meine Fragen an den Arzt	Wie war die Antwort des Arztes?	
	verständlich, klar, gute Argumente für die Empfehlung	ausweichend, abblockend, der Nutzen der Therapie ist unklar
Ist durch Studien gesichert, dass durch die Einnahme dieses Medikaments in meiner Altergruppe weniger Herzinfarkte auftreten als ohne?		
Ist in diesen Studien auch die Gesamtlebensdauer gemessen worden, und leben mit mir vergleichbare Patienten mit diesem Medikament länger als ohne, oder vielleicht sogar kürzer?		
In welche Evidenzklasse der Evidenzbasierten Medizin ist diese Studie eingestuft?		
Wie wahrscheinlich ist es, dass ich tatsächlich von diesem Medikament profitiere? Wie viele Patienten mit meinem Krankheitsbild müssen dieses Medikament einnehmen, damit einer dadurch einen Vorteil hat?		
Mit welchen Nebenwirkungen muss ich rechnen? Und wie viele Patienten müssen dieses Medikament nehmen, damit einer unter diesen Nebenwirkungen zu leiden hat?		

Will ich aber die vielen Vorteile einer wissenschaftlichen Medizin für meine Entscheidungsfindung nutzen, ist es erforderlich, dass sich mein Arzt genau an die Spielregeln hält, die die Mathematik in Form von Statistik und Wahrscheinlichkeitsrechnung nun einmal vorgibt. Die Verletzung statistischer Regeln, die heute in der Medizin fast schon als Standard bezeichnet werden kann, ist der Hauptgrund für die unzähligen nutzlosen und gefährlichen Therapien, die viele Menschen mit ihrem Leben bezahlen müssen. Deswegen ist der laxe Umgang mit Statistik in der Medizin kein Kavaliersdelikt, sondern genau genommen Körperverletzung.

Ich möchte Ihnen nichts vormachen: Es ist aktuell nicht zu erwarten, dass viele Ärzte dieser Checkliste gerecht werden. Auch ich würde diese Fragen in vielen Fällen nicht befriedigend beantworten können. Das liegt vor allem daran, dass unsere Fachgesellschaften, die eigentlich die Aufgabe haben, für uns praktische Haus- und Fachärzte solche hochwertigen Informationen zu erarbeiten, dazu im Moment nicht in der Lage sind. Und es liegt auch daran, dass wir praktischen Ärzte diese Informationen nicht von unseren Fachgesellschaften einfordern. Warum dies so ist und wie man das ändern kann, möchte ich im Schlusskapitel erläutern. Aber es ist außerordentlich wichtig, dass wir praktischen Ärzte endlich lernen, dass diese Patientenfragen mehr als berechtigt sind. Und dass wir uns auch selbst eingestehen, dass wir diese wichtigen Fragen offensichtlich nicht beantworten können. Denn eines steht außer Zweifel, es muss die Regel werden, dass Ärzte die Fragen aus der 10-Punkte-Checkliste beantworten können, sonst sehe ich kaum eine Chance, wie sich eine gute, wissenschaftlich begründete Medizin gegenüber der weitverbreiteten Scheinwissenschaft mit ihren Fehl- und Übertherapien besser durchsetzen kann.

Wie Sie als Patient in dieser unsicheren Situation dennoch festen Boden unter die Füße bekommen, darum geht es im nächsten Kapitel. Denn nicht nur Zahlen ermöglichen gute Entscheidungen, auch mit Erfahrung, Bauchgefühl und Intuition kann man bei der Einschätzung, was gut funktionieren wird und was womöglich zu Problemen führt, weit kommen – gerade in unklaren medizinischen Situationen. Dieses Vorgehen birgt aber seine eigenen Risiken, deshalb gilt es auch hier, die Spielregeln zu beachten. Wie Sie diese besonderen Fähigkeiten zusammen mit Ihrem Arzt für Ihre eigene Entscheidungsfindung am besten nutzen, das erfahren Sie nun.

III. Faustregeln

Wie Sie den Nutzen einer medizinischen Empfehlung für sich selbst einschätzen können

Haben Sie sich auch gewundert, als die gewaltige Finanzkrise sämtliche Banken völlig unvorbereitet traf? Und das obwohl jede Bank eine Risikoabteilung besitzt, in der hochbezahlte Experten an hochkomplexen Rechenmodellen arbeiten, die vor solchen Katastrophen warnen sollen. Und dennoch hat keine der großen Banken den Crash vorausgesehen und sich rechtzeitig dagegen gewappnet. Wie konnte das geschehen? Genau aus diesem Grund: Die Banken und ihre Experten verließen sich auf ihre Rechenmodelle, und die können eben auch eine trügerische Sicherheit vorgaukeln, wenn … – wenn mindestens eine entscheidende Information unbekannt ist.

Wenn Truthähne irren

Der Direktor des Max-Planck-Instituts für Bildungsforschung in Berlin, Gerd Gigerenzer, erzählt in seinem Buch *Risiko* die Geschichte des Truthahns, der in die gleiche Falle tappt:

Als der Truthahn in seinem Gehege zum ersten Mal einen Menschen auf sich zukommen sieht, weiß er noch nicht, mit welcher Wahrscheinlichkeit diese Begegnung positive oder negative Folgen für ihn hat. Der Mensch füttert den Truthahn. Anfangs ist der Truthahn noch misstrauisch. Sind Menschen wirklich so selbstlos? Doch als derselbe Mensch am nächsten Tag wiederkommt, besteht rein rechnerisch bereits eine Wahrscheinlichkeit von 50 Prozent, dass er wieder gefüttert wird. So geschieht es, und damit erhöht sich die Wahrscheinlichkeit,

Futter zu bekommen am dritten Tag schon auf 66,6 Prozent. Und so weiter und so fort. Schließlich naht der hundertste Tag. 99-mal wurde der Truthahn gefüttert, nach den Regeln der Statistik liegt die Wahrscheinlichkeit, am hundertsten Tag wieder gefüttert zu werden, für den Truthahn bei fast 100 Prozent. Der Truthahn hat seine anfängliche Skepsis inzwischen überwunden und freut sich schon auf das Futter. Doch leider fehlt ihm eine wichtige Information. Dieser Tag ist der Vorabend zu Thanksgiving, dem amerikanischen Erntedankfest, und der Mensch, der auf ihn zukommt, hat diesmal anderes im Sinn. Danach ist der Truthahn einen Kopf kürzer und landet als Festtagsbraten auf dem Tisch.

Statistisch begründete Empfehlungen, in deren Berechnungen entscheidende Informationen fehlen, nehmen den Charakter einer Lotterie an. Das gilt auch für medizinische Studien, mit denen Therapieempfehlungen wissenschaftlich begründet werden. Wenn die Überprüfung einer medizinischen Empfehlung anhand der 10-Punkte-Checkliste zu keiner befriedigenden Antwort führt, dann besteht genau diese Gefahr. Ganz egal, ob Sie die Behandlungsempfehlung in einer Zeitschrift lesen oder sie von Ihrem Hausarzt oder einem Professor einer Universitätsklinik erhalten. Sie gaukelt dann eine Gewissheit vor, die es gar nicht gibt.

Nicht nur in einer Finanzblase mit drohender Bankenkrise ist es deshalb angebracht, sich nicht allein auf Berechnungen zu verlassen, die wichtige Einflussfaktoren nicht berücksichtigen. Auch in unklaren medizinischen Entscheidungssituationen kann es sinnvoll sein, ein anderes Bewertungssystem zu Rate zu ziehen. Eines, mit dem sich oft gute Entscheidungen treffen lassen, blitzschnell und ganz ohne Zahlen und Tabellen. Die Natur hat uns mit solch einem System ausgestattet, und wir nutzen es täglich. Es sind Bewertungen, die auf intuitiven Einschätzungen beruhen, Einschätzungen, die sich auf (Lebens-)Erfahrung gründen. Solche Einschätzungen kommen allerdings nicht in Form von objektiven Messwerten und Prozentzahlen daher, sondern in Gestalt sehr subjektiver Gefühle.

Wie Herz und Hirn zusammenhängen

Ob etwas gut oder schlecht für uns ist, spüren wir oft sogar körperlich. In einer potenziell gefährlichen Situation wird es manchen Menschen flau im Magen, andere spüren ein Kloßgefühl im Hals, oder es bleibt ihnen die Spucke weg. Manche merken es an einer Verspannung in den Schultern, oder sie spüren es »im Urin«. Schätzen wir etwas intuitiv als positiv ein, äußert sich das oft in einem spontanen Lächeln, einer entspannten Körperhaltung oder indem einem »warm ums Herz« wird. Die Psychologie nennt solche spontanen körperlichen Reaktionen »somatische Marker«. Auch die Begriffe »Intuition« und »Instinkt« meinen das Gleiche: eigene Bewertungen, die sich nicht auf eine bewusste, sachliche Verstandesanalyse gründen. Die wohl populärste Beschreibung dafür ist »Bauchgefühl«.

Solche Bauchgefühle lassen sich auch für die medizinische Entscheidungsfindung nutzen. Besonders, wenn Erkenntnisse aus wissenschaftlichen Studien, oft aufgehübscht durch die vorhin beschriebenen Tricks, nur den Anschein erwecken, als seien sie eine gute Grundlage für eine Therapieentscheidung. Deshalb wird es Zeit, für Erfahrung und Intuition – auch in einer modernen, wissenschaftlichen Medizin – eine Lanze zu brechen. Allerdings gibt es für den Umgang mit intuitiven Bewertungen ebenso Regeln und Grenzen wie für die Anwendung von Statistik. Doch wenn man diese Regeln kennt, sind Erfahrung und Intuition sehr wichtige und sehr hilfreiche Partner auf dem Weg, eine gute medizinische Entscheidung zu treffen.

Woher kommen Bauchgefühle?

Das haben Sie sicher auch schon erlebt: Sie betreten einen Raum, zum Beispiel ein Hotelzimmer, zum ersten Mal und fühlen sich gleich wohl. Oder etwas stört Sie, aber Sie können nicht genau sagen, was es ist. Das Gleiche kann uns auch mit Personen, einem neuen Nachbarn oder einer neuen Arbeitskollegin, passieren. Wir sehen ihn oder sie zum ersten Mal, und schon sagt uns das Bauchgefühl »Ja, der sieht sympathisch aus« oder »Vorsicht, die ist mir nicht geheuer«. Oft bewerten wir Situationen und Personen, ohne sie wirklich zu kennen, allein aufgrund des schnellen ersten Eindrucks. Auch wenn Sie eine Arztpraxis zum ersten Mal betreten und einem Arzt zum ersten Mal begegnen, kann sich das Gefühl einstellen, hier richtig zu sein. In anderen Fällen dagegen würde man am liebsten sofort wieder gehen, ohne genau zu wissen warum.

Unser Gehirn weiß es dafür umso besser. Denn es trifft seine instinktive Bewertung auf dem Boden aller Erfahrungen, die wir in unserem Leben gesammelt haben und die sich mit der Person oder der Situation, um die es geht, vergleichen lassen. Unser Gehirn speichert diese umfassenden Lebenserfahrungen als Bilder ab. Jedes dieser Bilder steht für eine Erfahrung, und jede Erfahrung ist mit einer Bewertung verknüpft. Dieses Sammeln, Bewerten und Archivieren von Erfahrungen beginnt schon im Mutterleib. So sind in uns noch alle Erinnerungen (selbst frühkindlicher Situationen) vorhanden, etwa wie wir als Zweijähriger auf dem Schoß von Opa Herbert gesessen haben, was er anhatte, wie es damals roch und vor allem, ob wir uns dabei wohlgefühlt haben oder nicht.

An diese gewaltige Sammlung sämtlicher Lebenserfahrungen können wir uns jedoch nicht bewusst erinnern, die schiere Menge würde unser Bewusstsein überfordern. Aber sie sind in uns, und unser Gehirn kann sie als Entscheidungshilfe nutzen. Wenn ich also einen neuen Nachbarn auf den ersten Blick sympathisch oder unsympathisch finde, dann hat dies sehr viel damit zu tun, welche Personen ich in meinem bisherigen Leben getroffen habe, die sich mit ihm vergleichen lassen – anhand der Haltung, der Sprache, der Mimik, des Geruchs, der Kleidung und tausend anderer Merkmale mehr. Das Gehirn analysiert blitzschnell alle passenden Vorerfahrungen und liefert uns als Ergebnis eine Gesamteinschätzung. Das Ergebnis dieser unglaublich komplexen und umfangreichen Analyse übermittelt uns unser Gehirn jedoch nicht in Form von Noten oder Prozentzahlen, sondern es löst einfache Gefühlsbewertungen aus: »mag ich« oder »mag ich nicht«. Man könnte diese Fähigkeit auch »emotionale Intelligenz« nennen.

Tierisches Erbe

Mit solchen emotionalen Vorurteilen liegt man häufig ziemlich richtig. Sie sind von der Natur nämlich eigens so konzipiert, dass sie möglichst oft zutreffen. Im Tierreich spielt diese Art der instinktiven Bewertung eine herausragende Rolle, und ihre Treffsicherheit ist überlebensnotwendig. Zum Beispiel wenn eine Spitzmaus in freier Wildbahn blitzschnell entscheiden muss, ob ein plötzliches Blätterrascheln eine Gefahr oder eine neue Futterquelle bedeutet. Anhand vielfältiger Kriterien wie Lautstärke, Frequenz, Länge, Tageszeit, Temperatur etc. gleicht das Tiergehirn unbewusst alle vergleichbaren Vorerfahrungen ab und fällt eine Entscheidung, die ein sofortiges Verhalten auslöst: Attacke oder Rückzug. Dieser äußerst komplexe Analyseprozess dauert insgesamt nur die winzige Zeitspanne von 300 Millisekunden! Würde die Spitzmaus stattdessen über den Verstand versuchen, sich bewusst an alle Geräusche in ihrem Leben zu erinnern, und würde sie versuchen, mit Statistik und Wahrscheinlichkeitsrechnung eine Gefahrenanalyse durchzuführen, hätte die Katze längst zugeschlagen oder das Mittagessen in Form eines Insekts wäre entwischt, lange bevor sie mit ihren Überlegungen zu einem Ende gekommen wäre.

Der Ort, an dem unsere gesammelten Lebenserfahrungen plus die zugehörigen instinktiven Gefühlsbewertungen beheimatet sind, liegt in unserer rechten Gehirnhälfte. Dort befindet sich der Sitz unserer Intuition, an dem unsere Bauchgefühle entstehen. Psychologen nennen diesen Teil des Gehirns auch das *Selbst.**

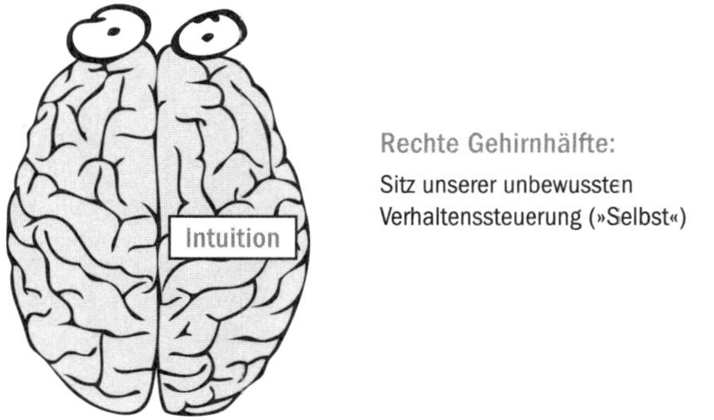

Abb. 8: Rechte Gehirnhälfte. Hier befindet sich eine riesige Bildergalerie, in der sämtliche Lebenserfahrungen abgespeichert sind. Das ermöglicht eine blitzschnelle, intuitive Gefühlsbewertung.

---

* Ich verwende hier ein vereinfachtes Gehirnmodell, mit dem man menschliches Verhalten gut verstehbar machen kann. Die Wirklichkeit ist wesentlich komplexer.

Die Tücken reiner Gefühlsbewertung

So treffsicher diese Vorurteile manchmal sein mögen, sie bleiben Vor-Urteile – und können auch täuschen. Denn entscheidend für die Treffsicherheit ist die Menge der zur Verfügung stehenden Bilder in der Gehirn-Bildergalerie, mit denen sich die neue Situation vergleichen lässt. Das heißt, es ist wichtig, dass wir genügend passende Vorerfahrungen besitzen. Doch egal ob der Erfahrungsschatz groß oder klein ist, ein Tier muss sich schnell entscheiden: hin oder weg. Deshalb bekommen wir auch dann Bauchgefühle von unserer rechten Gehirnhälfte vermittelt, wenn wir besser erst einmal neutral an die Sache herangehen und genügend Erfahrungen sammeln sollten, bevor wir schnell und impulsiv vor-urteilen. Es besteht dann die Gefahr, dass wir Personen oder Situationen toll finden oder ablehnen, obwohl wir damit grandios danebenliegen.

»Gehirn-Hacking«: Wie Gefühle professionell manipuliert werden

Daneben existiert noch eine zweite Fehlerquelle für Gefühlsbewertungen: Es ist möglich, unsere Bauchgefühle von außen zu beeinflussen. Wenn man zum Beispiel möchte, dass möglichst viele Menschen eine Sache oder eine Person als emotional positiv oder negativ empfinden, kann man einen Trick anwenden. Dazu muss man wissen, welche Bilder bei den meisten Menschen positive oder negative Gefühle auslösen. Wenn ich beispielsweise erreichen möchte, dass eine bestimmte Person allgemein als sympathisch bewertet wird, dann bringe ich diese Person möglichst oft mit Bildern in Zusammenhang, die in der rechten Gehirnhälfte der meisten Menschen als positiv abgespeichert sind: lächelnde Kindergesichter, jubelnde Menschen und vieles andere, das wir mit Erfolg, Sicherheit oder Wärme verbinden. Sie ahnen es schon, damit befinden wir uns mitten in einem Wahlkampf, denn dort wird diese Strategie bis zum Abwinken praktiziert. Auf Wahlplakaten und in Werbespots sollen Politiker in möglichst positiven Situationen präsentiert werden. Dabei zeigen psychologische Forschungen, dass wir uns – selbst wenn wir diese Taktik durchschauen – dennoch positiv beeinflussen lassen, sofern genau unsere eigenen positiv belegten Bilder damit getroffen werden.

Das Gleiche kann man auch mit Produkten machen. Und hier setzen alle modernen Werbestrategien an. Werbeprofis wissen ganz genau, dass der Kunde vor allem mit Gefühl und nur selten mit dem Verstand kauft. Man muss eine Margarine nur mit einer glücklichen Familie auf dem Balkon eines romantischen Bauernhofs bei blauem Himmel zusammenbringen, und schon finden die meisten Menschen diese Margarine instinktiv sympathisch. Immer wenn ich die Margarine im Verkaufsregal sehe, werde ich unbewusst an eigene schöne Urlaubserlebnisse, fröhliche Menschen und schönes Wetter erinnert. Und als Folge wird der Kaufimpuls »Das will ich haben« ausgelöst. Diese Form der Einflussnahme nennt die Psychologie »Selbstinfiltration«. Es ist eine gesteuerte Verknüpfung von fremden Personen oder Dingen mit eigenen Gefühlsbewertungen, die aber eigentlich gar nichts damit zu tun haben.

Auch der immense Erfolg von Apple-Produkten wie iPhone, iPad und Co. lässt sich nicht allein mit dem technischen Vorsprung erklären, sondern viel mehr damit, dass die meisten Menschen mit diesen Geräten ein modernes Lebensgefühl verbinden. Um als Erste das begehrte Produkt zu erhalten, übernachten Fans vor dem Verkaufsstart inzwischen sogar vor den Apple-Shops und feiern seinen Kauf wie einen Schulabschluss. Und was machen sie dann damit? Nichts anderes als mit jedem x-beliebigen Produkt eines anderen Herstellers auch. Aber das Apfellogo steht heute nun mal für jung, schick, in, hip und cool, und dafür sind viele Kunden – dank perfekter Selbstinfiltration – bereit, auch ein paar Euro mehr auszugeben (ich gebe zu, ich habe selbst ein iPad …). Wem dies zu platt erscheint, sollte sich nichts vormachen: Diese Form der Beeinflussung geschieht auch viel subtiler, und niemand ist davor sicher.

Angstmarketing: Wenn Schreckensszenarien als Verkaufsargumente dienen

Das Medizinmarketing arbeitet ebenfalls mit diesem Trick. Allerdings ist es werbetechnisch deutlich schwieriger, statt einer Margarine eine Darmspiegelung oder eine Impfung mit positiven Bildern zu verknüpfen. Der Gedanke an einen Schlauch im Enddarm oder eine Nadel im Muskel verursacht bei den wenigsten als Erstes angenehme Gefühle. Normalerweise wird dadurch eher ein Fluchtimpuls ausgelöst, statt eines Anrufs zur Terminvereinbarung. Nun könnte man dem Patienten ja eine überzeugende Faktenbox vorlegen, die nachweislich eine starke Risikominderung zeigt und so zumindest unseren Verstand überzeugt. Doch wer FSME-Impfungen verkaufen will, wird dies tunlichst unterlassen, denn hier würde eine Faktenbox nur die Sinnlosigkeit der Impfung belegen (siehe S. 82). Trotzdem sind die Praxen im Frühjahr regelmäßig voll mit Menschen, die eine »Zeckenimpfung« wollen. Warum?

Weil man ihnen vorher genügend Angst gemacht hat. Und wer Angst empfindet, wird leichter steuerbar. Angst erschwert den Zugang zu den eigenen emotionalen Bewertungen, die uns beruhigen könnten. Denn die allermeisten Menschen mussten bislang weder eine von Zecken übertragene Hirnhautentzündung durchmachen, noch kennen sie daran Erkrankte persönlich. Eigentlich sollten wir deshalb spüren, dass die FSME ein kaum bemerkenswertes Risikopotenzial besitzt. Doch die ständige Konfrontation mit den Warnungen blendet diese eigene

Bewertung aus und vermittelt das Gefühl einer allgegenwärtigen Bedrohung. Berichte im *ZDF heute journal* (»Zecken auf dem Vormarsch«) oder der *Frankfurter Allgemeinen Zeitung* (»FSME – Eine Impfung bietet Schutz«) bis hin zur *Bild*-Zeitung (»Zecken-Alarm! Immer mehr Infektionen in ganz Deutschland«) zielen auf diese Ängste, statt die Menschen durch seriöse Darstellung der tatsächlichen Risikolage zu beruhigen.

Wird aus Angst sogar Panik, helfen auch keine rationalen Argumente mehr. Der Selbstinfiltration ist dann Tür und Tor geöffnet, und jede Lösung des scheinbaren Problems wird akzeptiert. Auf diesem Weg werden viele nutzlose bis gefährliche medizinische Behandlungen an die Frau und an den Mann gebracht, ob Cholesterinsenker, Impfungen, Diäten, Vorsorgeuntersuchungen oder Vitamintabletten. Selbstinfiltration in Kombination mit Angst ist eine ziemlich erfolgreiche Strategie. Sie überrumpelt Menschen, Dinge zu tun, die sie gut informiert und auf ihre eigenen Erfahrungen gestützt ablehnen würden. Und ein solches Angstmarketing ist leider besonders in der Medizin gang und gäbe.

Warum treffsichere Gefühle den Verstand brauchen

Doch wir sind den Fallen unserer Gefühle nicht hilflos ausgeliefert. Die Natur hat auch hier ein System entwickelt, mit dem sich der Einzelne erfolgreich dagegen wehren kann: unseren Verstand.

Erst denken, dann handeln

Nicht jede Situation in der Natur erfordert sofortiges Handeln. Manchmal ist es besser, impulsives Verhalten zunächst zu bremsen und erst einmal den Verstand einzusetzen. Jetzt kommt die linke Gehirnhälfte ins Spiel. Dort regiert der bewusste Verstand. Während unser Bauchgefühl schon für uns entschieden hat, gibt sich der Verstand nicht mit Gefühlen zufrieden. Er möchte von Tatsachen, Machbarkeit, Zahlen und konkreten Erlebnissen überzeugt werden, dass uns diese emotionalen Bewertungen tatsächlich weiterhelfen und nicht etwa in die Irre führen. Und weil der Verstand für seine eigene Einschätzung Zeit braucht, bremst er impulsives Verhalten erst einmal ab und beobachtet, analysiert und bewertet Personen und Situationen dann aus seiner »Sicht«.

Angenommen, Sie entdecken beim Zähneputzen eine fingernagelgroße, weiße, unregelmäßig geformte Stelle an der Mundschleimhaut, die sich nicht wegkratzen lässt. Sie spüren, dass dies eine Gefahr sein könnte, können aber aus eigener Erfahrung keine sichere Einschätzung vornehmen. Doch der Gedanke an Krebs aktiviert bei Ihnen tausend negative Bilder und löst dadurch einen Fluchtreflex aus. Am liebsten würden Sie sich wegducken und das Ganze verdrängen. Doch genau in dieser Situation sollte der Verstand das Ruder übernehmen. Er weiß, dass wir zusätzliche Informationen von einem Experten benötigen, zum Beispiel einem erfahrenen Kieferchirurgen, um für dieses Problem eine gute Einschätzung zu bekommen. Der Verstand sollte den instinktiv ausgelösten Fluchtimpuls überstimmen und trotz Ängsten und schlechtem Bauchgefühl einen Termin beim Kieferchirurgen vereinbaren. Dort erfahren Sie, dass es sich um eine Leukoplakie handelt, eine Krebsvorstufe, die mit einer einfachen Operation geheilt werden kann. Zu langes Abwarten dagegen wäre gefährlich geworden. Die Fähigkeit, mit dem Verstand impulsive Gefühlshandlungen zu überstimmen, nennt die Psychologie »Selbstkontrolle«. Sie ist wichtig, um zunächst unangenehme, aber langfristig dennoch sinnvolle Entscheidungen zu treffen.

Diese bewussten Verstandesbewertungen finden in der linken Gehirnhälfte statt. Psychologen nennen diesen Teil des Gehirns auch das *Ich*. Im Laufe der Evolution hat sich dieses Verstandes-Ich viel später entwickelt als das Gefühls-Selbst. Deshalb ist die Fähigkeit, Gefühle und impulsives Verhalten durch den Verstand zu kontrollieren, auch erst bei uns Menschen richtig ausgeprägt.

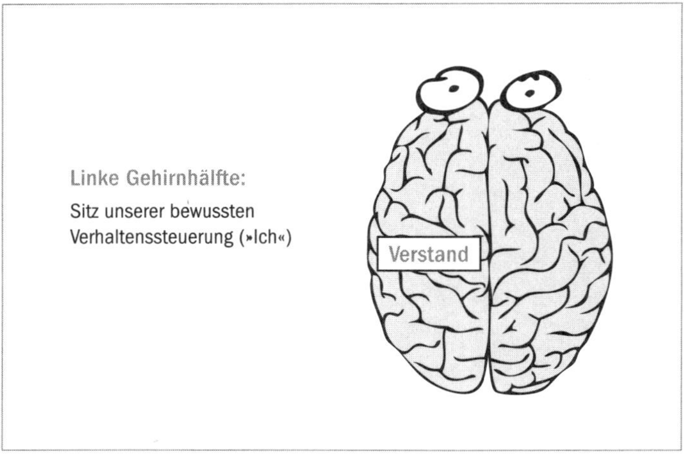

Abb. 9: Linke Gehirnhälfte. Hier werden Daten, Fakten und Beobachtungen analysiert. Das ermöglicht eine langsame, sachliche Bewertung durch den Verstand.

Auch Gefühle müssen dazulernen

Auf diesem Weg lässt sich die Treffsicherheit unserer emotionalen Vorurteile stetig verbessern. Denn die instinktive Bewertung anhand abgespeicherter Bilder ist nicht ein für alle Mal festgelegt, sondern kann – nach Überprüfung durch den Verstand – geändert werden.

Angenommen, Sie ziehen um und suchen einen neuen Hausarzt. Ihr bisheriger hatte sich immer viel Zeit für einfühlsame Gespräche genommen und in fast väterlicher Weise Vertrauen ausgestrahlt. Seine Empfehlungen hatte er stets eindeutig, selbstsicher und ohne Darstellung anderer Möglichkeiten gegeben. Dabei hatte er diese Empfehlungen nicht mit Zahlen untermauert, sondern eher nach dem Motto begründet »Kein Problem, so kriegen wir das in den Griff«. Sie fanden das auch gut so, da Sie ihn als sehr glaubwürdig einschätzten. Der neue Hausarzt jedoch ist im Gespräch sachlich, knapp und konfrontiert Sie mit Zahlen, anhand derer Sie mitentscheiden sollen, ob Sie diesen Behandlungsweg gehen wollen. Das irritiert Sie, und Ihr Bauchgefühl ist der Meinung, hier nicht gut aufgehoben zu sein. Da Sie jedoch keine Alternative haben, bleiben Sie Patient in dieser Praxis. Mit der Zeit merken Sie, dass Ihr Verstand durch die sachlichen Informationen in der Lage ist, Ihre Medikamenteneinnahme anders als früher zu beurteilen, nämlich deutlich kritischer. Sie trauen sich, zusammen mit dem neuen Hausarzt einige Medikamente abzusetzen und – es geht Ihnen besser. Sie fühlen sich fitter und haben beispielsweise keine Muskelbeschwerden mehr, die sich als typische Nebenwirkungen Ihrer früheren unnötigen Therapien herausstellen.

Durch die neue, bewusst erlebte Erfahrung passiert etwas: Der Verstand sorgt dafür, dass neue Bilder zu unserer Gehirn-Bildergalerie hinzugefügt werden. Damit ändert sich auch unsere Gefühlsbewertung und Intuition: Unsere Bauchgefühle werden neu justiert. Infolgedessen werden Sie, um sich bei einem Arzt gut aufgehoben zu fühlen, zukünftig nicht nur auf eine väterliche Ausstrahlung, sondern mehr noch auf seine Fähigkeit achten, Behandlungen mit »guten« Zahlen zu erklären.

Der Verstand ist also ein bewusst eingesetzter Filter für emotionale Einschätzungen. Er bewertet neue Lebenserfahrungen, und wenn diese die instinktive Voreinschätzung bestätigen, stärkt er die damit verbundenen Bauchgefühle. Sprechen jedoch die realen Erfahrungen gegen unser Bauchgefühl, ist der Verstand in der Lage, unsere Gefühlswelt wieder auf den neuesten Stand zu bringen. Diese Fähigkeit, Emotionen und Verstandesbewertungen abzugleichen, nennt man in der Psychologie »Selbstzugang«.

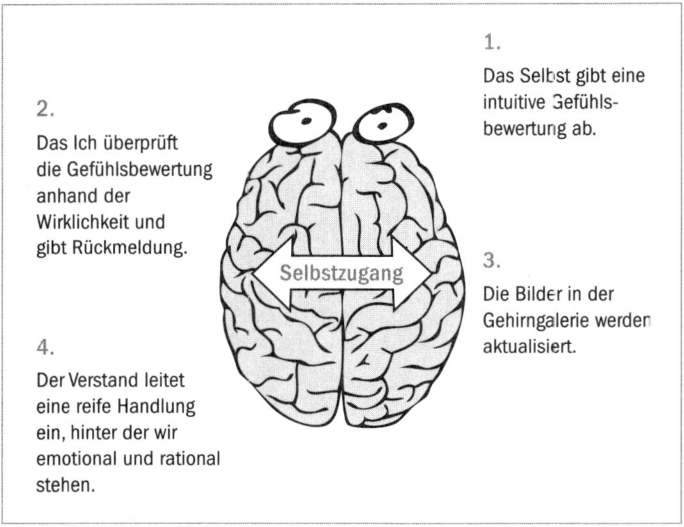

Abb. 10: Wie Verstand und Gefühle zusammenarbeiten.

Ein guter Selbstzugang ist sehr wichtig, weil wir ansonsten Gefangene unserer eigenen Vorurteile wären. Wir würden uns emotional nicht weiterentwickeln und noch als Erwachsene reichlich kindisch und naiv handeln. Zur persönlichen Reife gehört, dass wir unentwegt die realen Erfahrungen unseres Lebens in die Gehirn-Bildergalerie einfließen lassen, sie dadurch ergänzen und verändern. Denn auch Gefühle müssen dazulernen. Geschähe dies nicht, würden wir immer wieder die gleichen Fehler machen. Wir würden uns immer wieder für Dinge entscheiden, obwohl schon längst klar ist, dass sie uns schaden. Oder wir würden Neues immer wieder instinktiv ablehnen, selbst wenn es sehr gute Argumente gäbe, eine alte Einschätzung zu revidieren.

Doch die Einsicht, dass wir mit unseren emotionalen Vorurteilen falsch gelegen haben, fällt nicht immer und nicht jedem leicht. Das Infragestellen und das Überprüfen von eigenen, sicher geglaubten Positionen ist manchmal unangenehm oder sogar schmerzhaft. Aus Gründen, die wir uns gleich näher anschauen werden, ist die dazu notwendige Fähigkeit zur Selbstkritik in der Medizin oft nicht in ausreichendem Maß vorhanden. Doch übertriebene Selbstsicherheit und der Mangel an Selbstkritik richten gerade in der Medizin immense Schäden an.

Wie Sie sich gegen Angstmarketing wehren können

Die Fähigkeit zu Selbstreflexion und Selbstkritik hilft uns, unsere Gehirn-Bildergalerie auf den neuesten Stand zu bringen und neue Situationen anhand von Bauchgefühlen immer besser einzuschätzen. Dafür benötigen wir jedoch Momente, in denen wir zu uns kommen und wie von selbst Zugang zu unseren tieferen Einsichten erhalten. In solchen entspannten und ruhigen Situationen können sich die beiden Gehirnhälften am besten abgleichen und gegenseitig unterstützen. Im Dauerstress, und besonders unter Angst und Druck, fällt ein solcher Selbstzugang deutlich schwerer. Wir sind dann viel anfälliger dafür, die Positionen anderer zu übernehmen, statt der eigenen Einschätzung zu vertrauen, die uns vielleicht auch raten würde, erst einmal den Verstand einzuschalten. Genau darauf zielt das Angstmarketing. Um dieser Strategie nicht auf den Leim zu gehen, gibt es im Prinzip ein ganz einfaches Mittel: eine sachliche Überprüfung anhand von geeigneten Fragen aus der 10-Punkte-Checkliste. Würde man sie benutzen, ließe sich schnell herausfinden, wie groß das Bedrohungspotenzial von Schweinegrippen, Dioxineiern, Übergewichts- und Diabetesepidemien tatsächlich ist und ob die vorgeschlagenen Maßnahmen dagegen wirklich helfen. Doch je mehr Angst und Druck aufgebaut werden, desto schwerer fällt es, auf objektive Argumente zu pochen.

Für einen Patienten ist das besonders schwierig. Hier gilt es, sich psychologisch vorzubereiten, um für das ärztliche Gespräch gewappnet zu sein. Weil dies nicht ganz einfach ist, widme ich der Fähigkeit, gerade unter Angst und Druck einen Nutzennachweis für die vorgeschlagene Behandlung einzufordern, das gesamte fünfte Kapitel. Denn man kann den Selbstzugang und damit die Umsetzung des eigenen Wunschverhaltens durch Training verbessern.

Stärken und Schwächen des Bauchgefühls

Auf das Bauchgefühl zu setzen ist dann sinnvoll, wenn wissenschaftliche Empfehlungen keine ausreichende Sicherheit bieten, etwa weil entscheidende Einflussfaktoren in den zugrunde liegenden Studien nicht erfasst wurden. Dies ist zum Beispiel dann der Fall, wenn die 10-Punkte-Checkliste nur zu unbefriedigenden Antworten führt. In solchen unübersichtlichen und unklaren Situationen stellen intuitive Bewertungen (»aus dem Bauch heraus«) eine nicht zu unterschätzende Möglichkeit dar, um dennoch zu guten Entscheidungen zu kommen.

Bauchgefühle sind das Resultat unbewusster Analysen unserer bisherigen Lebenserfahrungen, die sich mit der neuen Situation vergleichen lassen. Doch Bauchgefühle können auch täuschen. Deshalb benötigen wir die Fähigkeit zur Selbstkritik: Sie ermöglicht es realen Verstandeserfahrungen, unsere Gefühlswelt auf den neuesten Stand zu bringen. Ein regelmäßiger Austausch von Gefühls- und Verstandesbewertungen fördert die Entwicklung zu einer reifen Persönlichkeit, die mit ihren intuitiven Einschätzungen immer treffsicherer wird.

Dies alles trifft natürlich nicht nur auf Patienten, sondern auch auf Ärzte zu. Mit dem ärztlichen Bauchgefühl – man kann es auch »ärztliche Intuition« oder »therapeutischen Instinkt« nennen – beschäftige ich mich im nächsten Abschnitt, um dann zu den Faustregeln für Patienten zu kommen, den »Instrumenten« des Bauchgefühls, die Sie nutzen können, um medizinisch unklare Situationen für sich zu bewerten.

Dem ärztlichen Bauchgefühl und einigen geschichtlichen Aspekten der Erfahrungs-Heilkunde widme ich auf den folgenden Seiten relativ viel Aufmerksamkeit, weil sich daran sehr schön zeigen lässt, wie durch das Fehlen eines wichtigen Korrektivs für das Bauchgefühl – die Fähigkeit zur Selbstkritik – Entwicklungen in Gang gesetzt werden, die dem Patienten (und der Medizin als solcher) schaden. Auch wenn manches davon vielleicht zunächst etwas weit hergeholt erscheint: Dadurch wird klar, warum die Verhältnisse in Praxen und Krankenhäusern heute häufig so sind, wie sie sind.

Intuition und Erfahrungswissen in der Medizin

In der Medizin spielen Bauchgefühle und Intuition ebenfalls eine große Rolle, manchmal im positiven, manchmal im negativen Sinn. Während die wissenschaftliche Bewertung durch Studien eher der linken Hirnhälfte zuzuordnen ist, hat intuitives Erfahrungswissen mehr mit der rechten Gehirnhälfte zu tun. Beide Bewertungssysteme sind wichtig und ergänzen sich. Als Patient sollten Sie wissen, wann ärztliche Intuition zu einer guten Behandlungsempfehlung führt und bei welchen Empfehlungen aus dem ärztlichen Bauch heraus man eher vorsichtig sein sollte.

Jahrtausendelang hatten Ärzte weder Studien noch Statistik zur Verfügung, um Therapien zu beurteilen. Ihnen blieb gar keine andere Wahl, als sich allein auf bewährtes, überliefertes Vorgehen plus ihre eigene Intuition zu verlassen. Trotzdem kamen auch sie zu guten Therapieansätzen, denn man braucht nicht immer eine aussagekräftige Statistik, um funktionierende Lösungen zu finden. Kein Handwerker benötigt Studien, um einen ordentlichen Tisch oder ein sicheres Balkongeländer herzustellen. Viele handwerkliche Tätigkeiten werden intuitiv ausgeführt, ohne dass der Handwerker anhand von Messwerten erklären könnte, warum etwas genau so und nicht anders gemacht wird.

Intuitives Wissen lässt sich gut in Faustregeln zusammenfassen. Faustregeln sind einfache Merksätze, die in komplexen Situationen helfen, den Überblick zu behalten und sich auf das Wesentliche zu konzentrieren. Sie unterstützen dadurch eine schnelle Entscheidungsfindung. Besonders die Chirurgie wurde früher als reines Handwerk ausgeübt, und dort finden sich auch viele solcher Faustregeln, zum Beispiel: »The first cut is the deepest«, zu Deutsch: »Der erste Schnitt ist der tiefste«. Diese Faustregel soll jungen, vielleicht übermotivierten Chirurgen helfen, von Anfang an sehr vorsichtig mit dem Skalpell umzugehen, um tiefere Strukturen nicht unnötig zu verletzen. Eine andere chirurgische Faustregel lautet: »Ubi pus, ibi evacua«, übersetzt: »Da, wo sich Eiter im Körper ansammelt, sorge dafür, dass er abfließen kann«. Eiter bedeutet, dass sich gefährliche Bakterien ausbreiten könnten. Bildet sich eine solche Eiteransammlung im Körper (medizinisch »Abszess«), dann könnte man auch zunächst abwarten, ob der Patient Fieber bekommt oder sich das Blutbild verändert. Unterdessen breiten sich jedoch die Bakterien aus, und es wird gefährlich. Dieses zögerliche Vorgehen habe ich eher in internistischen Abteilungen erlebt. Ein Chirurg wird diesen Fehler nicht machen, sondern sofort mit einem Schnitt für ausreichenden Abfluss sorgen. Diese Faustregel hat schon viele Patienten vor einer Blutvergiftung bewahrt.

Handfeste praktische Ergebnisse standen bei den alten Chirurgen stets mehr im Vordergrund als theoretische Modelle und Glaubensansichten, die die anderen medizinischen Fächer beherrschten. Deswegen wurden Chirurgen (»cheirourgos« ist das altgriechische Wort für »Handwerker«) von den »richtigen« Ärzten lange nicht als vollwertige Kollegen anerkannt. Berühmte Ärzte der Antike und des Mittelalters lehnten das Schneiden ab und überließen diese »niederen« Tätigkeiten den »Steinschneidern«, »Feldscherern« und »Barbieren«. Zu dieser Zeit erlernten chirurgische Wundärzte ihren Beruf deshalb wie Handwerksgesellen bei Meistern, während sich der studierte Medicus an der Universität bis ins 19. Jahrhundert hinein mit Philosophie und Aberglaube befasste.

Die britischen Chirurgen lehnen es übrigens bis heute ab, mit »Doctor« angesprochen zu werden, und bestehen auf der Anrede »Mister«. Eine sympathische, sehr britische Trotzreaktion in Erinnerung an die Zeiten, als Chirurgen nicht in das Royal College of Physicians, die Königliche Gesellschaft der Ärzte, aufgenommen wurden – typischer Handwerkerstolz!

Erfahrung als wesentliche Voraussetzung für gutes Handwerk

Nun produzieren nicht alle Handwerker automatisch gute Ergebnisse; wer einmal eine Wohnung renoviert hat, weiß das nur zu gut. Damit man mit intuitivem Erfahrungswissen zu guten Ergebnissen kommt, bedarf es nämlich zweier Voraussetzungen: Die eigenen Erfahrungen müssen sich auf das vorliegende Problem anwenden lassen, das bedeutet, man darf sich nicht selbst überschätzen. Und man muss bereit sein, seine Fehler zuzugeben, um daraus zu lernen. Das gilt auch für Ärzte.

In der Notfallmedizin beispielsweise sieht der Arzt sofort, was seine Therapie bewirkt, und der Nutzen ist groß, oft lebensrettend. Wer jahrelang als Notarzt tätig war, konnte sich deshalb einen Erfahrungsschatz zulegen, den er unmittelbar auf neue Patienten beziehen kann. Bei einem alten Hasen und seiner ärztlichen Intuition sind Sie deshalb in guten Händen. Oder ein Hautarzt mit zwanzig, dreißig Jahren Berufserfahrung. In dieser Zeit konnte er Tausende Muttermale untersuchen und hat einige davon als bösartig erlebt. Er kann deshalb mit größerer Sicherheit ein bösartiges Muttermal erkennen als ein Augenarzt. Seiner Einschätzung eines Muttermals würde ich deshalb trauen. Auch ein Allgemeinarzt, der einen Patienten zehn Jahre lang hausärztlich betreut hat und ihn mit vielen anderen Patienten vergleichen kann, kann auf den Erfahrungsschatz unzähliger Patientensituationen in seiner rechten Gehirnhälfte zurückgreifen, wenn er für eine konkrete Fragestellung den Vergleich sucht. Das macht den diagnostischen Blick und den therapeutischen Instinkt eines Arztes aus, der es ihm manchmal ermöglicht, aus dem Bauch heraus eine passende Behandlung zu empfehlen.

Wesentlich ist dabei, dass der Arzt selbstkritisch ist und genau überlegt, worauf sich seine (Selbst-)Sicherheit wirklich bezieht. Ein erfahrener Chirurg kann sehr gut beurteilen, wie er operieren muss, damit die Operation gelingt. Ob die Operation an sich sinnvoll ist, ist damit lange nicht gesagt. Bei einer Hüftgelenksfraktur oder einer zerstörten Herzklappe stellt sich die Frage kaum. Hier muss operiert werden. Aber besonders in der Tumorchirurgie ist die Sinnhaftigkeit oft nicht klar. So haben Chirurgen beispielsweise jahrelang bei Brustkrebs die gesamte Brust entfernt, auch dann noch, als Studien zeigten, dass Frauen dadurch nicht länger leben, als wenn nur der Tumor entfernt und die Brust erhalten wird. Dennoch rieten viele Chirurgen ihren Patientinnen voller Überzeugung weiter zur Totalentfernung, weil sie vom Gelingen der Operation überzeugt waren. Doch das Gelingen sollte sich in diesem Fall nicht allein auf das umfassende Entfernen von Gewebe und die anschließende Wundheilung der Operation beziehen, sondern auf den langfristigen Verlauf der Krebserkrankung. Und dies können Chirurgen eben nicht gut beurteilen, weil es in der Regel nicht sie sind, die für die nächsten zehn Jahre die weitere Betreuung der operierten Patientinnen übernehmen. Die Langzeitbewertung ihrer Operation liegt demnach gar nicht in ihrem therapeutischen Erfahrungsschatz, und deshalb sollte die Beratung, ob Total- oder nur Teilentfernung, in diesem Fall durch einen Arzt erfolgen, der lange Erfahrung mit der Langzeitbetreuung von Brustkrebspatientinnen hat. Deshalb ist es wichtig zu wissen, auf welche konkrete berufliche Erfahrung ein Arzt seine Empfehlung bezieht.

MEIN TIPP

Fragen Sie ruhig danach, auf welche berufliche Vorerfahrung Ihr Arzt seine Einschätzung stützt. Allein an seiner Reaktion werden Sie abschätzen können, ob er für diese Zusammenhänge ein Problembewusstsein besitzt. Wenn er Ihre Frage als eine Art Misstrauensvotum brüskiert ablehnt, zeigt er gerade dadurch, dass er seine Erfahrungswerte eventuell überschätzt.

Die Grenzen von Erfahrung erkennen und respektieren

Eine intuitiv begründete Behandlungsempfehlung ist auch dann problematisch, wenn der therapeutische Erfolg erst in ferner Zukunft zu erwarten ist. Ob bei einer heftigen allergischen Reaktion die eingeleitete Therapie gleich hilft oder nicht, kann jeder Therapeut erkennen. Wenn er viele solcher Fälle behandelt hat, kann er auch gut vorher einschätzen, ob die Therapie wirken wird oder nicht. Ob aber eine Blutdrucktablette dreißig Jahre lang vor einem Herzinfarkt schützt oder bei einer Impfung im Laufe eines Lebens der Nutzen einen möglichen Schaden überwiegt, das kann kein Therapeut aus eigener Erfahrung einschätzen. Er hat ja keinen wirklichen Vergleich, wie es gewesen wäre, hätte der Patient keine Therapie bekommen. Außerdem treten viele Nebenwirkungen erst mit zeitlicher Verzögerung ein.

Auch dann, wenn der Nutzen relativ gering ist, wird es schwierig, sich als Arzt auf die eigene Erfahrung zu beziehen. Gut zu sehen an der NNT (*number needed to treat,* siehe S. 73): Wenn 300 Patienten eine Therapie machen müssen, damit bei einem Patienten die gewünschte Wirkung eintritt, dann liegt die Einschätzung, ob dies sinnvoll ist oder nicht, normalerweise außerhalb des persönlichen Erfahrungsschatzes eines einzelnen Arztes. Denn wie will er diesen aufbauen, wenn er 300 Patienten sehen muss, damit einer dabei ist, der von seiner Therapieempfehlung profitiert? Wie soll er erkennen, dass gerade dieser eine von 300 Patienten vor ihm sitzt, der ohne die Therapie einen Herzinfarkt bekommen hätte?

Für beide Fälle, die ferne Zukunft und den kleinen Nutzen, kann nur eine gute Studie Licht ins Dunkel bringen. Gibt es diese nicht, und beziehen sich solche therapeutischen Empfehlungen nur auf die persönliche Einschätzung, werden sie dagegen fraglich. Bei der Früherkennung von Krankheiten beispielsweise kommt es darauf an: Wendet sich ein Patient wegen eines konkreten Verdachts, eines Knotens oder einer Blutung, an einen Arzt mit der Bitte um Abklärung, kommt dessen intuitiver Einschätzung ebenfalls große Bedeutung zu. Vorausgesetzt, er hat schon viele solcher Verdachtsfälle abgeklärt und überprüfen können, ob er mit seiner Einschätzung richtig lag. Genau auf diese Vorerfahrung des Arztes sollten Sie achten. Anders ist die Situation, wenn Sie als Gesunder ohne konkreten Verdacht an einer Reihenvorsorge (Screening) teilnehmen sollen, beispielsweise an einem Brustkrebs-Früherkennungsprogramm oder an einer Darmkrebsvorsorge. Die Zahl der dabei festgestellten Frühkarzinome ist so gering und die Beurteilung, ob eine früh eingeleitete Therapie dem Patienten tatsächlich etwas bringt, so schwierig, dass nur gute Studien den Nutzen einer solchen Maßnahme bewerten können.

Das Gleiche gilt für die Verordnung von Blutdrucksenkern, Cholesterinsenkern, Diabetesmedikamenten und vielem mehr. Das Einzige, was ein Arzt in solchen Fällen gut beurteilen kann, ist die Wirkung auf Ersatzparameter, beispielsweise ob der Blutdruck, der Cholesterinspiegel oder der Blutzucker sinken wird, denn diese Wirkung tritt schnell ein. Aber da Sie ja schon wissen, dass Ersatzparameter nicht ausreichen, um eine Therapie zu begründen, werden Sie Ihren Arzt nach dem für Sie wichtigen und spürbaren Nutzen fragen (Endpunkte). Beispielsweise die Senkung des Herzinfarktrisikos. Und da wir hier sofort auf die Problematik der fernen Zukunft und des kleinen Nutzens stoßen, reicht die ärztliche Einschätzung allein nicht aus. Für diese Fälle werden gute Studien benötigt.

Bereit sein, aus Fehlern zu lernen

Gute Handwerker nehmen eigene Fehler zur Kenntnis und überlegen sich, wie sie es das nächste Mal besser machen können. Das verbessert auch die zukünftige Treffsicherheit intuitiver Einschätzungen, wie wir es ein paar Seiten zuvor beschrieben haben. Dazu braucht man einen guten Selbstzugang mit der Bereitschaft, negative und unangenehme Erlebnisse bei der Neubewertung der eigenen Bildergalerie in der rechten Gehirnhälfte zuzulassen. Menschen, die dies gut können, entwickeln sich zu reifen, differenzierten Persönlichkeiten, die ihre

Fähigkeiten realistisch einschätzen. Dank dieses realistischen Selbstbezugs, der sich auf viele wirklichkeitsüberprüfte Gefühlsbewertungen begründet, können sie sich besser in andere Menschen einfühlen und in unübersichtlichen, komplexen Situationen eine gute Bauchentscheidung treffen.

So weit, so gut.

Misserfolge und Fehleinschätzungen einzugestehen ist jedoch nicht einfach. Besonders, wenn man sich an den Glanz des eigenen Selbstbildes zu sehr gewöhnt hat. Jeder von uns hat dies vermutlich schon einmal erlebt und kennt seine eigenen Verdrängungsmechanismen, um Unangenehmes nicht in die eigene Gefühlswelt eindringen zu lassen. Es gehört viel Disziplin und Reife dazu, sich seinen Fehlern und Irrtümern zu stellen.

Was hat dies mit Medizin zu tun? Sehr viel. Fehlt die Fähigkeit zur Selbstkritik, führt dies in der Medizin zu einer Entfremdung von der Wirklichkeit und dem Aufbau einer Scheinwelt, in der diagnostische Verfahren und Therapien ständig falsch eingesetzt werden, obwohl längst klar ist, dass man Patienten dadurch schadet. Doch anstatt dies zuzugeben, werden lieber neue Scheinkrankheiten erfunden, um den weiteren Einsatz solcher Behandlungen zu rechtfertigen, die dann aufgrund ihrer Nebenwirkungen erst recht Probleme erzeugen. Klingt abenteuerlich, doch in der Medizin kommt es vielleicht leichter als in anderen Fachgebieten zu Persönlichkeitsentwicklungen, die in Selbstüberschätzung und Wirklichkeitsverlust bis hin zu Narzissmus münden.

Heilserwartung und Erfolgsdruck

Seit Jahrtausenden gehen kranke Menschen zum Heiler, Schamanen, Druiden oder Medicus. Sie gehen dorthin, weil sie auf Heilung hoffen oder wenigstens eine Erklärung für ihre Leiden erhalten wollen. Nun weiß eigentlich jeder Mensch, dass die grundlegendsten Fragen unseres Daseins weder von Wissenschaft noch Philosophie oder den Religionen endgültig beantwortet werden können (auch wenn es manchmal behauptet wird). Doch wenn wir schwer erkranken und das Leiden unsere Lebenskräfte schwinden lässt, fällt es schwer, dieses Nichtwissen auch für die eigene Situation zu akzeptieren. Dies gilt ganz besonders für die heutige Zeit. Man fragt sich: Wenn es die Wissenschaft fertigbringt, Menschen auf den Mond und wieder zurück zur Erde reisen zu lassen, dann muss es doch erst recht möglich sein, eine Lösung für mein vergleichsweise kleines Problem zu finden? Nun haben die Mikrobiologie im 19. und die Medizintechnik im 20. Jahrhundert in vielen Bereichen Fantastisches geleistet. Mit Hilfe von Hygiene, Medikamenten und modernen Operationstechniken können heute viele Krankheiten behandelt werden, bei denen vor dieser Zeit keine Chance auf Heilung bestanden hätte. Doch selbst heute sind die wirklichen Ursachen zahlreicher Krankheiten noch unbekannt, geschweige denn dass wirkungsvolle, heilende Therapien zur Verfügung stünden.

So kommt es, dass auch im Medizinbetrieb des 21. Jahrhunderts zwischen dem Wunsch nach Wissen und Eingreifen einerseits und den tatsächlichen Möglichkeiten andererseits immer noch eine große Lücke klafft. Es wird oft schlicht Unmögliches von der Medizin verlangt. Infolgedessen ist der emotionale Druck auf Ärzte sehr hoch, einem leidenden Patienten und dessen Angehörigen Hoffnung auf rettende Therapien zu machen oder wenigstens eine halbwegs plausible Erklärung zu bieten, wie es zu dieser Erkrankung kommen konnte. Die Angst des Arztes vor einem späteren Vorwurf, nicht genügend getan zu haben (heute nicht selten gleich von einem Rechtsanwalt vorgebracht, der genau dies nachzuweisen versucht), führt zu einer Art defensiver Medizin, die die Verantwortung scheut, Patienten reinen Wein einzuschenken und die eigene Hilflosigkeit einzugestehen.

Dieses Dilemma gilt gleichermaßen für die alternative Medizin wie für die wissenschaftliche Schulmedizin. Physiker oder Chemiker haben es viel leichter zuzugeben, dass sie eine Aufgabe nicht lösen können: Es bedeutet ja kein Todesurteil für den Hilfesuchenden, wie leider manchmal in der Medizin.

*Erfahrungsheilkunde**

Wegen dieses Dilemmas neigten Heiler schon immer dazu, auch da Erklärungen und Lösungen zu präsentieren, wo man schlicht nur spekulieren kann. Ob Akupunkturmeridiane und indische Doshas, in denen die Lebensenergie fließen soll, oder europäische Naturheilverfahren, mit denen man Selbstheilungskräfte stärken möchte, all diese Therapien beruhen auf einer bunten Mischung von reiner Vorstellungskraft und Erfahrungswissen nach dem Handwerkerprinzip. Wenn die Erklärung ein bisschen nach Voodoo klingt, muss das auch gar nicht schlimm sein. Entscheidend ist, dass der Therapeut in der Lage ist, sich einzugestehen, ob seine Therapien nützen oder eben nicht. Wie ein ehrlicher Handwerker. Dann können solche Verfahren in sinnvolle Begleittherapien münden, die guttun und unterstützen.

Für die Behandlung vieler Krankheiten existieren leider in vielen Fällen keine durch Studien gesicherte, wissenschaftliche Therapien. Rein erfahrungsheilkundliche Behandlungen erfüllen in solchen Fällen eine wichtige Rolle. Arzt und Patient be-

* Grundsätzlich ist natürlich jede Medizin (in dem Sinn, wie wir es gerade besprochen haben) Erfahrungs-Heilkunde. Heute werden mit diesem Begriff jedoch vor allem Methoden der klassischen Naturheilkunden bezeichnet, deren Erfolg und/oder Wirksamkeit nicht mit wissenschaftlichen Studien belegt ist.

kommen das Gefühl, etwas zu tun, und oft wird dadurch ganz allgemein die körperliche und seelische Befindlichkeit – und damit oft auch der Heilungsverlauf – positiv beeinflusst. Eine ganz wesentliche Funktion solcher wohltuender Therapien besteht darin, dass man davon abgehalten wird, aus Verzweiflung problematische Therapieangebote (sowohl der Alternativ- als auch der Schulmedizin) anzunehmen, die immensen Schaden anrichten können – körperlich, seelisch und finanziell.

Wunder darf man von solchen Behandlungen natürlich nicht erwarten. Wer klassisch erfahrungsheilkundlich arbeitet, wird schnell an seine Grenzen kommen, wenn es um die Therapie schwerer Erkrankungen geht.

MEIN TIPP

Zu sinnvollen Begleittherapien würde ich viele Behandlungen aus der klassischen Naturheilkunde zählen, beispielsweise die Bäder, Güsse und Wickel der Kneipp-Medizin. Auch einige Verfahren der Traditionellen Chinesischen Medizin oder des indischen Ayurveda sind sinnvoll, aber Vorsicht vor den dort verwendeten Arzneien und Tees. Sie können schädliche Schwermetalle enthalten, die dort zur Schädlingsbekämpfung verwendet werden. Wenn die Anwender solcher Therapien Erklärungen abgeben, warum diese wirken (von wegen Lebensenergie, die durch Meridiane fließt, oder Stärkung des Immunsystems durch die Heilkraft echten Felswassers), dann können Sie auch gern darüber schmunzeln. Das alles ist meist ziemlicher Humbug. Aber wenn es Ihnen aufgrund der Behandlung besser geht, dann hat diese Medizin auch ohne Studien ihre Berechtigung.

*Alternativmedizin**

Motiviert durch die Schilderung fantastischer Heilerfolge habe ich selbst unzählige Fortbildungen gerade im naturheilkundlichen und alternativmedizinischen Bereich absolviert. Ich habe viele Kollegen kennengelernt, die als Meister von Physioenergetik, Applied Kinesiology, Reiki, Elektroakupunktur nach Voll, Homöopathie, Akupunktur und vielem mehr gelten. Einige bat ich hoffnungsvoll, ihnen ein paar Tage oder Wochen in ihrer Sprechstunde über die Schulter schauen zu dürfen, und die meisten waren dazu gern bereit. Darunter befanden sich berühmte Ärzte und Heilpraktiker und sogar ein HNO-Facharzt, der sich als Geistheiler betätigte. Alle waren zutiefst von ihrer Medizin überzeugt.

Ich sah ausnahmslos engagierte Therapeuten. Allerdings legten sie den Patienten die angeblichen Heilungserfolge oft so nachdrücklich in den Mund, dass diese nicht anders konnten, als die Frage: »Spüren Sie nicht auch, dass es viel besser geworden ist?«, zu bejahen. Was die Kollegen dann veranlasste, solche Fälle mir gegenüber freudestrahlend als Erfolg zu präsentieren. Die wenigen Patienten, die sich trauten, dem suggestiven Optimismus etwas Realismus entgegenzusetzen (»Ich sehe eigentlich keine Veränderung«), wurden einfach übergangen. Manche dieser Kollegen unterstützten ihre Patienten in sehr mitfühlender Weise, was eine beruhigende und damit positive Wirkung für sich allein darstellt. Nicht selten entstanden aber auch Abhängigkeitsverhältnisse, die durch Ängste geschürt wurden: »Sie müssen weiter zu mir kommen, sonst werden Sie wahrscheinlich an Krebs erkranken.« So werden Heiler und Ärzte, die auch da helfen wollen, wo man es eigentlich gar nicht kann, zu einer

* Als Alternativmedizin bezeichne ich die Methoden, die weder auf jahrhundertealten Erfahrungsheilkunden noch auf naturwissenschaftlichen Erklärungsgrundlagen beruhen.

zusätzlichen psychischen Belastung für den Patienten – über die eigentliche Krankheit hinaus. Kurz gesagt: Alle kochen nur mit Wasser, wenn auch manche besonders heiß.

Gegen diese realistische Einschätzung alternativer Medizin spricht nicht, dass man immer wieder Patienten trifft, bei denen während einer alternativen Therapie Heilungsprozesse eingetreten sind. Natürlich gibt es solche Patienten. Es gibt schließlich immer auch schwankende Krankheitsverläufe mit Phasen vorübergehender Besserungen. Wenn die Therapie zufällig in eine solche Phase fällt, wird dies als Erfolg fehlgedeutet. Selbst komplette Spontanheilungen schwerer Erkrankungen kommen hin und wieder vor, die dann als »Wunderheilung« gelten. Wenn solche Therapien jedoch tatsächlich mehr bewirken würden als der natürliche Krankheitsverlauf, dann müsste sich zumindest etwas davon in kontrollierten Studien nachweisen lassen. Das ist aber nicht der Fall.

Deshalb sind Misserfolge oder kurze Erfolgsstrohfeuer der Normalfall in einer alternativmedizinischen Praxis, und das gilt auch für die Gurus der Branche. Fehlt aber die Fähigkeit, sich Misserfolge einzugestehen, dann funktioniert das Handwerkerprinzip nicht mehr. Stattdessen verschwimmen die Grenzen von bewährter Erfahrungsheilkunde zu naturreligiöser Quacksalberei oder alternativmedizinischer Guru-Medizin. So werden Tür und Tor geöffnet für Esoterik, Wunschbilder, Fantasiewelten, Abhängigkeiten und Zwänge, denen viele verzweifelte Patienten zum Opfer fallen. Und dann kann es ziemlich teuer und vor allem ziemlich gefährlich werden.

MEIN TIPP

Selbstverständlich ist es sinnlos, hier Antworten auf die 10-Punkte-Checkliste zu verlangen. Das Prinzip der alternativen Medizin besteht ja darin, durch mystische Zusammenhänge zu heilen, die bei jedem Patienten anders helfen sollen. Doch wenn Sie merken, dass keine spürbare Besserung eintritt, der Therapeut Sie trotzdem ständig neu einbestellt, das Ganze ziemlich teuer wird (und vor allem wenn er mit Ängsten arbeitet), dann schützen Sie sich besser davor. Selbst wenn Sie schwerkrank sind und Sie bereit wären, viel Hoffnung zu investieren. Aber Therapeuten, die sich selbst überschätzen und dabei ihre Patienten ungeniert abkassieren, werden Ihnen allenfalls das schale Gefühl vermitteln, in Ihrer schwierigen Lage auch noch ausgebeutet worden zu sein. Und das können Sie überhaupt nicht gebrauchen.

Hinter so manchem alternativmedizinischem Popanz steckt vermutlich reiner Geschäftssinn, gepaart mit einer gehörigen Portion Zynismus, den man braucht, um den Unsinn weiterhin an hoffnungssuchende Schwerkranke verkaufen zu können. Aber diese Art Kollegen lässt sich nur ungern über die Schulter schauen. Die von mir besuchten Kollegen dagegen glaubten tatsächlich an ihre eigenen nebulösen Erklärungen und ihre fragwürdigen Therapien. Wie aber kommt es, dass Therapeuten selbst blind werden für eine realistische Einschätzung ihrer Therapieerfolge? Warum nehmen sie vereinzelte Erfolge mit dem Vergrößerungsglas wahr, während die vielen Misserfolge ausgeblendet werden? Wie kann es sein, dass sich Ärzte einer notwendigen Selbstkritik entziehen und nicht in der Lage sind, ihren Patienten wirklich zuzuhören?

Fehlende Kritik(fähigkeit) führt zu Selbstüberschätzung

Wenn sich die rechte Gehirnhälfte dauerhaft einer Kontrolle durch den Verstand entzieht, koppelt sie sich von der Wirklichkeit ab. Als Folge entzieht sich das eigene Selbstbild mit der Zeit jeder Kritik. Eine solche Person wird zunehmend in ihren Wunsch- und Trugbildern leben und sich ihre eigene Scheinwirklichkeit aufbauen. Irgendwann akzeptiert sie nur noch unkritische Bewunderung. Sie lebt nach eigenen Regeln, deren Überprüfung sie als Majestätsbeleidigung empfindet. In der Psychologie spricht man in einem solchen Fall von einer »narzisstischen Persönlichkeitsstörung«. In einem Fachbuch wird diese Störung so beschrieben:

> »Narzisstische Personen sind gekennzeichnet durch einen Mangel an Einfühlungsvermögen und Überempfindlichkeit gegenüber Kritik, was sie mit einem großartigen äußeren Erscheinungsbild zu kompensieren versuchen.«*

Regelmäßige Konfrontation mit den wirklichen Verhältnissen bringt die rechte Gehirnhälfte auf den Boden der Tatsachen zurück. Dadurch beugt man einer solchen Persönlichkeitsentwicklung vor. Wenn beispielsweise Verkäufer von ihren Kunden ein mangelhaftes Produkt zurückgebracht bekommen oder ein Geschäftsführer den Umsatzeinbruch vor seiner Bank rechtfertigen muss. Doch genau dieser Konfrontation können sich Ärzte leicht entziehen, weil ihr Gegenüber, der Patient, sich schnell in der schwächeren Position wiederfindet. Weil er es sich nicht mit demjenigen verderben will, der für seine Behandlungen verantwortlich ist, überlegt es sich ein Patient dreimal, ob er seinen

---

* Eveline List: *Psychoanalyse: Geschichte, Theorien, Anwendungen.* UTB, Stuttgart 2009.

Therapeuten kritisiert, auch wenn es dringend notwendig wäre. Das gilt für den unwirschen Hausarzt genauso wie für den charismatischen Heilpraktiker und den distinguierten Chefarzt, der an der Spitze eines »Hofstaats« weiß gekleideter Menschen das Zimmer betritt, um sich mit einem Blick über den Rand seiner Brille vor dem Krankenbett aufzubauen. Welcher Patient, der – nur mit einem Nachthemd bekleidet – zu ihm aufschauen muss, traut sich dann, kritisch nachzufragen. Angst verhindert Kritik, und fehlende Kritik begünstigt Narzissmus.

Wenn sich jemand trotzdem traut, dann meist aus einer Demutshaltung heraus, um den Behandler nicht zu verärgern. Folgende Schilderung können Sie vermutlich gut nachvollziehen:

Eine meiner Patientinnen, deren Mutter und Schwester an Brustkrebs erkrankt waren, ertastet einen verdächtigen Knoten in ihrer Brust. Sie hat selbst erlebt, wie schnell Fehldiagnosen von Gewebeproben in die Irre führen können, und bittet ihren Gynäkologen deshalb, ihre Gewebeprobe an ein bestimmtes, besonders qualifiziertes pathologisches Institut einzusenden. Der Arzt, ein an sich freundlicher Kollege, weist die Bitte schroff ab und verweist auf die Qualität des von ihm ausgewählten Untersuchers. Die Patientin erfährt, dass dieser Arzt kein ausgebildeter Pathologe ist, sondern ebenfalls ein Gynäkologe, der nur nebenbei Gewebsuntersuchungen macht. Sie bittet ihren Arzt daraufhin nochmals telefonisch darum, die Probe auf ihre Kosten auch zum Spezialisten zu schicken. Nun wird der Arzt ungehalten, verweist darauf, wie viel Zeit er sich für sie schon genommen habe und dass er schließlich am besten wisse, was für sie gut sei, in diesem Fall eine schnelle Diagnose.

Diese Begründung ist Unsinn. Es kommt nicht auf ein paar Tage an. Doch ohne auf die berechtigten Bedenken der Patientin einzugehen, bügelt der Arzt sie arrogant ab. Die Patientin ruft daraufhin bei mir an und fragt mich um Rat, wie sie sich gegenüber ihrem Gynäkologen verhalten soll. Dabei sagt sie: »Es ist schon traurig, dass man sich in einer Situation der Angst reflexartig unterwürfig benehmen muss, selbst wenn man merkt, dass man als informierter Patient dem Arzt argumentativ überlegen ist. Nur um den Arzt nicht zu verärgern und in der Hoffnung, dass er der Bitte doch noch nachkommt. Und das im 21. Jahrhundert. Der Arzt macht doch in erster Linie seinen Job und wird dafür bezahlt. Warum muss ich diese Unterwürfigkeitshaltung einnehmen, nur um das zu bekommen, was mir zusteht? Diese Kindergartenspielchen in einer Situation, in der man voller Angst ist, sind eine Zumutung und eine Belastung und machen mich ziemlich traurig.«

Nun könnten zehn Seiten mit ähnlichen Patientenerlebnissen folgen, aber ich nehme an, dass viele Leser solche und ähnliche Situationen nur zu gut kennen. Patienten, mit denen Ärzte überheblich und arrogant umgegangen sind, leiden daran oft genauso wie an ihrer Erkrankung. Sie fühlen sich zunächst sprach- und dann wehrlos. Doch sie sind gar nicht wehrlos. Es bedarf allerdings einer guten psychologischen Vorbereitung, um in einer solchen Situation angemessen reagieren zu können. Wie das genau funktioniert, das erfahren Sie im fünften Kapitel.

Narzissmus und Wirklichkeitsverlust in der Medizin

Lebensgefährlich wird die mangelnde Fähigkeit, eigenes Fehlverhalten einzusehen, besonders dann, wenn Ärzte Therapien unreflektiert und exzessiv einsetzen. Solche Übertherapien haben eine lange Tradition in der Medizin, und sie folgen immer dem gleichen Schema. Zwei Beispiele aus der Medizingeschichte sollen Ihnen vor Augen führen, was geschieht, wenn sich zunächst individuelle Schwächen aufsummieren und schließlich zu einem fehlerhaften System aus Schulen, Dogmen, Leitlinien weiterentwickeln.

Galen und die Ausleitung der Säfte

Bis ins 16. Jahrhundert dominierte die antike Viersäftelehre die Medizin, die Claudius Galenus (129–199), kurz Galen, zugeschrieben wird. Der Körper besteht nach dieser Theorie aus einer Mischung der vier Elemente: Wasser, Erde, Feuer und Luft. Diese werden im Körper durch die vier Kardinalsäfte (Blut, Schleim, gelbe und schwarze Galle) repräsentiert. Eine Krankheit entsteht, wenn die Säfte nicht im Gleichgewicht stehen. Die Therapie bestand in der Ausleitung überschüssiger krank machender Säfte. Das sollte mit Aderlässen, Einläufen oder Brechmitteln erreicht werden. Es ist durchaus möglich, dass Galen selbst seine Therapien vorsichtig und selbstkritisch anwandte. Es gibt auch aus moderner wissenschaftlicher Sicht Behandlungssituationen, in denen ausleitende Verfahren Patienten nützen, beispielsweise Aderlässe bei einer objektiv messbaren Blutverdickung (Polyglobulie) oder bei einer Eisenspeicherkrankheit (Hämochromatose).

Das Problem entsteht, wenn einer Therapie, die – mit Augenmaß angewandt – ihre Berechtigung hat, eine umfassende Erklärungstheorie übergestülpt wird. Wird diese Theorie erst einmal an Universitäten gelehrt, steht der dogmatische Ausbau dieser Theorie an erster Stelle. Der Erfolg einer medizinischen Behandlung wird daran gemessen, ob sie die Regeln der Theorie getreulich einhält, und nicht daran, ob es dem Patienten besser geht. Bei einem Handwerker wäre so etwas undenkbar. Kracht der Stuhl zusammen, oder fallen die Kacheln von der Wand, wird der Kunde sein Geld zurückverlangen. Ging es aber einem Patienten schlechter, nachdem ihn ein studierter Medicus zur Ader gelassen hatte, dann war es eben Gottes Wille. Wer als Arzt Karriere machen wollte, stellte diese Logik besser nicht in Frage. So wurden Aderlässe und Einläufe bis Ende des 19. Jahrhunderts unkontrolliert und massenhaft selbst bei geschwächten Patienten eingesetzt – oft mit tödlichen Konsequenzen, wie im

Fall von Wolfgang Amadeus Mozart, der vermutlich akut nierenkrank war, und dem ein Aderlass wohl zum Verhängnis wurde.

Einwände, dass ärztliche Therapien in vielen Fällen Gottes Willen etwas nachhalfen, galten damals offiziell als Gotteslästerung. Kritiker, die die Augen vor den Nebenwirkungen nicht verschlossen, wurden unbarmherzig verfolgt. Das musste der heute bekannteste Arzt des Mittelalters Philip Theophrast von Hohenheim, genannt Paracelsus (1493–1541), erfahren. Paracelsus erlernte neben seinem Medizinstudium auch einen handwerklichen Beruf, den des Chirurgen und Wundarztes. Später wurde er Stadtarzt und Professor in Basel. Dort lehnte er den von Medizinern so gern getragenen, auffallenden roten Talar und das dazugehörige Samtbarett ab. Mehr noch: Er griff die damalige Hochschulmedizin und ihre Vertreter mit harschen Worten an:

> »Eine große Schande ist es doch, dass die hohen Schulen solche Ärzte machen, die es nur dem Scheine nach sind; geben einem Kerl den roten Mantel, das rote Barrett und der Welt einen viereckigen Narren, der bloß fähig ist, die Kirchhöfe aufzufüllen.«

Er forderte seine Kollegen auf, den alten, ausleitenden Theorien nicht blind zu vertrauen, sondern sie auf ihren tatsächlichen Nutzen zu überprüfen. Er tat dies auch in seinen Vorlesungen, die er, damals unüblich, nicht in der Gelehrtensprache Latein, sondern auf Deutsch hielt. Doch Narzissten lassen sich nicht gern den Spiegel vorhalten, und das auch noch für alle verständlich. Dem streitbaren Paracelsus wurde gekündigt, und er musste fliehen.

Paracelsus und die Behandlung mit Schwermetallen

Paracelsus beschäftigte sich ausführlich mit der einzigen mittelalterlichen Disziplin, die man aus heutiger Sicht naturwissenschaftlich nennen könnte, mit der Alchemie. Die Formel für

Gold und Silber haben Alchemisten zwar nie gefunden, dafür jedoch die für Porzellan- oder Schwarzpulverherstellung. Paracelsus äußerte als Erster die Vermutung, dass der Mensch aus chemischen Stoffen zusammengesetzt sei, und übertrug das chemische Wissen über Mineralien auf die Medizin:

> »Das wahre Ziel der Chemie ist nicht, Gold zu machen, sondern Arzneien zu bereiten.«

Er experimentierte, um Metalle in Reinform zu gewinnen (seine dazu entwickelte Methode nannte er »Spagyrik«), und fing an, Metalle innerlich zu verabreichen. Insbesondere Schwermetalle haben eine antibakterielle und antiparasitäre Wirkung, und so konnte er gewisse Heilerfolge erzielen, beispielsweise bei der Behandlung der Syphilis mit Arsen. Auch Quecksilber und Blei gehörten zu seinem Behandlungsarsenal. Doch Schwermetalle sind giftig. Paracelsus war dies sehr bewusst, und darauf zielt sein berühmtes Zitat

> »Alle Ding' sind Gift und nichts ohn' Gift; allein die Dosis macht, dass ein Ding kein Gift ist«

oder kurz: »Die Dosis macht das Gift«. Man kann Paracelsus durchaus als Begründer der modernen Pharmazie bezeichnen: der Wissenschaft, die sich damit beschäftigt, auf chemischem Weg Einzelwirkstoffe zu gewinnen und eine Dosierung zu ermitteln, bei der möglichst wenige Nebenwirkungen auftreten.

Wurden die Ansichten des Paracelsus zu seinen Lebzeiten bekämpft, setzten sie sich später langsam durch. Irgendwann wurde die Behandlung mit Schwermetallen wie Quecksilber, Blei und Arsen auch an den Universitäten gelehrt – mit der Folge, dass diese viel zu dogmatisch und viel zu häufig eingesetzt wurden. Wieder war das Befolgen theoretischer Lehren wichtiger als die Überprüfung ihres Nutzens. So entwickelten sich Schwermetallvergiftungen ab dem 17. Jahrhundert zu einer typischen Nebenwirkung ärztlicher Behandlungen. Mit ein bisschen gutem Willen wären diese Zusammenhänge leicht erkennbar gewesen. Doch auch dieses Mal hatten selbst tödliche Fehlbehandlungen keine Folgen für die studierten Mediziner. Denn wieder konnte man sich auf die Universitäten und deren Unfehlbarkeit berufen.

Ich habe keine Schätzungen darüber gefunden, wie viele Menschen dem dogmatischen Einsatz von Aderlässen, Einläufen und später Schwermetallvergiftungen zum Opfer fielen. Es müssen Millionen gewesen sein. Wer dagegen die Dinge realistisch einschätzte und versuchte, seine Patienten vor den Folgen einer wirklichkeitsfremden Medizin zu schützen, den traf der geballte Zorn des Establishments. Viele Hebammen und andere praktisch veranlagte Heilkundige wurden auf den Scheiterhaufen gebracht, weil sie diesem grotesken Unfug eine erfahrungsbasierte, handwerklich orientierte Behandlung entgegensetzten. Auch Ärzte lehnten sich immer wieder gegen universitäre Fehlbehandlungen auf und versuchten, Kollegen davon abzuhalten, ihre Patienten umzubringen. Meist vergeblich.

Homöopathie als Lebensretter

Der erfolgreichste Arzt im Kampf gegen die tödlichen Folgen einer wirklichkeitsfremden Medizin war Samuel Hahnemann, der Begründer der Homöopathie (1755–1843). Homöopathie verwendet Arzneien, in denen der Wirkstoff so verdünnt ist, dass er sich mit wissenschaftlichen Methoden nicht mehr nachweisen lässt. Patienten erhalten diese Arznei in Form von Tropfen oder Kügelchen, in denen aus wissenschaftlicher Sicht nichts anderes enthalten ist als Alkohol oder Zucker.

Hahnemann war jedoch kein Scharlatan, ganz im Gegenteil. Er war Arzt, Übersetzer, Chemiker (damals hieß dieser Beruf noch »Scheidekünstler«), und vor allem war er einer der bedeutendsten Verbraucherschützer, den es je gegeben hat. Man kann ihn sogar als den Begründer der modernen Lebensmittelchemie ansehen. Hahnemann hat nämlich durch seine selbst entwickelten Nachweisverfahren viele Menschen vor den Gefahren einer Schwermetallvergiftung geschützt. Seinerzeit wurde beispielsweise Wein oft mit Blei versetzt, weil er dadurch haltbarer wird und süßer schmeckt. In der Folge gab es viele Weintrinker mit Bleivergiftung. Ludwig van Beethoven soll einer davon gewesen sein. Hahnemann erfand die erste funktionierende chemische Nachweisprobe in Lebensmitteln überhaupt, den Nachweis von Blei im Wein, die der preußische Staat offiziell als »Hahnemann'sche Weinprobe« übernahm. Er entwickelte weitere Nachweisverfahren, zum Beispiel für Arsen und Quecksilber, und erkannte die Gefahren, die von diesen Schwermetallen ausgingen. Er war also ein streng naturwissenschaftlich denkender und handelnder Mensch. Und wer die Gefahren von Schwermetallen in Lebensmitteln in so herausragender Weise erkannte, der erkannte auch die große Gefahr, die von der Schwermetallbehandlung der damaligen Medizin ausging. Hahnemann setzte sich deshalb ein Ziel: Er wollte seine Kollegen davon abbringen, Patienten weiterhin in großer Zahl zu schaden:

> »Solcher gelehrter Schwärmereien (man nennt es theoretische Arzneikunst und hat sogar eigne Professuren dazu) haben wir nun gerade genug, und es wird hohe Zeit, daß, was sich Arzt nennt, endlich einmal aufhöre, die armen Menschen mit Geschwätze zu täuschen, und dagegen nun anfange zu handeln, das ist, wirklich zu helfen und zu heilen.«

Doch statt wie Paracelsus im Kampf gegen schlechte Medizin mit öffentlichen Bücherverbrennungen zu provozieren, entwickelte er eine unschädliche Medizin, die es seinen Kollegen ohne Gesichtsverlust erlaubte, ihre gefährliche Medizinpraxis zu ändern – die Homöopathie. Hahnemann wusste natürlich, dass die »Dosis das Gift macht« und entwickelte ein Verdünnungssystem, mit dem die verabreichten Schwermetallarzneien ihre Giftwirkung auf Menschen verloren. Noch besser: Er postulierte, dass diese Arzneien umso stärker wirken, je mehr sie verdünnt werden. Er mischte die Gifte in Weingeist (hochprozentigen Alkohol) und verdünnte dann kleinste Mengen davon oder verrieb sie in Zucker. So lange, bis nach heutigem Verständnis keine Wirksubstanz mehr nachweisbar ist. Und das Ganze wird nach einem bestimmten Ritual nicht etwa gerührt, sondern bedeutungsschwer geschüttelt. Hahnemann nannte diese Verdünnungsvorgänge »potenzieren« und die Verdünnungsgrade »Potenzen«, was sich ausreichend geheimnisvoll anhört. Damit wurde Homöopathie für Ärzte und Patienten attraktiv und hat seitdem einen Siegeszug durch die Medizin angetreten.

Zuhören statt vergiften

Immer mehr homöopathisch behandelte Patienten konnten ihre Erkrankung ungestört auskurieren, während sie bei anderen Ärzten erst richtig krank wurden. Dass Hahnemann homöopathisch arbeitende Ärzte außerdem anwies, ihren Patienten zuerst sehr genau zuzuhören, um die individuell passende »Arznei« herauszufinden, und sie ansonsten von Aderlässen und Einläufen zu verschonen, hat den Erfolg der Homöopathie weiter gesteigert. Hahnemann schuf so eine medizinische Disziplin, die Selbstheilungsprozesse psychologisch unterstützt und dabei Ärzte wie Patienten davon abhält, diesen Vorgang durch schädliche Therapien zu stören. Unzähligen Menschen dürfte Hahnemann damit das Leben gerettet haben, und man kann ihm nur beipflichten, wenn man liest, was er auf seinen Grabstein schreiben ließ: »Ich habe nicht unnütz gelebt.«

Die Homöopathie ist auch heute noch sehr beliebt. Es gibt lange Ausbildungen, in denen man die verschiedenen Verordnungen von Alkohol und Zucker und den physikalisch nicht nachweisbaren Stoffen darin erlernt und – den eigenen Patienten gut zuzuhören. Die mir bekannten Kollegen, die klassisch homöopathisch nach Hahnemann arbeiten, sind ausnahmslos in besonderer Weise an ihren Patienten interessiert, was sehr vielen sehr guttut. Ich kenne auch Hochschulmediziner, die ihre Familie zum Homöopathen statt zum Internisten schicken. Nur deshalb, weil Homöopathen besonders gute Zuhörer sind? Wohl kaum. Auch heute gibt es genügend Anlass, einer universitär vermittelten Medizin zu misstrauen und instinktiv lieber auf die Selbstheilungskräfte zu setzen. Somit ist auch heute Homöopathie für viele echte und scheinbare Erkrankungen das Beste, was beispielsweise (über)vorsichtige Eltern für ihr Kind vom Arzt erhalten können. Selbstverständlich nachdem bei einer schweren Erkrankung geklärt ist, ob eine gut wirksame, nebenwirkungsarme Therapie zur Verfügung steht und eingesetzt werden sollte. Wenn es eine solche Therapie aber nicht gibt, verhindert Homöopathie beispielsweise den unnötigen Einsatz von Antibiotika und lässt viel mehr Raum für eine ungestörte Selbstheilung.

In kontrollierten Studien jedoch wirken homöopathische Medikamente logischerweise nicht besser als Placebos – denn sie sind ja ein Placebo. Aber ein sehr gutes. Viele wissenschaftliche Therapien, die auf fragwürdigen Studien basieren, aber dafür umso anerkannter sind, wie die Behandlung des leicht erhöhten Blutdrucks, würden meiner Einschätzung nach schlechter abschneiden, wenn man sie gegen eine konsequente homöopathische Behandlung, inklusive dem »Zuhören« testen würde.

Deshalb glauben wir ruhig weiter an die Homöopathie, denn vielleicht wirkt sie ja doch …

Ärztlicher Narzissmus: der Hauptgrund für die Todesursache Nr. 3

Ist die Situation heute wirklich so viel anders als zu Zeiten von Paracelsus und Hahnemann? Natürlich hat die Medizin seitdem fantastische Fortschritte gemacht. Die Anwendung objektiven Denkens und wissenschaftlicher Prinzipien über das reine handwerkliche Erfahrungswissen hinaus ist eine Erfolgsgeschichte für die Medizin. Aber sind narzisstischer Wirklichkeitsverlust in der Medizin und seine katastrophalen Folgen für die Patienten deshalb heute wirklich weniger präsent?

Man stelle sich einmal vor, Hahnemann würde eine heutige Universität besuchen. Dort würde er nachfragen, warum trotz moderner Wissenschaft in den USA jedes Jahr über 200 000 Menschen vermeidbar durch die Medizin sterben müssen. Und in der Europäischen Union mindestens genauso viele. Die Antworten und Ausflüchte, die er zu hören bekäme, wären weitgehend dieselben wie damals im 18. Jahrhundert. Das Blei von heute sind Rheumamittel, das Arsen sind die Blutdrucksenker, Quecksilber sind die Psychopharmaka, der Aderlass sind die Cholesterinsenker, und die Einläufe sind die übertriebenen Vorsorgeuntersuchungen. Dahinter steckt der immer gleiche Mechanismus. Am Anfang steht eine gute Behandlungsidee, die – mit Augenmaß angewandt – gute Ergebnisse bringt. Daraus wird eine umfassende Theorie gemacht, die sich an den Universitäten durchsetzt, etwa dass erhöhte »Normwerte« medikamentös gesenkt werden müssen, oder dass Prävention immer gut ist. Ab diesem Moment wird das Festhalten an der Theorie wichtiger als ihre Überprüfung. Und wie schon in der Vergangenheit, werden solche Therapien viel zu häufig eingesetzt, und der Schaden, den sie anrichten, wird größer als der anfängliche Nutzen. Da berechtigte Kritik nur noch als Majestätsbeleidigung wahrgenommen wird, hüten sich Ärzte davor, um ihre Karrierepläne nicht zu gefährden. So vervielfältigt sich der Schaden, den Übertherapien anrichten. Dieses Prinzip funktioniert heute noch genauso wie im Mittelalter.

Heute wie damals sind viele Therapien nur für ganz spezielle Fälle gerechtfertigt, für alle anderen sind sie schädlich. Und damals wie heute ist dies alles leicht zu erkennen. Damals, weil es den Patienten direkt nach den Behandlungen immer schlechter ging und sie typische Vergiftungssymptome aufwiesen. Heute, weil man die wenigen qualitativ hochwertigen und unabhängigen Studien einfach nur genau lesen müsste. Doch Pharmafirmen tun alles dafür, dass diese Studienergebnisse nicht zur Kenntnis genommen werden und Ärzte weiterhin ohne Schuldbewusstsein schädliche Medikamente verordnen. Es sind dabei ungeheure Summen im Spiel, wir reden über Milliarden. Wie diese finanzielle Einflussnahme im Detail vonstatten geht, kann man inzwischen in einigen hervorragenden Büchern nachlesen. Man braucht bei der Lektüre allerdings gute Nerven. Zum Beispiel das Buch *Die Pharma-Lüge: Wie Arzneimittelkonzerne Ärzte irreführen und Patienten schädigen* des britischen Arztes und Journalisten Ben Goldacre. Oder das überaus detailreiche Buch des Leiters des dänischen Cochrane-Instituts Peter C. Gøtzsche *Deadly Medicines and Organised Crime: How Big Pharma has Corrupted Healthcare,* der seit Jahren in renommierten Fachblättern auf die Misere hinweist. Es spricht vieles dafür, sich der Meinung von Peter Gøtzsche anzuschließen, der das Geschäftsmodell der großen Pharmafirmen mit dem des organisierten Verbrechens gleichsetzt.

Doch können Bestechungsgelder, die nur auf die finanzielle Bereicherung zielen, allein eine leicht zu erkennende Wahrheit so effektiv unterdrücken? Ich persönlich glaube, dass das nur gelingt, weil mit diesem Geld ganz gezielt narzisstische Verhaltensweisen in der Ärzteschaft gefördert werden. Und zwar indem man den »richtigen« Leuten prestigeträchtige Funktionen verschafft. Zum Beispiel die Leitung eines Kongresses, bei dem dann pharmafreundliche Studien ins rechte Licht gerückt werden. Oder den Sitz in einem Stiftungsrat oder den Vorsitz einer Leitlinien-Kommission. In den USA lassen sich bei 81 Prozent der kardiologischen Leitlinienchefs Geldzahlungen von den Firmen nachweisen, deren Medikamente von diesen Ärzten überprüft werden. Bei uns wird eine solche Einflussnahme erst gar nicht konsequent überprüft.

Wenn man sich klarmacht, wie stark Hochschulkarrieren mittlerweile von Drittmitteln abhängen, wird die Industrie sogar bei der Besetzung von medizinischen Lehrstühlen direkt oder indirekt ein gewichtiges Wörtchen mitreden können. Und wenn sich so geförderte Chefs erst einmal an den Glanz ihrer eigenen Bedeutung gewöhnt haben, wird es für sie immer schwerer, selbst klarste Argumente und deutlichste Hinweise auf die fehlerhaften Therapieempfehlungen ihrer Gönner in ihrer rechten Gehirnhälfte zuzulassen. Das gilt im Übrigen nicht nur für Hochschulen, auch niedergelassene Ärzte tagen gern an besonders prestigeträchtigen Orten. In meinen Seminaren führe ich öfter persönliche Gespräche mit Führungskräften aus der Pharmaindustrie und erfahre von diesen direkt, wie ihnen die Hofiererei der Ärzteschaft zuwider ist. Aber letztlich lohnt es sich – für die Industrie.

Wenn Leitlinien zu (verkaufsfördernden) Dogmen werden

Wenn Ärzte dadurch lernen, dass sie nicht mehr für ihre Fehlleistungen, zum Beispiel das Ignorieren negativer Studienergebnisse, geradestehen müssen, und deren Folgen systematisch vertuscht werden, hat dies auch Konsequenzen für die Qualität der ärztlichen Intuition. Dann reift die therapeutische Erfahrungswelt nicht mehr anhand der Wirklichkeit, sondern sie speist sich aus Trugbildern. Sterben Patienten aufgrund des ärztlichen Handelns, stahl man sich im Mittelalter mit dem Hinweis auf Gottes Willen aus der Verantwortung. Heute verweist man auf die wissenschaftlichen Behandlungsleitlinien. Der psychologische Verdrängungsmechanismus dahinter ist der gleiche.

Das gilt selbstverständlich nicht für alle Ärzte. Natürlich gibt es auch an Universitäten Chefärzte, die in ganz hervorragender und beeindruckender Weise Medizin weiterentwickeln und sehr darauf achten, ob sie ihren Patienten nutzen oder schaden. Doch in den Gebieten, in denen ich mich besonders engagiere und auskenne, in der Behandlung der sogenannten Zivilisationserkrankungen wie Bluthochdruck, erhöhten Cholesterinwerten, Diabetes, Übergewicht, Ernährung oder Früherkennungsuntersuchungen, erlebe ich auf Schritt und Tritt diesen Wirklichkeitsverlust. Seit 15 Jahren versuche ich, in diesen Bereichen medizinische Entscheidungsträger auf eklatante Fehler hinzuweisen. Früher konnte ich einfach nicht verstehen, wieso selbst die besten Argumente an ihnen abprallen wie an einer Teflonschicht. Das Schlimme ist, dass dieser Wirklichkeitsverlust genau in den Einrichtungen stattfindet, die zu seiner Überwindung entwickelt wurden: in den Universitäten und den von dort gesteuerten ärztlichen Fachgesellschaften, die die Behandlungsleitlinien für Ärzte und Kliniken aufstellen, die eigentlich strenger Objektivität und Nachprüfbarkeit unterliegen sollen. Doch genau in diesen Einrichtungen und Organisationen wird am hemmungslosesten gegen wissenschaftliche Regeln verstoßen. Mit einer ganz klaren Zielrichtung: Behandlungsleitlinien werden zunehmend als Motor und zur Rechtfertigung der heute grassierenden Übertherapien eingesetzt.

Man kann auch als Allgemeinarzt solche Leitlinien kommentieren, bevor sie offiziell zugelassen werden, und eigentlich sollte fundierte Kritik entsprechend erwidert und berücksichtigt werden, so verlangen es die wissenschaftlichen Regeln. Wenn Sie möchten, können Sie sich selbst ein Bild davon machen. Auf meiner Internetseite www.gunterfrank.de können Sie zwei Kommentare von mir im Original einsehen. Sie betreffen die Leitlinien zur Behandlung von Diabetes bzw. Adipositas. Geben Sie bei der Stichwortsuche dazu das Wort »Leitlinie« ein. Bis heute warte ich auf eine Antwort. So werden wissenschaftliche Institutionen ausgehöhlt und – wie im Mittelalter – schädliche Therapien entgegen jedem Sachverstand durchgesetzt.

Heute weiß ich, dass die Verantwortlichen, ob in der Deutschen Diabetes Gesellschaft, der Deutschen Adipositas Gesellschaft oder auch dem Deutschen Krebsforschungszentrum und vielen anderen mehr, psychologisch gar nicht in der Lage sind, eine fachliche Debatte über diese Probleme zu führen. Zu eindeutig ist die Faktenlage, doch sie anzuerkennen würde eine Beschädigung des eigenen überhöhten Selbstbildes bedeuten. So lebt man lieber weiter in seinen Scheinwelten inmitten des wissenschaftlichen und damit auch gesellschaftlichen Establishments. Diese Flucht vor der Wirklichkeit ist den Angehörigen der Opfer einer solchen verantwortungslosen Medizin jedoch verwehrt: ihre Mütter oder Väter, ihre Ehemänner oder Ehefrauen, ihre Brüder oder Schwestern sind tot. Selbst wenn nach zähem gerichtlichem Ringen und menschenverachtenden Verteidigungsstrategien ab und zu ein bisschen Schmerzensgeld gezahlt wird, kommt dies für die Betroffenen immer zu spät. Ärztlicher Narzissmus ist der Hauptgrund für die Todesursache Nummer drei in unserer Gesellschaft, und es wird höchste Zeit, dagegen etwas zu unternehmen. Und wie Ihnen als Patient Ihre eigenen Gefühlseinschätzungen dabei helfen können, darum geht es jetzt.

Faustregeln: das Bauchgefühl in Worte gefasst

Als Patient können Sie sich nicht nur mit der 10-Punkte-Checkliste sehr effektiv gegen eine wirklichkeitsfremde Medizin wehren, Ihre intuitiven Einschätzungen eignen sich ebenfalls ganz hervorragend dafür. Natürlich gelten auch hier die zwei Regeln:

1. Die eigenen Erfahrungen müssen sich auf das vorliegende Problem beziehen lassen, was bedeutet, dass man sich nicht selbst überschätzen darf.
2. Man muss bereit sein, eigene Fehler zuzugeben, um daraus zu lernen.

Beispielsweise kann ein Patient die fachliche Kompetenz eines Arztes meist nicht ausreichend bewerten, aber er ist auf jeden Fall in der Lage, dessen grundlegende Motivation einzuschätzen. Nehmen Sie also die Gefühle ernst, die Sie wahrnehmen, wenn Sie eine Arztpraxis betreten. Ein plötzliches Unbehagen etwa, wenn Ihre rechte Gehirnhälfte die Hochglanzbroschüren mit Pharmawerbung, den Bildschirm mit Werbefilmchen oder gar die Preisliste mit den sogenannten IGeL*-Angeboten gleich beim Eintreten in das Wartezimmer registriert. Ein lebenserfahrener Patient sieht sofort Parallelen zu reinen Verkaufsveranstaltungen à la Butterfahrt. Vielleicht entstehen aber auch andere Gefühlseinschätzungen angesichts einer betont sachlichen Atmosphäre, einer liebevoll zusammengestellten Einrichtung oder teurer Designermöbel.

* »IGeL« ist die Abkürzung für »Individuelle Gesundheitsleistungen«; dabei handelt es sich so gut wie immer um unnütze Zusatzangebote, die gesetzlich Versicherte aus eigener Tasche bezahlen müssen und die bestenfalls nicht schaden.

Neben der Praxisatmosphäre sollten Sie auf das Verhalten des Arztes in seinem Sprechzimmer achten, um zu Ihrer Einschätzung zu kommen. Verschreibt er beispielsweise sofort und ohne Alternativen zu besprechen viele Medikamente? Oder empfiehlt er gar teure Zusatzprodukte, ohne auf Ihre Fragen oder Einwände einzugehen? In diesem Fall besteht eindeutig die Gefahr, dass in dieser Praxis Therapien verkauft statt gründlich bewertet werden. Vielleicht erklärt Ihnen der Arzt aber auch sachlich nüchtern die Nutzen-Risiko-Bewertung mehrerer Therapieoptionen, oder er nimmt sich zunächst Zeit, um mit Ihnen Ihre persönliche Situation zu besprechen. Nicht selten bestätigt sich ein positiver oder negativer erster Eindruck von der Praxis später im direkten Gespräch mit dem Arzt.

Wie Sie mit Ihrer Intuition medizinische Situationen bewerten können

Je komplexer eine Entscheidung ist (zum Beispiel welchen Beruf man ergreifen sollte), je unüberschaubarer die Grundlagen für eine Entscheidung sind (etwa ob man sich auf jemanden verlassen kann), desto wichtiger sind intuitive Bewertungen »aus dem Bauch heraus«. Dem reinen Verstand fehlen in unklaren Situationen schlicht die Entscheidungsgrundlagen. Doch aus intuitiven Einschätzungen lassen sich ganz hervorragend Faustregeln entwickeln wie in der Chirurgie. In seinem Buch *Risiko* empfiehlt Gerd Gigerenzer deshalb die Anwendung von Faustregeln besonders für Situationen, in denen viele Ungewissheiten bestehen:

> »Eine Faustregel ermöglicht uns, eine Entscheidung schnell zu treffen, ohne viel Informationssuche und doch mit einem hohen Maß an Genauigkeit.«

Er bezeichnet diese Form von »intuitiver Intelligenz« auch als eine Art Werkzeugkasten unseres Gehirns, aus dem wir dann wie ein Zimmermann automatisch zum richtigen Werkzeug greifen: für einen Nagel zum Hammer, für eine Schraube zum Schraubenzieher. Eine Faustregel ist also keine umfassende Lebensregel, sondern passt nur für eine bestimmte Situation. In einer Welt der Unsicherheit und der nicht zu berechnenden Einflussfaktoren sind gute Faustregeln daher immens wichtig, um uns schnell zurechtzufinden und richtig zu entscheiden.

Nachdem Sie die 10-Punkte-Checkliste kennengelernt und danach viel über die Wirklichkeitsflucht in der Medizin erfahren haben, möchte ich Ihnen ein paar Faustregeln vorschlagen, die Ihnen helfen sollen, damit umzugehen. Beurteilen Sie selbst, ob Sie diese Regeln – gemessen an Ihren eigenen Erfahrungen – intuitiv gut finden. Oder vielleicht auch nicht, weil Sie eben andere Erfahrungen gemacht haben.

▶ **»Wann entscheide ich besser nach Intuition, wann nach Studienlage?«**

Faustregeln

> Je unklarer der Nutzen der Therapie nach dem Abarbeiten der Checkliste erscheint, desto eher sollte ich meiner intuitiven Einschätzung folgen.

Oder umgekehrt:

> Wenn die Checklistenfragen zufriedenstellend beantwortet wurden und alles für einen Nutzen der Therapie spricht, dann kann ich auf meinen Verstand hören, selbst wenn mein Bauch noch zögert.

Bezüglich einer intuitiven Ablehnung hilft folgende Faustregel weiter:

> Gibt es keinen klaren Beleg für einen Therapienutzen, und sprechen meine eigenen Bauchgefühle dagegen, dann ist es ganz und gar nicht unvernünftig, eine Therapie abzulehnen.

▶ **»Wann vertraue ich besser auf die Erfahrung des Arztes, wann braucht man Studien?«**

Faustregeln

> Je weiter der Nutzen einer Behandlung in der Zukunft liegt und je kleiner der Nutzen ist, desto mehr zählen gute Studien und weniger die persönliche Einschätzung des Arztes.

Und umgekehrt:

> Je unmittelbarer die Therapie wirken soll und je größer der Nutzen ist, den ich zu erwarten habe, desto eher kann ich mich auf die persönliche Einschätzung des Arztes verlassen.

▶ **»Wann ist die persönliche Einschätzung des Arztes besonders wertvoll?«**

Faustregeln

> Ein Arzt ist nur auf dem Gebiet Experte, auf dem er jahrelang eigene Erfahrung sammeln konnte. Danach sollte ich ihn fragen.

Oder:

Ist es unklar, welche Therapie für mich die richtige ist, gehe ich zu einem Arzt, der schon viele ähnliche Fälle behandelt hat.

▶ »Wie kann ich herausfinden, ob ein Arzt mich kompetent berät?«

Faustregeln

Bei einem Arzt, der sachlichen Fragen ausweicht, laufe ich Gefahr, wirklichkeitsfremd behandelt zu werden.

Kann der Arzt meine Checklistenfragen nicht beantworten, dann weiß er nicht, ob ein Nutzen wirklich wissenschaftlich belegt ist.

Ein Arzt, der die Frage nicht versteht, ob es sich bei der Angabe zum Therapienutzen um ein relatives oder ein absolutes Risiko handelt, hat keine Ahnung, ob er mir eine gute Therapie empfiehlt.

Oder umgekehrt:

Ein Arzt, der mich aufklärt, dass der Nutzen sehr vieler etablierter Therapien unklar ist, handelt nicht unsicher, sondern realistisch. Dies senkt das Risiko, übertherapiert zu werden, erheblich.

▶ »Wie reagiere ich auf Angstkampagnen?«

Faustregeln

Wenn Fernsehen und Zeitungen Panikmache betreiben, dann achte ich besonders darauf, dass der Arzt diese Gefahr mit absoluten Zahlen belegt. Am besten in Form einer Faktenbox. Wenn er das nicht kann, darf ich mich entspannen.

Oder kürzer:

Medizinische Angstkampagnen ohne die Angabe absoluter Risiken lassen mich kalt.

▶ »Was bringt mir die Alternativmedizin?«

Faustregeln

Geht es mir durch die Therapie dauerhaft besser, macht der Heiler etwas richtig (oder zumindest nichts falsch).

Hilft die Therapie trotz wiederholter Anwendung nicht, dann ist sie insgesamt sinnlos.

Empfiehlt mir ein Arzt oder Heilpraktiker eine Therapie mit Angstargumenten, dann wird er mir schaden.

Teure alternative Therapien beweisen die Geschäftstüchtigkeit des Behandlers, aber nicht den Patientennutzen.

▶ **»Wie merke ich, ob ein Arzt mein oder sein Wohl im Auge hat?«**

Faustregeln

Sind die Mitarbeiter einer Praxis darauf trainiert, mir irgendwelche Zusatztherapien anzubieten, oder werden mir ständig entsprechende Broschüren in die Hand gedrückt, dann besteht die Gefahr, dort übertherapiert zu werden.

Ist eine unbelegte Therapie besonders teuer, ist es wahrscheinlich, dass sie mir sogar schadet.

▶ **»Wo finde ich vor schwerwiegenden Behandlungen weitere Entscheidungshilfen?«**

Faustregeln

Vor Behandlungen mit möglicherweise schweren Nebenwirkungen suche ich Patienten, die nicht erst kürzlich, sondern bereits vor längerer Zeit damit therapiert wurden, und frage sie nach ihrer Erfahrung.

Geht es um eine schwerwiegende Maßnahme, ist es auf jeden Fall sinnvoll, die Zweitmeinung eines weiteren erfahrenen Arztes einzuholen.

Dies alles sind Faustregeln, die in meiner rechten Gehirnhälfte in Zusammenarbeit mit meinen realen Erlebnissen in der Medizin entstanden sind. Man kann dabei richtig kreativ werden. Wenn Ihre rechte Gehirnhälfte erst einmal aktiv ist, dann fallen Ihnen bestimmt noch weitere eigene Faustregeln ein. Häufig geschieht das gerade dann, wenn man dem Verstand eigentlich eine Pause gönnt, beim Spazierengehen oder unter der Dusche beispielsweise. Durch den dann guten Selbstzugang sprudeln oft die Ideen. Überprüfen Sie Ihre Faustregeln aber sorgfältig, ob sich diese wirklich auf Ihren eigenen Erfahrungsschatz beziehen oder ob nicht doch eine Selbstinfiltration vorliegt. Sie erinnern sich, dabei geht es um das »Gehirn-Hacking« (siehe S. 95), meist ausgelöst durch Medien und Angstmarketing. Und fragen Sie sich, ob sich diese eigenen Erfahrungen auch wirklich auf die zu bewertende Situation anwenden lassen.

Wenn Ihnen Faustregeln einfallen, die Sie für besonders treffend halten und die auch anderen Patienten helfen könnten, dann senden Sie diese doch an info@gunterfrank.de. Ich werde sie dann in der Rubrik »Faustregeln« auf meiner Homepage anderen Patienten zur Verfügung stellen. Geben Sie bitte auch an, ob Sie als Schöpfer dieser Faustregel genannt werden möchten oder nicht.

Die wichtigste Faustregel

Neben den (leider seltenen) qualitativ hochwertigen medizinischen Studien ist die intuitive Einschätzung eines erfahrenen Arztes nach wie vor die wichtigste Information, die Sie als Patient als Entscheidungsgrundlage benötigen. Doch dazu gehört noch etwas, das die Grundlage aller Faustregeln bildet: Vertrauen. Wenn ich Vertrauen habe, fühle ich mich emotional sicher und brauche keine grundsätzlichen Fragen mehr zu stellen. Doch das klassische Vertrauen in den Arzt bekommt durch die Gründe, die Bücher wie dieses notwendig machen, leider Risse. Wie gelingt es dennoch, immer eine intuitive und hilfreiche Auskunft bei einem Arzt zu erhalten, selbst wenn ich misstrauisch bin?

Der Sitz der ärztlichen Intuition befindet sich in der rechten Gehirnhälfte des Arztes, und diese unterliegt all den problematischen Einflüssen, um die es in diesem Buch geht. Dies kann wie beschrieben zu einer Abkopplung von der Wirklichkeit bis hin zu narzisstischen Verhaltensweisen führen, die blind machen für die Schäden, die sie mit ihren unreflektierten medizinischen Empfehlungen anrichten. Doch die Gefährdung anderer durch die Ausblendung unangenehmer Wahrheiten endet selbst bei wirklichkeitsfremd agierenden Persönlichkeiten an einer ganz bestimmten Stelle, nämlich wenn es um die eigene Person und die eigene Familie geht.

Interessant wird es tatsächlich, wenn Ärzte Empfehlungen, die sie ihren Patienten geben, auf sich selbst anwenden sollen. Dann werden häufig ganz andere Wege beschritten. Kaum eine Gynäkologin geht selbst zur Brustkrebsvorsorge, und kaum ein Orthopäde würde bei sich selbst eine Kniespiegelung durchführen lassen, nur um »mal ins Knie reinzuschauen«. Auch Medikamente werden viel zurückhaltender eingesetzt.

Eine Patientin, die mein Buch *Schlechte Medizin* gelesen hatte, wurde skeptisch, als ihre Frauenärztin ihr eindringlich eine HPV-Impfung für ihre Tochter empfahl. Durch diese neuartige Impfung sollen Mädchen vor ihrem ersten Geschlechtsverkehr vor der Ansteckung mit dem krebsauslösenden Papillomvirus geschützt werden. Allerdings sind die Langzeitergebnisse und Folgen noch höchst unklar, weswegen die zum Teil massiven Angstkampagnen, die auf die Sorgen von Müttern zielen, kritisch zu sehen sind. Die Patientin wusste, dass ihre Frauenärztin selbst Mutter von Töchtern ist, und fragte, ob sie diese Impfung bei ihren eigenen Töchtern durchgeführt habe. Die Kollegin war etwas perplex und beantwortete die Frage spontan und ehrlich mit Nein. Die anschließende Frage, warum sie die Impfung dann ihren Patientinnen empfehle, konnte sie nicht plausibel begründen. Aber ihre ärztliche Intuition spürte offenbar ganz genau, was hier eigentlich gespielt wird. Und diese Einschätzung verhinderte, dass sie ihre eigenen Töchter an einem unkontrollierten Großversuch eines nicht sicher auf Langzeitfolgen geprüften Medikaments teilnehmen ließ. Man könnte auch »Mutterinstinkt« dazu sagen. Die Patientin hatte also allen Grund, auf die Impfung ihrer Tochter ebenfalls zu verzichten.

Für dieses Phänomen kann man sicher auch andere Ursachen heranziehen. Zum Beispiel die schon beschriebene »defensive« Medizin, also die Angst des Arztes, der Patient könnte ihm vorwerfen, nicht genügend getan zu haben. Der Druck, möglichst nichts zu versäumen, ist besonders in den USA ein Problem. Dort lauern Rechtsanwälte Patienten tatsächlich schon an der Krankenhauspforte auf, um sie als Kunden für zukünftige Schadensersatzprozesse zu gewinnen, in denen sie genau solche Versäumnisse nachzuweisen versuchen. Außerdem erhalten Ärzte heute in den Krankenhäusern Prämien (»Boni«), wenn sie viel operieren, was die Neigung zu bestimmten Therapieempfehlungen ebenfalls beeinflussen dürfte. Doch all dies tritt zurück, wenn es um die eigene Familie geht. Kein Blick aufs eigene Bankkonto oder auf Krankenhausbilanzen, keine Angst vor Rechtsanwälten, keine Sorge, das Gesicht zu verlieren und eigene Fehler eingestehen zu müssen, verstellt dann den Blick aufs Wesentliche. Es geht nur darum, das Beste für den Patienten zu finden, so wie es sein sollte. Und genau dieser ärztlichen intuitiven Einschätzung können Sie trauen. Aber wie gelangen Sie an diese wichtige Information?

Fragen Sie Ihren Arzt oder Ihre Ärztin ganz direkt danach, was er bzw. sie denn selbst für sich und seine bzw. ihre Familie empfehlen würden. Das verändert die ärztliche Perspektive, denn die eigene Frau oder den eigenen Ehemann setzt man keiner schädlichen Übertherapie aus, und die eigene Mutter würde ihr Arztkind auch nicht wegen angeblicher Versäumnisse verklagen. Dann erscheinen viele Empfehlungen in einem anderen Licht. Die dazugehörige **Hauptfaustregel** heißt:

> In unklaren Situationen frage ich meinen Arzt, was er seiner eigenen Familie empfehlen würde.

Ausgestattet mit der 10-Punkte-Checkliste und Ihren persönlichen Faustregeln, sind Sie bestens gerüstet, um sich gegen eine wirklichkeitsfremde Medizin zu wehren und um den tatsächlichen Nutzen medizinischer Empfehlungen einschätzen zu können. Denn obwohl der Patient auf den ersten Blick die schwächste Position im Gesundheitssystem innehat, trifft dies bei genauerem Hinsehen ganz und gar nicht zu. Wissenschaftliche Regeln können zwar an den Universitäten ignoriert werden, doch in der Sprechstunde oder im Krankenzimmer fällt dies schwerer. Warum? Weil letztlich Sie es sind, der die Entscheidungen trifft. Sie müssen überzeugt werden, dass die Behandlungsvorschläge Ihnen auch tatsächlich nützen. Und Sie wissen nun genau, wie Sie dies überprüfen können. Ein selbstbewusster Patient, der qualitativ hochwertige Informationen einfordert und in der Lage ist, seine intuitive Intelligenz zu nutzen, hat eine entscheidende Rolle im Gesundheitssystem inne. Doch dieses Patientenverständnis ist für viele neu und ungewohnt. Es gibt eine hohe Hürde, diese Möglichkeiten als Patient auch zu nutzen. Sie liegt im psychologischen Bereich. Und in den nächsten beiden Kapiteln möchte ich Ihnen zeigen, wie Sie diese große und letzte Hürde erfolgreich überwinden können.

IV. Das Ziel

Aufbau einer partnerschaftlichen Arzt-Patienten-Beziehung

Checklisten und Faustregeln helfen Patienten, sich erfolgreich gegen die Auswüchse einer wirklichkeitsfremden Medizin zu wehren. Doch Ärzte profitieren ebenfalls davon. Denn eine therapeutische Entscheidung, die auf diese Weise von Patient und Arzt gemeinsam getroffen wird, schützt nicht nur den Patienten vor Fehlbehandlungen. Auch der Arzt wird vor der späteren Erkenntnis bewahrt, seine Patienten jahrelang falsch behandelt zu haben, weil er auf falsche Lehrmeinungen vertraut hat. Ein Patient, der auf qualitativ hochwertigen Informationen besteht, ist für einen Arzt der beste Schutz dagegen.

Die Praxis sieht allerdings anders aus. In der gängigen Arzt-Patienten-Beziehung sind die Rollen ungleich verteilt, und ein Patient wird von seinen Ärzten nicht selten wie ein unwissendes und unmündiges Wesen behandelt. Warum dies so ist, und wie eine Arzt-Patienten-Beziehung im 21. Jahrhundert eigentlich aussehen sollte, darum geht es auf den nächsten Seiten.

Warum Ärzte und Patienten ihre Beziehung neu regeln müssen

Das klassische Arztbild des 20. Jahrhunderts zeigt einen gütigen, weisen Herrn hinter einem großen Schreibtisch, der geduldig seinem leidenden Patienten zuhört, um ihm dann in väterlicher Weise und ohne den Hauch eines Zweifels zu sagen, was zu tun ist. Auch nachts, am Wochenende und als Krankenhausarzt ist er im gestärkten weißen Kittel unermüdlich für seine Patienten im Einsatz.

Die meisten Patienten greifen auf solche unbewussten Bilder in ihrer rechten Gehirnhälfte zurück, wenn sie zu einem Arzt gehen. Kein Wunder, denn das Bild des gütigen Halbgotts in Weiß wurde jahrzehntelang sorgfältig gepflegt: in Zeitschriften, Groschenromanen und Fernsehserien von *Schwarzwaldklinik, Praxis Bülowbogen, Landarzt XY* bis *Grey's Anatomy.* In diesen Serien wird auch das passende Gegenüber des Halbgotts, der vertrauensselige und dankbare Patient, in unendlich vielen Varianten inszeniert. Nie käme dieser auf den Gedanken, dass der für seine Gesundheit kämpfende Überarzt etwas anderes als die Heilung seiner Patienten im Sinn hätte. Einen guten Patienten erkennt man in diesen Serien vor allem daran, dass er sich seinem freundlichen Halbgott gegenüber dankbar verhält und dessen Engagement nicht mit Misstrauen und unnötiger Kritik begegnet.

In einer frühen Phase der Überlegungen zur Umschlaggestaltung für dieses Buch ließ der Verlag in Fotoarchiven nach Bildern suchen, die ein modernes Arzt-Patienten-Verhältnis vermitteln könnten. Bezeichnenderweise wurde kein einziges Foto gefunden, das Arzt und Patient auf Augenhöhe zeigt. Der Arzt war stets höher platziert. Auch dies ist eine Form von Selbstinfiltration (»Gehirn-Hacking«), und davon wird das Verhalten von Patienten und Ärzten selbst heute noch maßgeblich beeinflusst.

Welcher Arzt ist der beste?

Nach welchen Kriterien sollen Patienten die Qualität eines Arztes beurteilen? Auch hier machen uns Arztromane und -filme klare Vorgaben. Patienten schätzen die Qualität ihres Arztes dort vor allem danach ein, wie selbstlos er sich für sie einsetzt. Ein Arzt ist umso besser, je mehr Zeit er für seine Patienten opfert, selbst wenn es auf Kosten seines Privatlebens geht. Die besten Ärzte haben in Arztserien daher ständig Beziehungsprobleme. Je mehr private Probleme und Scheidungen der Chefarzt oder die Assistenzärztin am Hals haben, desto mehr werden sie von ihren Patienten geliebt. Der volle Einsatz für die Patienten lässt kaum Platz für privates Glück, denn ein guter Arzt hat keinen Feierabend, sondern ist rund um die Uhr für seine Patienten da. Opfert er also seine Freizeit und damit sein Privatleben, dann ist er in den Augen der Filmpatienten ein besonders guter Arzt. Misstrauen und Kritik wären geradezu unanständig, ein solcher Mensch hat nichts als Vertrauen und Dankbarkeit verdient. Kritische Patienten werden in derartigen Serien dagegen meist als problembeladene, unsympathische Charaktere dargestellt.

Deswegen bewerten Patienten auch ihre realen Arztbesuche oft nach folgenden Kriterien: Wie viel Zeit hat sich der Arzt genommen? Hat er Verständnis für mich gezeigt? Und vor allem: War er sogar spät nachts oder am Wochenende für mich da? Ob der Arzt dem Patienten die Therapiechancen und die Wahrscheinlichkeit von Nebenwirkungen anhand absoluter Prozentzahlen erklärt hat, ist so gut wie nie Bestandteil eines Lobes für den Arzt.

Weil sich ein guter Arzt in der gängigen Vorstellung vor allem dadurch auszeichnet, dass er sich unermüdlich bis zur Selbstaufgabe für seine Patienten einsetzt, steht der Arztberuf im realen Leben stets ganz oben in der Rangliste der angesehensten

Berufe. Das ist die heile Welt der *Schwarzwaldklinik*. Und damit verankert sich auch das Bild des dankbaren, vertrauensseligen Patienten in unserer rechten Gehirnhälfte.

Es ist also nur zu verständlich, wenn wir uns als Patient (auch ich bin ab und zu einer) schnell und ohne Gegenwehr in diese klassische, passive Rolle begeben. Leider hilft uns dieses Verhalten aber nicht weiter bei der Frage, was wir selbst dazu beitragen können, eine möglichst gute Behandlung zu erhalten. Denn Professor Brinkmann, der Chefarzt der *Schwarzwaldklinik*, oder Doktor Meredith Grey, die Assistenzärztin aus *Grey's Anatomy*, mögen noch so engagiert, sympathisch und allzeit bereit sein – es sind nicht diese ärztlichen Eigenschaften, die darüber entscheiden, ob Sie als Patient tatsächlich »gute Medizin« bekommen. Man kann Sie nämlich auch sehr nett falsch behandeln. Das empathische Engagement des Arztes ist für die Beurteilung seiner fachlichen Qualität leider nur ein Ersatzparameter (um dasselbe Bild zu gebrauchen wie für die Wahl der richtigen Therapie, siehe S. 40). Nur wenn die empfohlene Therapie dem seriösen wissenschaftlichen Erkenntnisstand entspricht (oder ihm zumindest nicht widerspricht), handelt es sich um »gute Medizin«. Und ob das der Fall ist, können Sie anhand der Checkliste überprüfen, die ich im zweiten Kapitel beschrieben habe. Ein echtes Kriterium (»Endpunkt«), ob Ihr Arzt Sie auf der Höhe des vorhandenen Wissens behandelt, ist demnach, ob er die Punkte der Checkliste kompetent beantworten kann. Doch genau für die korrekte Beantwortung solch wichtiger Fragen zeigen Ärzte häufig nicht das notwendige Engagement.

Doktor Faustus schämt sich

Zur Verteidigung der Mediziner könnte man anführen, dass Patienten die sachliche Herangehensweise oft nicht besonders honorieren. Schließlich verträgt es sich nicht mit dem klassischen Bild des allwissenden Halbgotts, wenn er nicht sofort eine eindeutige Marschrichtung vorgibt. Wenn ein Arzt zuerst mit dem Patienten gemeinsam herausfinden will, welche Behandlung für seinen individuellen Fall die beste ist, verwechseln manche Patienten dies sogar mit fehlender Souveränität. Erstaunlicherweise steigert eine sachgemäße und den wirklichen Erkenntnissen entsprechende Medizin bei vielen Patienten nicht die Wertschätzung, die sie einem so vorgehenden Arzt entgegenbringen.

Umgekehrt kommt es gar nicht so selten vor, dass Patienten nichts auf ihren Arzt kommen lassen, obwohl er objektiv falsch (be)handelt, solange er dies freundlich und engagiert tut. Das ist durchaus kein neues Phänomen. Dieses Paradox fiel schon Johann Wolfgang von Goethe auf, der es vor zweihundert Jahren sehr anschaulich im fünften Kapitel seines *Faust. Der Tragödie erster Teil* beschrieb:

Faust erreicht während einer Wanderung mit seinem Studenten Wagner ein Dorf, in dem er früher als Arzt tätig war. Die Bevölkerung erkennt Faust als den mutigen jungen Doktor wieder, der zusammen mit seinem Vater während eines Pestausbruchs vor vielen Jahren unermüdlich und unerschrocken die Kranken behandelt hatte. Deshalb wird er nun überschwänglich als Held gefeiert. Später, wieder allein mit Wagner, denkt Faust über die Geschehnisse jener Zeit nach.

»Der Menge Beifall tönt mir nun wie Hohn.
O könntest du in meinem Innern lesen,
Wie wenig Vater und Sohn
Solch eines Ruhmes wert gewesen!«

Voller Engagement hatte sein Vater damals versucht, eine Arznei gegen die Seuche herzustellen, die sie dann beide, ohne sie wirklich überprüft zu haben, breit zur Bekämpfung der Pest einsetzten. Doch die Arznei erwies sich als wirkungslos, und Faust vermutet sogar, dass sie den Patienten in Wirklichkeit mehr geschadet hat als die Pest selbst.

»Hier war die Arznei, die Patienten starben,
Und niemand fragte: wer genas?
So haben wir mit höllischen Latwergen
In diesen Tälern, diesen Bergen,
Weit schlimmer als die Pest getobt.
Ich habe selbst das Gift an Tausende gegeben,
Sie welkten hin, ich muß erleben
Daß man die frechen Mörder lobt.«

Die Dorfbewohner hatten nicht nach Nutzen oder Schaden der Therapie gefragt, ihnen genügte es, dass die behandelnden Ärzte volles Engagement zeigten – und liefen so ins offene Messer.

Das traditionelle Arzt-Patienten-Bild fördert Fehl- und Übertherapien

Die aktuelle Situation ist nicht viel besser. Wie im vorherigen Kapitel beschrieben, herrscht an vielen Universitäten viel zu häufig eine wirklichkeitsfremde Medizin, die blind ist für die Schäden, die sie anrichtet. Und von zu vielen der dort ausgebildeten Mediziner wird sie später – unverantwortlich naiv – in der ärztlichen Sprechstunde umgesetzt. Doch ein verantwortungsvoll handelnder Arzt darf heute nicht mehr blind auf die Seriosität von medizinischen Hochschulen und die wissenschaftliche Zuverlässigkeit von Studien, Leitlinien und Fortbildungen vertrauen, sonst setzt er seine Patienten unnötigen Gefahren aus. Zu eng sind mittlerweile die Verflechtungen von medizinischem Establishment und Pharmaindustrie. Das ist die verstörende Wahrheit. Gerade weil die Patienten uns Ärzten trotzdem immer noch vertrauen und sogar dankbar für unsere Übertherapien sind, sollten wir Ärzte anfangen, für unsere jahrelangen Fehlbehandlungen ähnlich Scham zu empfinden wie Doktor Faustus. Doch dieses Phänomen tritt bisher nur in Einzelfällen auf. Die Masse der Ärzte wehrt sich gegen die unangenehme Erkenntnis.

Was heißt dies für Sie als Patient? Machen Sie sich eines klar: Vertrauensselige Patienten schmeicheln dem Arzt und fördern die klassische Rollenverteilung, deshalb mögen wir Ärzte sie auch. Doch ein patriarchalisches Arztbild des Patienten unterstützt Ärzte nicht in der selbstkritischen Überprüfung der eigenen Berufsausübung. Natürlich ist ein Patient, der nur diese eine Rollenverteilung kennt, nicht verantwortlich für die bestehende Misere in der Medizin – aber er trägt auch nicht dazu bei, sie zu beseitigen.

Kluges Vertrauen ist gut, naives Vertrauen aber gefährlich

Dieses Buch würde jedoch gründlich missverstanden, wenn man es als Aufruf verstünde, ärztliches Engagement gering zu schätzen oder einfühlsamen Therapeuten zu misstrauen, ganz und gar nicht, aber in der richtigen Reihenfolge bitte: Es ist unabdingbar, sich zunächst auf die Ebene eines sachlichen Gesprächs über das Für und Wider einer Therapie einzulassen (Arzt) bzw. ein solches Gespräch aktiv einzufordern (Patient). Ist eine sachliche Bewertung der Situation geschehen, z.B. durch die Abarbeitung der 10-Punkte-Checkliste, dann sollten selbstverständlich professionelle Zuwendung und Engagement folgen, um das nun verdientermaßen erarbeitete Vertrauen des Patienten weiter zu festigen. Dann gehen Sie auch als Patient kein Risiko mehr ein, wenn Sie anschließend die passive Rolle bevorzugen und sich vertrauensvoll vom Arzt durch die Behandlung führen lassen. Berechtigtes Vertrauen in die Kompetenz und die Redlichkeit des Arztes beruhigt und unterstützt den Heilungsprozess. Naives Vertrauen jedoch ist gefährlich.

Dieses Buch stellt ein Plädoyer für ein kluges Vertrauensverhältnis zwischen Arzt und Patient dar. Vertrauen, das auf vorheriger kompetenter und redlicher Klärung des vorhandenen Wissens zur jeweiligen Fragestellung fußt. Wird diese Reihenfolge nicht eingehalten, dann wird es oft gefährlich für beide Seiten, Arzt und Patient. Für den Arzt, weil er sich genau wie Doktor Faustus nach langen Jahren gut gemeintem Engagements eingestehen muss, vielleicht mehr Schaden als Nutzen angerichtet zu haben, und für den Patienten, der zu oft den Preis in Form von schlechterer Gesundheit, unnötigen Nebenwirkungen und nicht selten sogar mit seinem Leben bezahlen muss. Unter diesem Aspekt bekommt das ständige Pochen auf das besondere Vertrauensverhältnis zwischen Arzt und Patienten, mit dem sachliche Kritik an der gängigen ärztlichen Praxis gern weggewischt wird, einen faden Beigeschmack.

So wünschenswert das alte Arzt-Patienten-Rollenverständnis für viele also immer noch sein mag, es birgt ein hohes Risiko, dennoch falsch zu behandeln bzw. falsch behandelt zu werden. Die patriarchalische Arzt-Patienten-Beziehung ist einer der Hauptgründe, warum sich an der Misere in der Medizin nichts ändert. Deshalb wird es höchste Zeit für ein neues, zeitgemäßes Arzt-Patienten-Bild.

Die Zukunft gehört der partnerschaftlichen Arzt-Patienten-Beziehung

Im 21. Jahrhundert wollen Menschen mitbestimmen. Die Zeiten mächtiger religiös-fundamentalistischer und staatlich-totalitärer Fremdbestimmung, die selbst in privateste Lebensbereiche hineinregierte, möchten wir nicht mehr erleben. Wir möchten bei Entscheidungen, die unser Leben maßgeblich bestimmen, nicht mehr undurchschaubaren Interessengruppen ausgesetzt sein, die über unsere Köpfe hinweg festlegen, was angeblich gut oder schlecht für uns ist. Wir möchten die wichtigen Bereiche unseres Lebens auf der Basis verlässlicher Informationen selbst gestalten. In der Psychologie spricht man vom Wunsch nach *Selbstwirksamkeit.* Selbstbestimmt leben zu können, ist eine wichtige Voraussetzung für seelische Gesundheit. Kontrollverlust und das Gefühl von Ohnmacht dagegen machen psychisch krank. Dies gilt für den Beruf wie für das Privatleben und ebenso für medizinische Behandlungen, denen wir uns unterziehen müssen. In aktuellen Patientenbefragungen drückt sich dies unter anderem in dem Wunsch aus, bei Therapieentscheidungen mehr mitbestimmen zu können.

Rein rechtlich gesehen, sprechen wir dabei über eine Selbstverständlichkeit. Die Rechtsauffassung des Bundesministeriums für Gesundheit und des Bundesministeriums der Justiz bezüglich des Verhältnisses zwischen Ärzten und Patienten wird in der sogenannten Patientencharta* klar und deutlich beschrieben:

---

* Die Broschüre trägt den Titel *Informiert und selbstbestimmt. Ratgeber für Patientenrechte* und kann beim Publikationsversand der Bundesregierung, Postfach 48 10 09, 18132 Rostock (oder publikationen@bundesregierung.de) bestellt werden.

»Der Patient hat das Recht, Art und Umfang der medizinischen Behandlung selbst zu bestimmen. Er kann entscheiden, ob er sich behandeln lassen will oder nicht. Der Patient kann eine medizinische Versorgung also grundsätzlich auch dann ablehnen, wenn sie ärztlich geboten erscheint.«

Selbstverständlich braucht er dazu aber die notwendigen Informationen. Auch dazu macht die »Patientencharta« klare Vorgaben:

»Kommen mehrere gleichwertige medizinische Behandlungen oder Behandlungsmethoden in Betracht, muss der Arzt über Chancen und Risiken umfassend aufklären. Der Patient kann die anzuwendende Behandlung wählen.«

Nicht der Arzt, sondern der Patient hat das Recht, über die Therapie zu entscheiden. Der Arzt hat bezüglich der Entscheidung nur eine beratende Funktion, allerdings eine besonders wichtige.

Es ist also schon längst offizielle Rechtsauffassung, worüber sich Ärzte und Psychologen seit Ende der 1990er Jahre zunehmend Gedanken machen – wie nämlich die Arzt-Patienten-Beziehung modernisiert werden könnte. Aus diesen Überlegungen ist ein Modell hervorgegangen, das auf Englisch als *shared decision making* bezeichnet wird. Hierzulande spricht man von »informierter Entscheidung« oder, etwas komplizierter, »evidenzbasierter« bzw. »partizipativer Entscheidungsfindung«. Nennen wir es einfach »partnerschaftliche Arzt-Patienten-Beziehung«. Sie sollte aus zwei Schritten bestehen:

1. Darstellung der aktuellen Erkenntnislage zu möglichen Therapien durch den Arzt.

2. Gemeinsames Abschätzen von Arzt und Patient, welche Therapiemöglichkeit für die Lebenssituation und die Persönlichkeit des Patienten den besten Behandlungserfolg verspricht.

Schritt 1: Informationsfluss vom Arzt zum Patienten

Der erste Schritt stellt das Informationsbedürfnis unseres Verstands zufrieden. Darüber freut sich die linke Gehirnhälfte. Das aktuelle allgemeine Wissen über die Erkrankung und deren Therapiemöglichkeiten wird erläutert – und zwar so, dass der Patient eine Chance hat, dieses Wissen als Entscheidungsgrundlage zu verstehen. Die 10-Punkte-Checkliste ist dazu eine gute Vorlage. Da unser Verstand Zeit braucht, um Daten zu verarbeiten, sollte diese Aufklärung mit ausreichend Zeit geführt werden. Bei ernsthaften Krankheiten reichen fünf Minuten nicht aus.

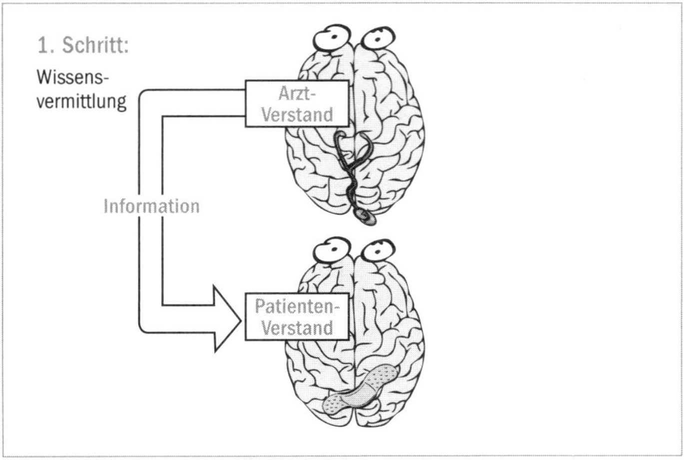

Abb. 11: Die partnerschaftliche Entscheidungsfindung, 1.Schritt. Die linke Gehirnhälfte des Arztes kommuniziert (natürlich nur bildlich gesprochen!) mit der linken Gehirnhälfte des Patienten und vermittelt diesem das notwendige Wissen.

Als Beispiel schauen wir uns zwei medizinische Fragestellungen bei jeweils zwei unterschiedlichen Patienten einmal genauer an:

Beispiel A: Brustkrebsvorsorge – Verstandesbewertung

Frau Vernünftig und Frau Ängstlich sind beide seit Langem Patientinnen in der gynäkologischen Praxis von Frau Dr. Weiß. Unabhängig voneinander fragen sie ihre Frauenärztin, ob sie zur Brustkrebsvorsorge mittels Mammographie gehen sollen. In einer Hochglanzbroschüre, die sie zugeschickt bekamen, wird dies dringend empfohlen.

Frau Dr. Weiß erklärt beiden die aktuelle Faktenlage:

- Stellen Sie sich vor, Sie sind Teil einer Gruppe von 1000 Frauen, die regelmäßig zur Mammographie gehen. Dann werden Sie nach zehn Jahren entweder zu den 996 Frauen gehören, die in dieser Zeit nicht an Brustkrebs gestorben sind, oder zu den vier Frauen, die *trotz Vorsorge* an Brustkrebs gestorben sind.
- Und nun stellen Sie sich vor, Sie sind Teil einer Gruppe von 1000 Frauen, die nicht zur Mammographie gehen. Dann werden Sie nach zehn Jahren entweder zu den 995 Frauen gehören, die *nicht* an Brustkrebs gestorben sind, oder zu den fünf Frauen, die dieses Schicksal erlitten haben.
- Kurz gesagt: Vier Tote mit Vorsorge, fünf Tote ohne Vorsorge. Das bedeutet, 1000 Frauen müssen regelmäßig zur Mammographie gehen, damit eine weniger an Brustkrebs stirbt als ohne die Vorsorgemaßnahme.
- Die Zahl der Krebstoten *insgesamt* ändert sich aber nicht. Das wiederum heißt, in der Vorsorgegruppe stirbt eine Frau mehr an einem anderen Krebs.
- Außerdem erhalten von 1000 Frauen, die zehn Jahre lang regelmäßig zur Mammographie gehen, 100 unnötigerwei-

se die Verdachtsdiagnose Brustkrebs, und fünf müssen zum sicheren Ausschluss operiert werden. Keine der Frauen, die nicht zur Mammographie gehen, ist davon betroffen.

Frau Dr. Weiß zeigt diese Zusammenhänge auch anhand einer Faktenbox. Sie kennen sie schon von Seite 76. Und sie vergewissert sich, dass beide Patientinnen diese Daten verstehen. Sie weist ebenfalls darauf hin, dass es sich nur um statistische Erkenntnisse handelt. Für eine individuelle Patientin bzw. einen einzelnen Patienten kann man die Risiken nicht mit 100-prozentiger Sicherheit vorhersagen. Abschließend erklärt sie, dass das Risiko, Brustkrebs zu bekommen, für eine Frau nach den Wechseljahren prinzipiell etwas höher ist. Dies trifft auf Frau Ängstlich zu.

Beispiel B: Kreuzbandoperation – Verstandesbewertung

Herr Gemütlich und Herr Sportlich haben sich beide das Knie verdreht. Es gab einen hörbaren Knacks, und das Knie ist danach schmerzhaft angeschwollen. Sie gehen zum Orthopäden Dr. Schwarz, der bei beiden einen Kreuzbandriss diagnostiziert. Seine Patienten wollen nun wissen, ob man dies operieren sollte oder nicht. Wenn unser fiktiver Orthopäde die aktuellen Erkenntnisse der Kreuzbandbehandlung kennt und berücksichtigt, würde er etwa Folgendes sagen:

- Es gibt leider nur wenige Studien, die eine verlässliche Aussage erlauben, welche Vorgehensweise besser ist: operieren oder nicht operieren.

Eine sehr gut gemachte Studie aus Schweden aus dem Jahr 2010 zeigte folgendes Ergebnis: 121 Personen mit frisch gerissenem Kreuzband wurden zwei Gruppen zugelost. Gruppe 1 wurde gleich operiert. Gruppe 2 wurde nur mit Physiotherapie behandelt. Nur dann, wenn die nicht operierten Teilnehmer nach einer gewissen Zeit mit der Stabilität des Kniegelenks nicht zufrieden waren, kamen sie ebenfalls unters Messer. Von 59 Patienten der Gruppe 2 beließen es 36 bei der Physiotherapie, 23 wollten später doch eine Operation. Nach zwei Jahren wurden alle Teilnehmer der Studie nochmals untersucht. Die Stabilität des Knies, etwaige Schmerzen und die Selbsteinschätzung interessierten die Forscher. Ergebnis: Es gab keine Unterschiede zwischen operierten und nicht operierten Patienten. Das bedeutet, dass ca. 60 Prozent der Patienten, bei denen man zunächst abgewartet hatte, prima ganz ohne Operation zurechtkamen. Und diejenigen, die erst später operiert worden waren, hatten auch keine Nachteile gegenüber den Sofortoperierten. Dr. Schwarz erklärt Herrn Gemütlich und Herrn Sportlich die Studie anhand einer Faktenbox.

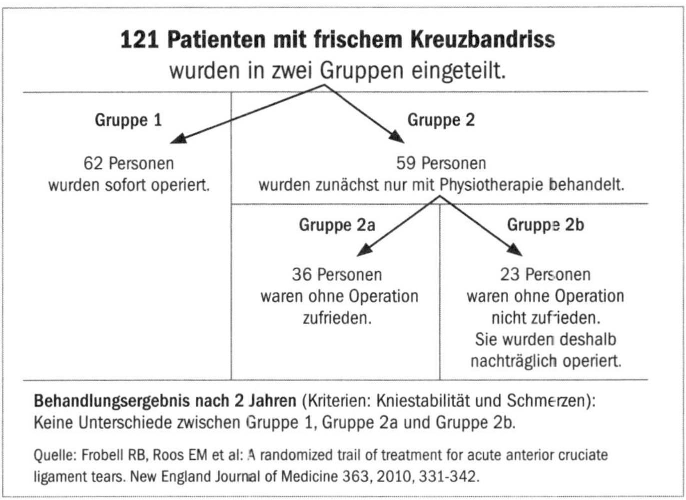

Abb. 12: Faktenbox zur schwedischen Kreuzbandstudie.

Herr Dr. Schwarz führt noch ins Feld, dass man bei Spitzensportlern in der Regel gleich operiere, weil man glaube, dass die Belastbarkeit des Knies dadurch schneller wiederhergestellt werde. Und er könne auch eigene Patienten nennen, bei denen die Operation zu einem guten Ergebnis geführt habe.

Nach Informationen durch die behandelnden Ärzte, wie sie in den Beispielen A und B modellhaft dargestellt wurden, sind Patientinnen und Patienten in der Lage, eine Verstandesbewertung durchzuführen.

Doch sogar wenn der Nutzen einer Therapie völlig außer Frage steht, sollten wir uns nicht sofort entscheiden. Denn selbst wenn alle Studien eindeutig für eine bestimmte Therapie sprechen, kann sie individuell, für einen einzelnen Patienten, trotzdem falsch sein (siehe auch falsch-positive oder falsch-negative Studienergebnisse S. 58). Es ist also durchaus berechtigt, eine positive Studienlage für eine Therapie nicht sofort und automatisch als Maßstab für die eigene Behandlung zu nehmen. Deshalb muss auf Schritt 1 Schritt 2 folgen, und der spricht unsere rechte Gehirnhälfte an.

Schritt 2: Selbstzugang herstellen und Verstandesbewertung mit dem Bauchgefühl abgleichen

Arzt und Patient sollten nun gemeinsam nach Kriterien neben der Statistik suchen, die eine Einschätzung erlauben, ob der Patient von dieser Therapie profitieren wird oder ob sie ihm vielleicht sogar eher schadet. So ist es beispielsweise wichtig, die Persönlichkeit und die Lebenssituation des Patienten zu kennen. Ist der Patient ängstlich, ist er eher rational? Möchte er eine Lebensverlängerung um jeden Preis, oder möchte er die Krankheit annehmen und damit auch den natürlichen Verlauf? Ist er bereit, eine komplizierte und viel Disziplin erfordernde Therapie einzuhalten, oder wird ihn dies eher in Gefahr bringen? Wie wird er mit den Nebenwirkungen zurechtkommen, hat er Unterstützung von seiner Familie, oder lebt er allein, wie ist die Pflegesituation und vieles mehr?

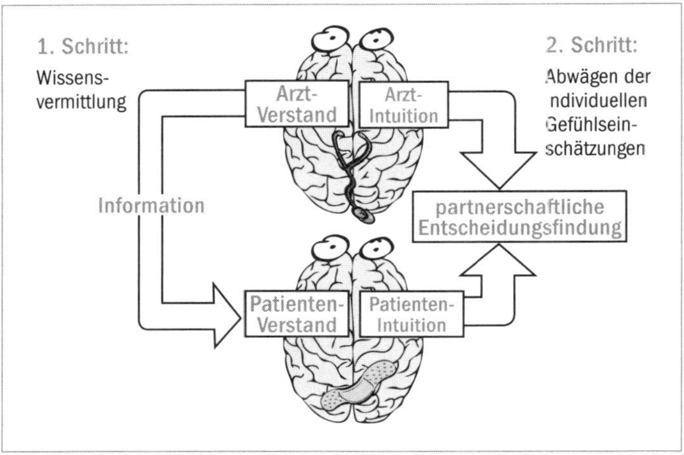

Abb. 13: Die partnerschaftliche Entscheidungsfindung, 2. Schritt. Nachdem sie die individuellen Gefühlseinschätzungen mit dem aktuellen Wissensstand abgeglichen haben, treffen Arzt und Patient gemeinsam eine Entscheidung.

Sehen wir uns an, wie die eben beschriebenen vier Patienten diesen zweiten Schritt der partnerschaftlichen Entscheidungsfindung zusammen mit ihren behandelnden Ärzten gehen.

Beispiel A: Brustkrebsvorsorge – Erfahrungseinschätzung:
Die Gynäkologin Frau Dr. Weiß kennt ihre Patientin Frau Vernünftig und deren Lebenssituation: Sie ist 35 und steht noch nicht in den Wechseljahren. Bisher ist niemand aus ihrer Familie an Brustkrebs erkrankt. Frau Dr. Weiß kennt ihre Patientin als patente, zupackende Frau, die sich nicht unnötig wegen allem und jedem Sorgen macht. Außerdem findet Frau Vernünftig

selbst, dass das Risiko, unheilbar an Brustkrebs zu erkranken, durch die Vorsorge nur minimal gemindert wird. Zusammen fällen sie die Entscheidung, dass Frau Vernünftig zu keiner besonderen Risikogruppe gehört und dass es gute Gründe gibt, nicht zur Brustkrebsvorsorge zu gehen. Frau Dr. Weiß weist Frau Vernünftig aber darauf hin, dass sie, wenn sie je einen Knoten in einer Brust tastet, umgehend einen Untersuchungstermin bei ihr ausmachen soll.

Anders ist die Situation bei Frau Ängstlich. Sie ist sechzig Jahre alt. Ihre Mutter ist an Brustkrebs gestorben, und eine gute Freundin ist daran erkrankt. Sie hat große Angst, selbst Brustkrebs zu bekommen, und möchte alles tun, um das zu vermeiden. Der Gedanke, dass sie aufgrund falsch-positiver Mammographie-Ergebnisse eventuell unnötigen Ängsten oder sogar einer eigentlich unnötigen Operation ausgesetzt werden könnte, schreckt sie nicht. Sie will jede noch so kleine Möglichkeit wahrnehmen, den Brustkrebs frühzeitig zu erkennen. Die Gynäkologin kennt Frau Ängstlich seit vielen Jahren als eine Patientin, die sich sehr leicht sehr viele Sorgen macht und eigene Verstandesentscheidungen schnell in Frage stellt. Sie hat Frau Ängstlich bei anderen Besuchen schon oft beruhigen müssen. Im Fall der Brustkrebsvorsorge gibt sie ihr folgenden Rat: Auch in der persönlichen Situation von Frau Ängstlich gibt es gute Argumente, nicht zur Vorsorge zu gehen. Da aber aufgrund ihres Alters und ihrer Familiengeschichte ein leicht erhöhtes Risiko besteht, kann es auch vernünftig sein, die Vorsorgeangebote wahrzunehmen. Insbesondere um die rein psychologisch begründeten Tumorängste zu beruhigen. Frau Dr. Weiß unterstützt Frau Ängstlich deshalb in ihrer Entscheidung, zur Mammographie zu gehen, obwohl sie diese Vorsorgemaßnahme für sich selbst ablehnt.

Beispiel B: Kreuzbandoperation – Erfahrungseinschätzung

Im Sprechzimmer des Orthopäden Dr. Schwarz geht es darum, ob das gerissene Kreuzband operiert werden soll. Herr Sportlich möchte nächstes Jahr unbedingt am Berliner Marathonlauf teilnehmen. Er weiß, dass Profi-Fußballvereine die gerissenen Kreuzbänder ihrer millionenschweren Spieler sofort operieren lassen, und ist davon überzeugt, dass dies dann der erfolgreichste Weg ist. Dr. Schwarz weiß genau, was passieren würde, wenn er zunächst ein Abwarten empfehlen und die Heilungserwartungen von Herrn Sportlich nicht so schnell eintreten würden, wie dieser es sich vorstellt. Sein Patient würde sich falsch behandelt fühlen und auf einer Operation bestehen. Deshalb rät er zur Operation, auch weil er sich sicher ist, dass Herr Sportlich die anschließende Reha-Behandlung im Gefühl eines kompetent behandelten Spitzensportlers motivierter und optimistischer durchführen wird.

Bei Herrn Gemütlich verhält es sich ganz anders. Der macht sich zwar auch Sorgen, ob er noch längere Wanderungen unternehmen kann, wenn er sich nicht operieren lässt. Aber eigentlich schreckt ihn der Gedanke an eine Operation. Daher ist es ihm eine Beruhigung, von Dr. Schwarz zu hören, dass eine gute Kniestabilität auch ohne Operation erreicht werden kann. Dr. Schwarz kennt Herrn Gemütlich als zuverlässigen Patienten, der Behandlungstermine gewissenhaft einhält. Zusammen treffen sie die Entscheidung, es zunächst mit reiner Physiotherapie zu versuchen.

Eine partnerschaftliche Arzt-Patienten-Beziehung braucht Zeit und Ruhe

So beraten, gehen alle vier Patienten mit dem Gefühl aus der Sprechstunde, eine vernünftige Entscheidung getroffen zu haben, hinter der sie auch emotional stehen. Und das, obwohl die

Therapieentscheidung bei gleicher Fragestellung unterschiedlich ausgefallen ist. Außerdem haben sie erlebt, wie sie diese Entscheidung gemeinsam mit dem Arzt getroffen haben, der sich auf ihre individuelle Situation eingelassen hat. Sie fühlen sich verstanden. Egal, wie sich der weitere Heilungsverlauf entwickeln wird, das Vertrauen zwischen Arzt und Patient steht auf einer guten Grundlage. Dies hat einen beruhigenden Einfluss auf unser vegetatives Nervensystem und unterstützt den Heilungsprozess.

Voraussetzung dafür ist ein Arzt, der sich auf diese zwei Ebenen der Entscheidungsfindung einlässt: Er muss erstens bereit sein, die Therapiemöglichkeiten mit korrekten Zahlen sachlich abzuklären und patientengerecht zu vermitteln. Das erfordert ausreichend Zeit, Zeit, die der Verstand benötigt, um die Dinge einzuordnen. Und zweitens muss er sich über die Selbsteinschätzung des Patienten klar werden, um zu spüren, ob die vorgeschlagenen Therapien zur individuellen Situation des Patienten passen. Dafür braucht man eine ruhige Atmosphäre, weil der Selbstzugang, also der Austausch zwischen den beiden Gehirnhälften, zwischen Gefühls- und Verstandesbewertung, unter Stress stark erschwert ist.

Viel wertvolle Information, um eine Situation intuitiv richtig einzuschätzen, vermittelt sich dabei nonverbal. Dies ist auch der Grund, weshalb sich eine solche Beratung nicht mit einem Computer-Avatar durchführen lässt. Auch eine telefonische Beratung kann das Potenzial der rechten Gehirnhälfte mit ihrem riesigen Schatz an Lebenserfahrungen niemals ausschöpfen.

MEIN TIPP

Wenn Sie einem Arzt gegenüber sitzen und eine wichtige Therapieentscheidung treffen sollen und dieser Arzt gestresst ist, weil das Wartezimmer aus allen Nähten platzt, der Krankenhauspiepser ständig Alarm schlägt oder er zwischen zwei Operationen mal schnell für das Aufklärungsgespräch an Ihr Krankenbett kommt, dann besteht die Gefahr, dass Sie nicht ausreichend mit verständlichen Zahlen über die wahrscheinlichen Auswirkungen der Therapie informiert werden und dass der Arzt Ihre persönliche Situation gar nicht wahrnimmt.

Es ist deshalb völlig in Ordnung, wenn Sie sich als Patient nicht sofort entscheiden, sondern sich etwas Zeit zum Nachdenken erbitten. Stellen Sie dem Arzt ein paar gezielte Fragen aus der 10-Punkte-Checkliste und bitten Sie ihn, diese Fragen gegebenenfalls später zu beantworten. Vereinbaren Sie dazu einen neuen Termin in der Sprechstunde, oder bitten Sie den Krankenhausarzt, das Gespräch später fortzuführen, wenn etwas mehr Ruhe eingekehrt ist.

Veränderung erfordert Mut und einen langen Atem

So sieht eine moderne, dem 21. Jahrhundert angemessene Arzt-Patienten-Beziehung aus, und zwar genau in dieser Reihenfolge: erst sachliche Klärung des Wissensstands auf Grundlage zuverlässiger Zahlen und dann ein Gespräch, in dem die persönlichen Erfahrungen beider Gesprächspartner zum Tragen kommen. Ich kenne Kollegen, die so vorgehen. Ich kenne auch Kollegen, die meinen, so vorzugehen, aber leider Pharma- und Kassenpropaganda unterliegen und daher trotzdem wirklichkeitsfremd agieren. Und ich kenne Kollegen, die immer noch am patriarchalischen Weltbild festhalten. Die beiden letztgenannten Gruppen sind in der Mehrheit, sonst gäbe es die Missstände nicht, die die ärztliche Behandlung zur inzwischen dritthäufigsten Todesursache (siehe S. 50) haben werden lassen.

Auch das Patientenverhalten steht einer partnerschaftlichen Arzt-Patienten-Beziehung oft im Weg. Zum einen verhindern übersteigerte Heilserwartungen an die Medizin eine sachliche Bewertung von Informationen, und zum anderen erschwert ein traditionelles, passives Patientenverständnis das dringend notwendige kritische Nachfragen im Sinne unserer 10-Punkte-Checkliste.

Dieses Thema wird innerhalb der Ärzteschaft durchaus diskutiert, und immer wieder wird der Ruf laut, etwas am gegenwärtigen Zustand zu ändern. Es gibt Stimmen, die fordern, Patienten besser zu informieren und sie zu ernst zu nehmenden Partnern der eigenen ärztlichen Entscheidung zu machen. Immer wieder erscheinen Artikel dazu im *Deutschen Ärzteblatt,* von den immer gleichen Autoren. Doch hat diese ehrenhafte Bewegung die Chance, mehr zu werden als das berüchtigte Feigenblatt? Leider nein. Ich glaube nicht, dass wir Ärzte in näherer Zukunft die Kraft finden werden, an den Hochschulen einen redlicheren Umgang mit Wissenschaft durchzusetzen und wirksam gegen Übertherapien vorzugehen. Ich werde im Schlusskapitel erläutern, wie ich zu dieser pessimistischen Einschätzung komme.

Dennoch hat der Umschwung von einer patriarchalischen hin zu einer partnerschaftlichen Arzt-Patienten-Beziehung schon heute eine gute Chance zur Verwirklichung. Nach Lage der Dinge kann der entscheidende Impuls dazu jedoch nur vom Patienten ausgehen, also von Ihnen. Doch dazu müssen möglichst viele Menschen ihre alte Rolle als vertrauensseliger Patient an den Nagel hängen, so bequem sie auch sein mag, und die neue Rolle des reflektierten und selbstbewussten Patienten einnehmen. Im folgenden Kapitel erfahren Sie, wie Sie sich als Patient psychologisch darauf vorbereiten können, dieses neue Selbstverständnis in der ärztlichen Sprechstunde oder im Krankenzimmer umzusetzen. Und wie Sie es schaffen, sogar unter Angst und Druck daran festzuhalten. Viele haben nun vielleicht die Sorge, dass dies zu harten Konflikten mit und zu einer regelrechten Gegnerschaft gegenüber ihren Ärzten führen könnte. Sie fürchten emotionale Überforderung und ahnen ein Scheitern. Doch das ist ganz und gar nicht gemeint und auch nicht zielführend. Vielmehr geht es darum, eine innere Haltung aufzubauen, mit der Sie im Einklang mit sich selbst, fast von allein und ohne unangenehme Konflikte zu Verhaltensweisen kommen, die dieses neue Patientenverständnis unterstützen. Mit modernen psychologischen Trainingsmethoden kann man genau das erreichen, und das Ganze macht sogar Spaß, wie Sie gleich erleben werden. Jeder wird dabei seinen eigenen, zu ihm passenden Weg finden, während das Ziel das gleiche ist: zuverlässige Informationen erhalten, einen Abgleich mit persönlichen Erfahrungswerten herstellen und ein belastbares Vertrauensverhältnis zwischen Patient und Arzt aufbauen.

V. Patiententraining

Wie Sie sich auf Ihre neue Patientenrolle vorbereiten können

Mit Erkenntnissen aus Hirnforschung und Psychologie lässt sich heute gut erklären, warum wir an Verhaltensweisen festhalten, obwohl sie uns schaden – aber sie liefern auch Hinweise, wie wir das ändern können. Der Osnabrücker Psychologieprofessor Julius Kuhl beispielsweise hat ein System entwickelt, mit dem man feststellen kann, wie sich verschiedene Persönlichkeitsmerkmale auf unser Verhalten auswirken. Aus seiner Persönlichkeits-System-Interaktionen(PSI)-Theorie verwende ich ein stark vereinfachtes Modell, mit dem Sie einschätzen können, welche Verhaltensbarrieren in Ihrem Fall möglicherweise einem partnerschaftlichen Arzt-Patienten-Verhältnis im Wege stehen.

Wenn man weiß, wo die Probleme liegen, kann man auch lernen, diese Barrieren durch gezielte Verhaltensänderungen zu überwinden. Und zwar so geschickt, dass dies wie von selbst gelingt, ohne sich selbst und den Arzt unter unangenehmen Druck setzen zu müssen. Klingt nach Zauberei, doch mit Hilfe eines modernen Selbstmanagement-Trainings können Menschen in die Lage versetzt werden, ohne Druck so zu handeln, wie es ihren eigenen Wünschen entspricht. In der Sprechstunde arbeite ich mit dem Zürcher Ressourcen Modell (ZRM®), das im Jahr 1992 von Dr. Maja Storch und Dr. Frank Krause für die Universität Zürich entwickelt wurde. Das ZRM® arbeitet mit sogenannten Mottozielen, die sich auch ganz hervorragend für unsere Zwecke eignen.

In der rauen Wirklichkeit fällt man häufig schnell wieder in die alten, problematischen Verhaltensmuster zurück, ganz besonders in emotionalen Stress- und Angstsituationen. Für diese Situationen hat Peter Gollwitzer, ein bekannter Psychologieprofessor aus New York, eine Technik entwickelt, die sogenannten Wenn-dann-Pläne, mit denen es gelingt, auch unter Druck am neuen Wunschverhalten festzuhalten.

Die Vorbereitung auf Ihre neue Patientenrolle besteht somit aus drei Teilen:

1. Bestimmung Ihres Patiententyps (Test) und möglicher Umsetzungsbarrieren für ein reflektiertes und selbstbewusstes Patientenselbstverständnis.
2. Workshop mit dem Ziel der Entwicklung eines motivierenden Mottoziels. Dieser Teil ist fakultativ. Ich würde Ihnen dazu raten, wenn der Test bei Ihnen typische Umsetzungsbarrieren aufzeigt. Mottoziele sind sehr hilfreich, um das Umsetzen eines neuen Wunschverhaltens psychologisch zu unterstützen.
3. Wenn-dann-Pläne für das Festhalten an Ihrem Wunschverhalten auch unter Angst und Druck.

Macher, Zauderer oder reflektierter Entscheider: Welcher Patiententyp sind Sie?

Unsere Gehirnhälften beherbergen unterschiedliche Bewertungssysteme, links den Verstand und rechts die Intuition. Dazu gehören auch unterschiedliche Verhaltensweisen. Die intuitiven Bewertungen der rechten Gehirnhälfte möchten sofortige Handlungen auslösen. In der Psychologie spricht man von »impulsiver Verhaltenssteuerung«. Verstandesbewertungen dagegen brauchen Zeit. Deswegen ist die linke Gehirnhälfte in der Lage, schnell impulsive Handlungen zu bremsen, um erst einmal nachdenken zu können. Das nennen die Psychologen »Selbstkontrolle«. Alle Menschen besitzen beide Fähigkeiten, Impulsivität und Selbstkontrolle, aber sie können unterschiedlich stark ausgeprägt sein. Es gibt eine angeborene Tendenz mehr zu der einen oder mehr zu der anderen Reaktionsweise. Diese kann allerdings von Lebenserfahrungen beeinflusst werden. Wir sind unseren Genen also nicht machtlos ausgeliefert, sondern können die Art und Weise, wie wir unsere Fähigkeiten einsetzen, verändern und trainieren. Dazu müssen wir unsere Schwächen jedoch kennen. Erst wenn wir genau wissen, welches Verhalten uns immer wieder in die Bredouille bringt, sind wir in der Lage, erfolgreich gegenzusteuern.

Nicht lange fackeln – die impulsive Verhaltenssteuerung

Haben Sie sich auch schon gefragt, warum Sie manchmal Dinge tun, von denen Sie genau wissen, dass Sie sie später bereuen werden? Das hat viel mit unserer rechten Gehirnhälfte zu tun, dem Sitz von Instinkt und Intuition. Dort analysieren wir unsere bisher gemachten Erfahrungen, um eine aktuelle Situation als gut oder schlecht einschätzen zu können. Im Tierreich ist diese Fähigkeit überlebenswichtig, um einer plötzlichen Gefahr auszuweichen oder ein flinkes Beutetier schnappen zu können. Eine instinktive Bewertung löst deshalb einen sofortigen Handlungsimpuls aus, wir möchten es haben oder davor wegrennen – und zwar sofort. Wie sich dieses Verhalten auf lange Sicht auswirkt, tritt dagegen zurück. So kann es passieren, dass man etwas spontan kauft, obwohl man es sich eigentlich nicht leisten kann, dass man zu viel trinkt, obwohl man weiß, dass man dies am nächsten Morgen bereuen wird, oder dass einem die Hand ausrutscht, obwohl man sich damit todsicher Ärger einhandelt. All dies sind

Handlungen, die impulsiv, unbewusst, ohne Nachdenken ausgeführt werden – oft gefolgt von einem »Es tut mir leid«.

Schnelle, instinktive Entscheidungen haben aber auch Vorteile. Im Kapitel »Faustregeln« (Seite 136) wird beschrieben, wie sie in unübersichtlichen Situationen, wenn wichtige Informationen fehlen, oft zu besseren Ergebnissen führen. Besser als der Verstand, der uns dann mit scheinbar logischen Begründungen leicht in die Irre führen kann. Der Truthahn lässt grüßen. Menschen, die zu solchen impulsiven Verhaltensweisen neigen, glauben genau zu wissen, was richtig oder was falsch ist. Zaudern und Selbstzweifel sind für eine erfolgreiche Jagd oder Flucht hinderlich. Impulsive Menschen halten sich deshalb nicht lange mit Bedenken oder Sachzwängen auf. Sie wirken oft entschlossen, optimistisch und selbstsicher, und in schwierigen Situationen können sie anderen überzeugend klarmachen, »wo's langgeht«.

Auf lange Sicht birgt ein selbstzufriedenes, unkritisches Kurshalten jedoch die Gefahr, auch dann an Entscheidungen festzuhalten, wenn sie sich als Fehler herausgestellt haben.

KURZ

Menschen wirken bei einem guten Einsatz von impulsivem Verhalten selbstsicher, entschlossen, tatkräftig und optimistisch. Bei unkontrolliertem Einsatz erscheinen sie naiv, vorschnell, eindimensional und unreif.

Erst denken, dann handeln – die selbstkontrollierte Verhaltenssteuerung

Unser Verstand möchte dagegen die zukünftigen Folgen unseres Handelns bedenken, dazu benötigt er Zeit. Deshalb ist die linke Gehirnhälfte in der Lage, spontanes, impulsives Verhalten zu unterdrücken. Die auf dem Bankkonto herrschende Ebbe erhält so Gelegenheit, sich ins Bewusstsein zu schieben, mit der

Folge, dass die schicke Jacke wieder auf den Ständer zurückwandert. Der Gedanke an den morgendlichen Kater lässt uns doch lieber etwas Alkoholfreies bestellen. Die Hand ballt sich zwar zur Faust, verbleibt aber in der Hosentasche.

Die Stärke der Selbstkontrolle liegt darin, sich frühzeitig mit unangenehmen Dingen zu beschäftigen, damit man später nicht mühsam den Schaden reparieren muss, den man durch vorschnelles Handeln angerichtet hat. Dadurch sind wir in der Lage, auch solche Dinge zu tun, die wir zunächst instinktiv ablehnen, die uns aber langfristig weiterbringen. Kein Schulabschluss, kein Hausbau, keine Zivilisation wäre möglich, wenn unser Verstand impulsives Verhalten nicht zu bremsen vermöchte, so dass wir, statt uns am Badesee zu aalen, lästigen Pflichten nachkommen. Doch sich von schönen Dingen fernzuhalten, um Unangenehmes zu tun, ist anstrengend, und deshalb scheitert Selbstkontrolle oft, wenn wir erschöpft oder gestresst sind.

Manchmal ist Selbstkontrolle fehl am Platz. Wer beispielsweise beim Flirten ewig nachdenkt und jedes Risiko abwägt, wird lange Single bleiben. Manchmal ist es durchaus sinnvoll, schnell und impulsiv zu handeln, sonst verpasst man einiges im Leben. Besonders wenn es nicht möglich ist, alle wichtigen Informationen für eine Entscheidung zu kennen, sollte man aufhören zu grübeln und lieber auf seinen Bauch hören. Wird Selbstkontrolle zum Dauerzustand, kann sie zu Zwangsstörungen führen und damit in eine Lebenssituation, in der spontane Freude und gelassene Zuversicht keinen Platz mehr haben.

KURZ

Menschen wirken bei einem sinnvollen Einsatz von Selbstkontrolle klug, gut überlegt, ruhig und verlässlich. Übertreiben sie es mit der Selbstkontrolle, erscheinen sie zauderhaft bis zwanghaft oder pessimistisch bis frustriert.

Es kommt drauf an – die selbstregulative Verhaltenssteuerung

Menschen können lernen, Impulsivität und Kontrolle jeweils passend einzusetzen. In Situationen, in denen schnelles Handeln erforderlich ist und man spontan den eigenen Standpunkt vertreten muss, sollte man Handlungsimpulse nicht unterdrücken, sondern seinen Emotionen auch einmal freien Lauf lassen. Andererseits sollte man in der Lage sein, negative Folgen solchen Handelns rechtzeitig zu erkennen, um sich gegebenenfalls zu bremsen. Denn oft ist es besser, eine ärgerliche E-Mail erst am nächsten Tag zu beantworten oder den Chef nicht gleich anzubrüllen, sondern einen Gesprächstermin zu vereinbaren, auf den man sich gut vorbereitet. Ein guter Austausch und Selbstzugang zwischen den Gehirnhälften ermöglicht die jeweils passende Verhaltensweise. Es kommt im Leben eben oft darauf an, und eine gelungene Selbstregulation hilft uns dabei, das jeweils Beste für uns daraus zu machen.

Besonders für Jugendliche ist es wichtig zu lernen, wie man spontane Aggressionen unterdrückt und vernünftigere Formen der Konfliktlösung einsetzt. Heute lebt ein ganzer Berufszweig, die Sozialpädagogik, zum großen Teil davon, Heranwachsenden diese Fähigkeit zur Selbstkontrolle zu vermitteln. Während sich die Psychotherapie überwiegend damit befasst, wie Erwachsene wieder lernen können, mehr Impulsivität und Emotionalität zuzulassen, nachdem sich im Laufe eines anstrengenden Lebens zu viel Selbstkontrolle breitgemacht hat.

KURZ

Menschen, die gelernt haben, Impulsivität und Kontrolle richtig einzusetzen, können in einer passenden Situation spontan und tatkräftig handeln. Wenn jedoch Nachdenken angebracht ist, handeln sie durchdacht und überlegt.

Test: Welcher Patiententyp sind Sie?

Diese typischen Verhaltensweisen der beiden Gehirnhälften bergen Fallstricke, die einem partnerschaftlichen Arzt-Patienten-Verhältnis im Wege stehen können. Ob und in welcher Weise Sie davon betroffen sind, können Sie mit dem folgenden kleinen Test feststellen.

Bitte bewerten Sie die unten stehenden Aussagen danach, inwiefern sie auf Sie zutreffen:

0 Punkte: trifft nie zu
1 Punkt: trifft selten zu
2 Punkte: trifft häufiger zu
3 Punkte: ja, das erlebe ich ständig

Bewerten Sie folgende Aussagen	Punktzahl	Gehirnhälfte
Wenn ich eine wichtige Frage stellen möchte, verpasse ich oft den richtigen Zeitpunkt.		links
Mein Bauchgefühl sagt mir schnell, was ich zu tun habe.		rechts
Wenn es zum Streit kommt, ziehe ich mich lieber zurück.		links
Wenn mich etwas ärgert, sage ich das gleich. Leider auch dann, wenn mich dies in Probleme bringt.		rechts
Wenn ich Probleme ansprechen will, verlässt mich schnell der Mut.		links
Wenn ich eine Meinung vertrete, ist es schwierig, mich davon abzubringen.		rechts
Ich brauche lange, um mich nach Rückschlägen wieder neu zu motivieren.		links
Ich kaufe oft schöne Dinge, weil ich sie einfach haben muss. Dabei brauche ich sie eigentlich gar nicht.		rechts

Bewerten Sie folgende Aussagen	Punktzahl	Gehirnhälfte
Ich wundere mich oft, warum andere ständig reden, obwohl selbst ich viel mehr weiß als sie.		links
Ich verdränge oft Unangenehmes, das ich besser frühzeitig angegangen wäre.		rechts
Gesamtpunktzahl	**links**	**rechts**

Zählen Sie nun alle Punkte der hellen Zeilen (»links«) zusammen und genauso alle Punkte der grauen Zeilen (»rechts«). Tragen Sie die Gesamtpunktzahl für beide Hälften ein.

Auswertung:

Patiententyp A: der schnelle Macher

neigt zu impulsiven, unüberlegten Entscheidungen

Punktzahl rechte Hirnhälfte (in der Tabelle grau):
höher als 7: mittlere Ausprägung
höher als 10: starke Ausprägung

Als Patienten befassen sich schnelle Macher nicht gern mit Studienergebnissen und Prozentzahlen. Sie überlassen das lieber den Ärzten, denn die sind ja Profis und wissen, was sie tun. Beim Betreten einer Arztpraxis verschaffen sie sich einen schnellen Überblick und schätzen den Arzt schon nach kurzer Zeit klar ein: »Der weiß, was er tut«, oder »Der hat keine Ahnung«. Schnelle Macher treffen diese Einschätzung anhand von Kriterien, die ihnen sympathisch sind: Ist der Arzt unmissverständlich in seinen Ausführungen, fackelt er nicht lange und weiß er gleich, was zu tun ist? Hat er klare Vorstellungen und hält er sich mir gegenüber nicht mit langen Erklärungen und unentschlossenem Einerseits-

Andererseits auf? Hat er einen festen Händedruck? All das sind Eigenschaften, die der schnelle Macher gut findet. Einem Arzt, der tatkräftig und optimistisch handelt, vertraut er gern. An dieser Einschätzung hält er auch dann fest, wenn objektive Argumente die Behandlung seines Arztes eher fragwürdig erscheinen lassen. Sogar noch dann, wenn unangenehme Nebenwirkungen auftreten, über die er vorher gar nicht aufgeklärt wurde.

Fallstricke für Patiententyp A:
Patiententyp A befasst sich ungern mit Details und überlässt sich lieber vertrauensvoll einem selbstsicheren und tatkräftigen Arzt. Dadurch besteht die Gefahr, sich einer wirklichkeitsfremden Übertherapie auszusetzen, an der er auch dann noch festhält, wenn schon längst klar ist, dass er dadurch Schaden nimmt. Angstmarketing führt bei Typ A oft dazu, dass er die empfohlenen Maßnahmen schnell und kritiklos umsetzen möchte.

Wunschverhalten von Patiententyp A:
Bremsen vorschneller Therapieentscheidungen durch Stärkung der eigenen Selbstkontrolle. Zuerst Beschäftigung mit und gegebenenfalls aktives Abfragen von qualitativ hochwertigen Informationen, um selbst eine bessere Übersicht zu bekommen, welcher Therapieweg im eigenen Fall tatsächlich der sinnvollste ist. Am besten mit Hilfe der 10-Punkte-Checkliste. Kritisches Hinterfragen einmal getroffener Therapieentscheidungen, wenn sie objektiv Probleme bereiten.

TIPP

Bevor Sie Wenn-dann-Pläne erstellen, empfehle ich die Entwicklung eines Mottoziels. Sie können dazu den dem Buch beigefügten Workshop auf Seite 237 gut nutzen.

Patiententyp B: der zögerliche Analytiker
hat Probleme, seine Wünsche um- und durchzusetzen

Punktzahl linke Hirnhälfte (in der Tabelle weiß)
höher als 7: mittlere Ausprägung
höher als 10: starke Ausprägung

Solche Patienten möchten eine Entscheidung erst nach einer gründlichen Abwägung von Vor- und Nachteilen einer Therapie treffen. Sie wären gern bereit, sich auf die 10-Punkte-Checkliste einzulassen. Sie mögen Ärzte, die sich Zeit nehmen, genau zuhören und die eigenen Bedenken ernst nehmen. Wenn stattdessen Zeitnot herrscht und das Sprechzimmer voll ist, trauen sich zögerliche Analytiker oft nicht nachzufragen. Wenn der Arzt Fragen übergeht oder mit Allgemeinplätzen beantwortet wie: »Das wird schon werden«, oder »Wir machen das hier schon so seit Jahren, Sie können uns vertrauen«, fällt es einem zögerlichen Analytiker schwer, auf einer kompetenten Beantwortung seiner Fragen zu bestehen. Denn er hat Schwierigkeiten, auf Widerstände spontan zu reagieren, da er fürchtet, dann vorlaut oder undankbar zu wirken. Oft fallen ihm die entscheidenden Fragen erst zu Hause ein. Auf diese Weise werden seine Wünsche leicht übergangen, und er fügt sich resigniert in sein Schicksal. Ihm fehlt in unklaren Situationen häufig die Selbstsicherheit, seinem Bauchgefühl zu trauen, um anhand von Faustregeln Entscheidungen zu treffen, wie beispielsweise eine Therapie abzulehnen.

Viele Patienten erzählen mir, dass sie eigentlich ahnen, dass bestimmte Therapien fragwürdig sind, und sie lesen auch gute Bücher, in denen seriös informiert wird. Aber liegen sie erst einmal im Krankenhaus, dann trauen sie sich nicht, diese wichtigen Fragen zu stellen, und vor allem nicht, auf Antworten zu bestehen. Die Vorstellung, eigene Interessen kämpferisch durchzusetzen, löst eher Unbehagen aus und führt auch schnell zu einem schlechten Gewissen. Stattdessen denken sie lieber: »Den anderen Patienten geht es viel schlechter, und da möchte ich mich nicht in den Vordergrund drängen«, oder »Der Arzt hat bestimmt eine anstrengende Nachtschicht hinter sich, und ich sollte ihn nicht zusätzlich stressen«.

Fallstricke für Patiententyp B:

Patiententyp B traut sich oft nicht, wichtige Fragen zu stellen oder auf Antworten zu bestehen, obwohl er genau weiß, dass er für gute Therapieentscheidungen qualitativ hochwertige Informationen braucht.

Wunschverhalten von Patiententyp B:

Lockerung der Kontrollbremse und mehr Antriebsenergie, um besser für eigene Interessen einzustehen. Mehr Vertrauen in das eigene Bauchgefühl, um im richtigen Moment spontan reagieren zu können.

TIPP

Bevor Sie Wenn-dann-Pläne erstellen, empfehle ich die Entwicklung eines Mottoziels. Sie können dazu den dem Buch beigefügten Workshop auf Seite 237 gut nutzen.

Patiententyp C: der reflektierte Entscheider

handelt nach dem Motto »Alles zur rechten Zeit«

<u>Punktzahl sowohl rechte als auch linke Hirnhälfte</u>
7 oder weniger: mittlere Ausprägung
4 oder weniger: starke Ausprägung

Auch wenn eine starke Neigung zu impulsivem Verhalten besteht, haben solche Patienten gelernt, sich gezielt zu bremsen, indem sie

Bedenken und Kritik aus der linken Gehirnhälfte zulassen. Sie informieren sich erst gründlich, auch dann, wenn sie eigentlich eine Behandlung so schnell wie möglich hinter sich bringen wollen. Sie können ihre Verhaltensbremse aber auch gezielt lockern, wenn ihnen beispielsweise hochwertige Informationen in der Sprechstunde oder im Krankenzimmer vorenthalten werden. Sie sind dann spontan in der Lage, ihr intuitives Unbehagen über diese Situation in sofortiges hartnäckiges Nachfragen münden zu lassen und gegebenenfalls eine gute Bauchentscheidung zu treffen.

Fallstricke für Patiententyp C:

Privat und im Beruf treten solche Personen selbstbewusst für ihre Interessen ein. Sind sie Patienten, besteht jedoch die Gefahr, dass auch reflektierte Entscheider in unkontrollierte Impulsivität oder in fehlendes Selbstbewusstsein zurückfallen. Denn unter Angst und Druck wird der Austausch zwischen den Gehirnhälften erschwert, und alte, längst überwunden geglaubte Verhaltensmuster kommen wieder zum Vorschein.

Wunschverhalten von Patiententyp C:

Gute Vorbereitung eines Arztgesprächs, um auch in schwierigen Situationen an einem reflektierten Entscheidungsprozess festzuhalten.

TIPP

Sie können direkt mit der Erstellung von Wenn-dann-Plänen fortfahren. Vielleicht haben Sie aber auch Spaß daran, ein modernes Selbstmanagementtraining zu absolvieren, an dessen Ende Sie Ihre reflektierte und selbstbewusste Patientenhaltung noch besser in medizinischen Behandlungssituationen einsetzen können. Dann empfehle ich auch Ihnen, den Workshop auf Seite 237 zu nutzen.

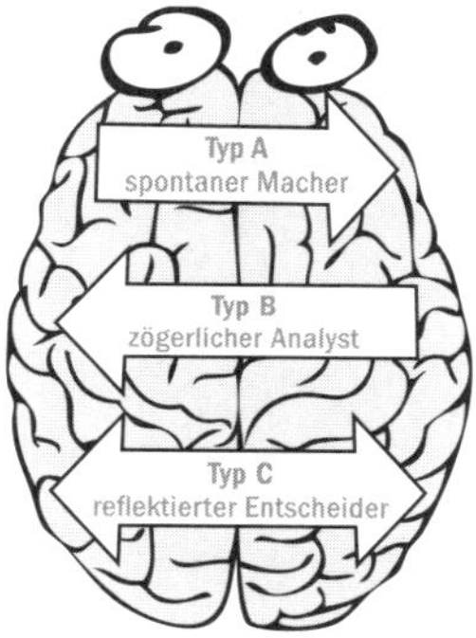

Abb. 14: Die Patiententypen: Typ A braucht mehr Selbstkontrolle aus der linken Gehirnhälfte. Typ B braucht mehr Selbstsicherheit aus der rechten Gehirnhälfte. Typ C kann Verstand ***und*** Spontaneität gezielt einsetzen.

Verhalten gezielt verändern, aber wie?

Typ A sollte lernen, seine Impulsivität beim Arzt zu bremsen, um nicht gleich aus dem Bauch heraus zu entscheiden, sondern sich erst einmal gründlich zu informieren. Typ B sollte lernen, auf guten Informationen zu bestehen, auch wenn sein Arzt versucht, seine Fragen zu übergehen oder abzuwiegeln. Er sollte die Selbstsicherheit entwickeln, in einer solchen Situation nicht frustriert aufzugeben, sondern sein Recht als Patient einzufordern. Doch diese Rollen behagen beiden Patiententypen nicht. Deswegen ist die Gefahr groß, dass sie sich ein solches Wunschverhalten zwar vornehmen, aber schnell wieder in alte Verhaltensmuster zurückfallen. Wenn es so einfach wäre, würden ja alle Neujahrsvorsätze problemlos umgesetzt werden, vom Erlernen einer Fremdsprache bis hin zum Aufräumen des Kellers! Oder die Mitglieder eines Fitnessclubs würden nach Vertragsabschluss tatsächlich bis an ihr Lebensende zweimal pro Woche trainieren, statt nach dreimaligem Training den Ausweis nur noch im Geldbeutel spazieren zu tragen. Die psychologische Forschung weiß schon lange, dass man allein mit Disziplin und Schweinehund-Überwinden oft scheitert. So einfach ist es leider nicht. Erst müssen zwei Hürden genommen werden, damit sich ein wünschenswertes, wenn zunächst auch unangenehmes Verhalten immer besser durchsetzt.

1. Das neue Wunschverhalten muss mit attraktiven Bildern in der Gehirngalerie verknüpft werden, so dass es statt Unbehagen positive Gefühle auslöst.
2. Man braucht eine Strategie, um unter Druck und Angst nicht in alte Muster zurückzufallen, sondern auch in schwierigen Situationen an dem neuen Wunschverhalten festzuhalten.

Falls Sie sich in Typ A oder Typ B wiedererkennen, geht es nun in erster Linie darum, wie Sie Ihr neues Wunschverhalten so attraktiv verpacken, dass Sie es wie von selbst beim Arzt einsetzen. Eine Strategie, wie sie auch erfolgreiche Werbeagenturen verwenden. Sie erreichen dies durch die Erarbeitung eines persönlichen Mottoziels und dazugehörige Erinnerungshilfen (Primes). Wie man dabei vorgeht, erfahren Sie im Workshop ab Seite 237. Er führt Sie durch einen Prozess, an dessen Ende Sie besser in der Lage sein werden, Ihr neues Wunschverhalten als Patient in die Tat umzusetzen. Sie werden merken, das Ganze kann sogar Spaß machen. Am besten wäre es, den Workshop noch vor der Erstellung von Wenn-dann-Plänen zu absolvieren. Planen Sie für das Durcharbeiten der Arbeitsblätter etwa zwei bis vier Stunden ein (Sie können den Workshop aber selbstverständlich auch auslassen oder ihn später nachholen).

Falls Sie sich Typ C zugehörig fühlen, finden Sie die neue Patientenrolle nicht nur vernünftig, sondern Sie können sich auch emotional damit identifizieren. Deshalb ist die Teilnahme am Workshop nicht zwingend notwendig. Aber vielleicht haben Sie dennoch Lust, sich auf eine moderne Motivationsmethode einzulassen, und erarbeiten sich ebenfalls ein eigenes Mottoziel. Die zweite Hürde, das Umsetzen von eigenem Wunschverhalten unter Druck, kann aber auch Sie vor größere Probleme stellen. Deshalb sollten Sie sich passende Wenn-dann-Pläne erstellen, die Sie in Situationen der Angst unterstützen, an einem selbstbewussten, reflektierten Patientenverhalten festzuhalten.

Wenn-dann-Pläne: Damit Sie in schwierigen Situationen standhaft bleiben

Angst und Druck erschweren den Austausch zwischen den Gehirnhälften und damit den Selbstzugang, der notwendig ist, um Verstand und Gefühle miteinander abgleichen zu können. Dadurch neigen wir dazu, das erwünschte neue Verhalten aufzugeben und wieder zu den alten Automatismen zurückzukehren. So gewinnen alte Bilder unkontrolliert immer wieder die Oberhand und können unser Patientenverhalten weiter bestimmen: Bloß nicht undankbar wirken durch kritisches Nachfragen.

Wer den Workshop noch nicht durchgearbeitet hat, lernt nun zwei neue Protagonisten kennen. Beide haben dort bereits für die Erarbeitung von Mottozielen gute Dienste geleistet und helfen nun dabei, Ideen für die Wenn-dann-Pläne zu entwickeln.

Herr Locker vom Hocker gehört zum Patiententyp A, er fühlt sich besonders in und mit seiner linken Gehirnhälfte wohl. Sein

Mottoziel lautet »James blickt durch«, und ein Schlüsselanhänger in Form einer Pistole erinnert ihn daran. Frau Ganzgenau steht für den Patiententyp B, das heißt sie fühlt sich in der rechten Gehirnhälfte wohl und zu Hause. Sie hat für sich das Mottoziel erarbeitet »Mein Elefant geht seinen Rosenweg«, und ihre Erinnerungshilfe ist ein graues Taschentuch mit einer aufgestickten Rose.

Neugierig geworden? Wenn Sie sich fragen, was genau hinter diesen bildhaften und mysteriösen Sätzen steckt, bekommen Sie vielleicht doch noch Lust auf den Workshop. Das ist Absicht … Sie werden es nicht bereuen.

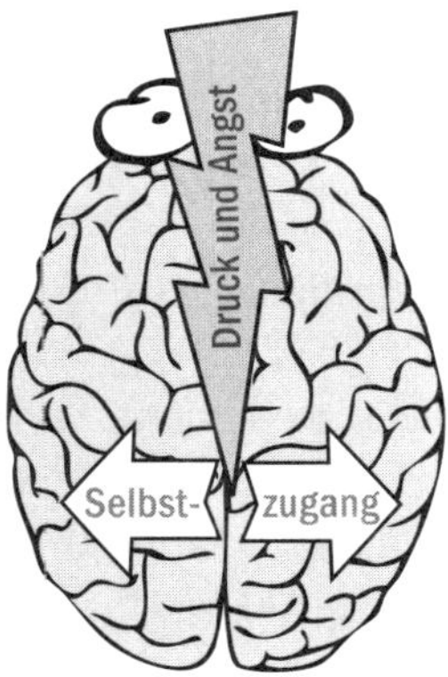

Abb. 15: Druck und Angst verhindern den Austausch zwischen den Gehirnhälften und damit den Selbstzugang. Dadurch wird die Umsetzung neuer Verhaltensvorsätze erschwert. In der Folge fallen wir in alte, ungünstige Verhaltensmustern zurück.

Patienten stehen oft unter Druck

Eine Drucksituation ist in einer Arzt-Patienten-Beziehung meist der Normalfall. Man ist unsicher, was die Krankheit zu bedeuten hat, und macht sich Sorgen. Ist die Krankheit ernst, hofft man inständig auf Heilung durch den Arzt. Wie soll man sich verhalten, wenn der Arzt in einer solchen Situation eine partnerschaftliche Beziehung ablehnt und in seiner alten Rolle als Halbgott verharren möchte? Was passiert, wenn er aus Zeitdruck Fragen übergeht oder dem Patienten sogar zu verstehen gibt, dass ihm solche Fragen nicht zustünden? Man braucht den Arzt doch für die Behandlung und möchte ihn nicht gegen sich aufbringen, indem man ihn mit Fragen belästigt und dann womöglich als undankbarer Nörgler dasteht. In der Sprechstunde ist das bei weniger ernsten Krankheiten vielleicht noch vorstellbar, aber auf einer Trage liegend, sich vor Schmerzen krümmend in der Notaufnahme? Wer hat in einer solchen Situation den Nerv, den Arzt zu fragen, wie er eigentlich heißt und was er da gerade in die Infusion spritzt? Oft ist es also die nackte Angst, die die Arzt-Patienten-Beziehung immer wieder in das patriarchalische Szenario abrutschen lässt und so ein partnerschaftliches, vertrauensvolles Miteinander erschwert.

Ein Beispiel: Ein Patient im Krankenhaus hat Zweifel, ob die angeordnete Kontrolluntersuchung mit einem Herzkatheter tatsächlich nötig ist. Er kennt einen Fall in seinem Bekanntenkreis, der bei einer solchen Untersuchung einen Schlaganfall erlitten hat. Das notwendige Aufklärungsgespräch fand mit einem gestressten Stationsarzt statt, und mehr überrumpelt als überzeugt hat der Patient die Einverständniserklärung unterschrieben. Er nimmt sich daher fest vor, den Chefarzt bei der nächsten Visite noch einmal anzusprechen. Er möchte wissen, mit welchen durch Studien belegten Risiken er zu rechnen hat – und das in absoluten Zahlen. Doch schon nach dem ersten Halbsatz wirft ihm der Chefarzt einen strengen Blick zu und fragt, ob er denn unbedingt einen Herzinfarkt erleiden möchte. Man wolle ihn hier doch davor schützen. Ob er ihm, dem Chefarzt, etwa nicht vertraue? Wie ein Kartenhaus fällt das Vorhaben, auf absoluten Zahlen und Nachweisen zu bestehen, in sich zusammen, und der Patient fügt sich resigniert.

Für genau diese Situationen hat der Psychologieprofessor Peter Gollwitzer eine Technik entwickelt, die ebenso einfach wie effektiv ist: den Wenn-dann-Plan.

Wie man sich auf schwierige Situationen vorbereitet

Wenn man vorher weiß, dass nahezu sicher bestimmte Hindernisse auftauchen werden, kann man sich sehr wirksam durch genaue Verhaltensvorgaben darauf vorbereiten. Solche Hindernisse können äußerlich sein, etwa das Verhalten des Arztes, oder innerlich, zum Beispiel Verkrampfen, Nervosität oder ein Gefühl von schlechtem Gewissen, wie es vermutlich auch die Patienten der *Schwarzwaldklinik* beschleicht, wenn sie es wagen, Professor Brinkmanns Empfehlungen nicht sofort dankbar anzunehmen. Mit klaren Vorgaben, wie wir darauf reagieren wollen, bereiten wir unser Gehirn auf solche Situationen vor.

Diese Verhaltensvorgabe besteht aus zwei Teilen: Erstens »wenn«, zweitens »dann«. In vielen Experimenten konnte nachgewiesen werden, dass eine Formulierung wie »Bei meinem nächsten Arztbesuch werde ich gezielte Fragen zu meiner Therapie stellen« weniger wirksam ist als »Wenn ich meinem Arzt gegenübersitze, dann stelle ich ihm gezielte Fragen zu meiner Therapie«. Die genaue Beschreibung der auslösenden Situation (»wenn X passiert«) und die darauf folgende klare Handlungsanweisung (»dann mache ich Y«) löst in der rechten

Gehirnhälfte den Impuls zum Handeln aus, wenn die beschriebene Situation tatsächlich eintrifft.

Voraussetzung dafür, dass ein Wenn-dann-Plan gelingt, ist allerdings, dass man sich diesen Wenn-dann-Plan einmal aufgeschrieben hat. Dazu überlegt man sich äußere und innere Situationen, die dem neuen Patientenverhalten in die Quere kommen könnten. Diese überträgt man nun in den ersten Halbsatz beginnend mit »Wenn …«.

Der zweite Halbsatz beginnt mit »dann …« und kann auf verschiedene Arten das Festhalten am Wunschverhalten bewirken. Dem »dann« kann eine konkrete Verhaltensweise folgen. Frau Ganzgenau könnte formulieren: »Wenn der Arzt meine Fragen ignoriert, dann werde ich ihn mit einem Lächeln daran erinnern, dass die Fragen noch nicht beantwortet sind.« Oder: »Wenn der Arzt meine Fragen ignoriert, dann atme ich tief durch und stelle sie noch einmal.« Man kann aber auch indirekt zum Wunschverhalten kommen, indem man den Halbsatz nach dem »dann« auf das Mottoziel und seine Erinnerungshilfen (Primes) bezieht. Im Falle von Frau Ganzgenau zum Beispiel: »Wenn der Arzt meine Fragen ignoriert, dann geht mein Elefant weiter auf seinem Rosenweg.« Oder sie könnte ihr Prime mit einer konkreten Tätigkeit verknüpfen: »Wenn der Arzt meine Fragen ignoriert, dann nehme ich mein graues Taschentuch in die Hand und erinnere ihn an die fehlenden Antworten.«

Es klingt fast zu einfach, um wahr zu sein. Dennoch gibt es inzwischen viele Experimente, die die Wirksamkeit eines Wenn-dann-Planes zeigen konnten. Da man als Patient auf verschiedene Arten unter Druck geraten kann, ist es sinnvoll, verschiedene Wenn-dann-Pläne zu entwickeln und aufzuschreiben. Um die Übersicht nicht zu verlieren, empfehle ich, dass Sie sich zunächst mögliche äußere und innere Hindernisse überlegen, die Sie als Patient unter Druck setzen und Sie davon abbringen könnten, dem Arzt berechtigte Fragen zu stellen. Suchen Sie sich die drei wahrscheinlichsten Situationen aus und entwickeln Sie drei Wenn-Halbsätze. Der jeweils folgende Dann-Halbsatz sollte eine konkrete Handlung beschreiben. Falls Sie den Workshop durchgearbeitet haben, kann sich der Dann-Halbsatz auch auf Ihr Mottoziel und Ihr Prime beziehen. Man kann alles miteinander kombinieren.

Frau Ganzgenau und Herr Locker vom Hocker entwickeln folgende Wenn-dann-Pläne:

Wenn-dann-Pläne

Frau Ganzgenau

Hindernisse für die neue Patientenrolle:

Arzt überhört Fragen, Gespräch unter Zeitdruck, Kloß im Hals, Halbgott in Weiß: »Wir machen das schon«

Wenn *der Arzt meine Frage überhört,*

dann *atme ich durch und wiederhole die Frage.*

Wenn *ich beim Arzt einen Kloß im Hals spüre,*

dann *umfasse ich mein graues Rosentaschentuch.*

Wenn *der Arzt überheblich wird,*

dann *lächelt der Elefant zurück und besteht auf einer Antwort.*

Wenn-dann-Pläne

Herr Locker vom Hocker

Hindernisse für die neue Patientenrolle:

Ich denke entspannt: Es wird schon werden, Arzt antwortet mit Zahlen, die ich nicht verstehe, Arzt ist genervt und wirkt gestresst

Wenn ich zu locker werde,

dann stellt James eine gezielte Frage.

Wenn ich beim Arzt etwas nicht verstehe,

dann bitte ich um eine verständliche Erklärung.

Wenn der Arzt genervt ist,

dann blicke ich ihm direkt in die Augen, frage ob wir das Gespräch verschieben.

Zeit zum Nachdenken gewinnen

Besonders wertvoll sind Wenn-dann-Pläne, wenn Sie wissen, dass es bei Ihrem nächsten Arzttermin um weitreichende medizinische Fragestellungen geht, zum Beispiel ob Sie ein neues Medikament dauerhaft einnehmen sollen, ob eine Operation oder eine invasive Untersuchung wie eine Knie- oder Bauchspiegelung durchgeführt werden soll oder nicht.

Falls solche Empfehlungen plötzlich auf Sie zukommen und Sie zu überrascht sind, um einen klaren Kopf zu behalten, wird Ihr behandelnder Arzt Ihnen sicher eine Bedenkzeit vorschlagen. Wenn nicht, sollten Sie sich für alle Fälle zwei Wenn-dann-Pläne zurechtlegen:

»Wenn ich zu überrascht bin, um eine Entscheidung zu treffen, dann bitte ich um Bedenkzeit und einen neuen Termin.«

So gewinnen Sie Zeit, um sich besser auf das Gespräch vorzubereiten.

Manchmal fühlt man sich so unter Druck, dass man eine sofortige Zustimmung erteilt, mit der man sich später jedoch nicht wohlfühlt. Zum Beispiel während einer hektischen Sprechstunde oder während einer Chefarztvisite. Für diesen Fall kann folgender Wenn-dann-Plan helfen:

»Wenn ich mich mit einer Entscheidung nicht wohlfühle, dann ist es völlig in Ordnung, diese abzusagen und um einen neuen Gesprächstermin zu bitten.«

Auch hier gewinnen Sie wichtige Zeit, um eine bessere Entscheidung zu finden, mit der Sie dann auch wirklich einverstanden sind. Ein vorher aufgeschriebener Wenn-dann-Plan hätte dem Herzpatienten, der gern mehr Informationen über mögliche Nebenwirkungen erhalten hätte, während der Chefvisite sicher gute Dienste geleistet, beispielsweise: »Wenn der Chefarzt meine Fragen überheblich abweist, dann blicke ich ihm direkt in die Augen, lächle und sage: ›Sehr geehrter Herr Professor, gerade weil ich bei Ihnen gut aufgehoben bin, sind Sie doch sicher in der Lage, mir die möglichen Risiken einer Kontrollkatheteruntersuchung anschaulich zu erläutern.‹«

Nun sind Sie an der Reihe. Überlegen Sie, welche typischen äußeren und inneren Hindernisse Sie davon abhalten könnten, beim nächsten Arztbesuch die neue Rolle des selbstbewussten und reflektierten Patienten einzunehmen. Anschließend entwickeln Sie für diese Situationen drei Wenn-dann-Pläne.

Meine persönlichen Wenn-dann-Pläne

Hindernisse für meine neue Patientenrolle:

Meine Wenn-dann-Pläne:

Wenn --

dann --

Wenn --

dann --

Wenn --

dann --

Wenn Ihnen nicht sofort drei Pläne einfallen, ist das kein Problem. Auch hier gilt, dass Ihre rechte Gehirnhälfte weiterarbeiten und Ihnen spätestens nach dem nächsten Arztbesuch, bei dem es nicht gelungen ist, Antworten auf die Checklistenfragen zu erhalten, Ideen für Wenn-dann-Pläne präsentieren wird.

Aus eigener Erfahrung

Wenn-dann-Pläne können für ganz unterschiedliche Situationen eingesetzt werden. Arbeitet man häufiger damit, stellt sich nach einiger Zeit eine gewisse Routine ein, die dann auch in sehr überraschenden und brenzligen Situationen helfen kann, spontan zu reagieren. Dazu ein Beispiel, das ich selbst als Patient erlebt habe:

Ich musste mich einmal einem chirurgischen Eingriff unterziehen. Ich stellte mich dazu dem Chefarzt Dr. W. vor, von dem ich wusste, dass er diesen Eingriff sehr gut ausführt. Wir vereinbarten einen Operationstermin und dass er mich persönlich operieren wird. An diesem Tag wurde ich in den OP geschoben. Dort sprach niemand mit mir, und das änderte sich auch nicht, als ich schließlich auf dem OP-Tisch lag. Der Anästhesist legte mir eine Nadel und setzte an, mir das Narkosemittel zu spritzen. Ich sah mich um und konnte den vereinbarten Operateur nirgends entdecken. Ich spürte, wie eine starke Angst in mir aufstieg: Bin ich im richtigen Operationssaal? Wissen die hier überhaupt, was ich habe und was operiert werden muss? Werden sie mich an einem völlig anderen Organ operieren, weil sie mich verwechseln? Aus Angst wurde Panik. Zu diesem Zeitpunkt sagte der Anästhesist: »So, nun werde ich Ihnen das Narkosemittel spritzen. Zählen Sie bitte bis zehn.«

Angeschnallt und kurz bevor er die Spritze verabreichte, rief ich laut: »Stopp! Sofort aufhören!« Die Routine im Operationssaal erstarrte, und alle drehten sich zu mir um. Ich fragte: »Wo ist Dr. W.? Ich hatte vereinbart, dass er mich operiert.« Es näherte sich ein mir unbekannter Mann, der mir mitteilte, dass der Chefarzt einen wichtigen unvorhergesehenen Termin wahrnehmen musste und er ihn vertreten wird. Daraufhin bat ich den mir unbekannten Mann, sich vorzustellen und fragte, welche Operation er denn ausführen möchte und ob er Erfahrung auf diesem Gebiet habe. Der unbekannte Mann stellte sich mit Namen vor und teilte mir mit, dass er leitender Oberarzt der Abteilung sei. Der Chefarzt habe ihn in Kenntnis gesetzt, dass ich Diagnose A habe und der Eingriff B durchgeführt werden soll. Er selbst sei seit acht Jahren Oberarzt in diesem Krankenhaus und habe diesen Eingriff seitdem mehrfach wöchentlich durchgeführt, der Chefarzt vertraue ihm. Daraufhin war ich beruhigt, bedankte mich für die Information und überließ mich dem Narkosearzt.

Dies ist eine Extremsituation, in der man innerhalb von Sekunden reagieren muss, um als Patient adäquat behandelt zu werden. Ohne die Rolle des mündigen Patienten jedoch vorher in einfacheren Situationen geübt zu haben, ist die Gefahr groß, dann hilflos und defensiv in Angst zu verharren.

Die Grundlage ist gelegt

Sie haben sich nun eine ganz wesentliche Grundlage erarbeitet, um in Zukunft Ihren Beitrag zu einer partnerschaftlichen Arzt-Patienten-Beziehung zu leisten. Mit Wenn-dann-Plänen (und gegebenenfalls Mottozielen und Primes) sind Sie bestens gerüstet, tatsächlich die Fragen zu stellen, die Ihnen wichtig sind, und auf Antworten zu bestehen.

Das Faszinierende an der Arbeit mit unseren eigenen Verhaltensweisen ist, dass diese Arbeit für sich allein schon eine Wirkung hat. Allein, dass Sie sich mit diesem Thema beschäftigt haben, löst in Ihrem Gehirn einen Veränderungsprozess aus, der das neue, erwünschte Verhalten fördern wird. Selbst wenn Ihnen Ihre Wenn-dann-Pläne zu unkonkret vorkommen (oder wenn Sie noch nicht mit Ihrem Mottoziel zufrieden sind), haben Sie dennoch die Wahrscheinlichkeit erhöht, dass Ihr Gehirn Sie beim nächsten Arztbesuch an Ihr gutes Recht erinnert, Antworten auf Ihre Fragen zu Diagnose und Therapie Ihrer Erkrankung zu erhalten. Dies wird nicht sofort und nicht immer in das neue, wünschenswerte Patientenverhalten münden. Sie sollten es deshalb trainieren. Beginnen Sie jedoch mit eher einfachen Situationen, zum Beispiel wenn es um die Verordnung eines durchblutungsfördernden Medikaments geht oder die Impfung gegen die nächste Schweine-, Hühner-, Hamster- oder Igelgrippe. Wenden Sie die 10-Punkte-Checkliste an, komplett oder in Teilen. Stellen Sie sich gegebenenfalls Ihr Mottoziel vor, und wenn das Gespräch auf die Impfung kommt, dann fragen Sie ruhig nach, wie hoch die Gefährdung tatsächlich ist und welche Nebenwirkungen der Impfung bekannt sind, und das bitte in absoluten Zahlen.

Schwieriger sind selbstverständlich Situationen, in denen Sie als Patient weitgehend hilflos und extrem auf die Hilfe der behandelnden Ärzte angewiesen sind. Bei einem Patienten mit frischem Herzinfarkt, der in der Notfallambulanz aufgenommen wird, haben Ärzte nicht viel Zeit, um auf Fragen nach Nutzennachweisen einzugehen, denn gerade in der Notfallmedizin spielen Automatismen eine wichtige Rolle. Doch auch hier ist es wichtig, dass Sie als Person wahrgenommen werden und dass der Arzt sich ordentlich vorstellt und Ihnen in groben Zügen sagt, was Sie vermutlich haben und was nun die nächsten Schritte sein werden. Viele Kollegen tun das auch. Wird es jedoch versäumt, verstärken sich unter Umständen die Ängste des Notfallpatienten, und das ist medizinisch keinesfalls wünschenswert, weil sich beispielsweise dadurch der Herzschlag beschleunigt. Aber sogar in dieser Situation können Sie etwas tun, um den Arzt dazu zu bringen, sich Ihnen gegenüber adäquat zu verhalten. Damit das funktioniert, ist es allerdings wichtig, das neue Verhalten vorher in einigermaßen übersichtlichen Situationen trainiert zu haben. So sind Sie auch in schwierigeren und ernsten Situationen dafür gerüstet, als selbstbewusster und reflektierter Patient zu handeln.

Meine persönliche Gebrauchsanweisung

Mit folgendem Schema können Sie sich konkret auf ein ärztliches Beratungsgespräch vorbereiten. Besonders dann, wenn es um weitreichende und eingreifende Behandlungsmaßnahmen geht. Wählen Sie aus den folgenden Elementen diejenigen aus, die Ihnen besonders wichtig und einleuchtend erscheinen, und nutzen Sie sie, um zusammen mit Ihrem Arzt zu einer Entscheidung zu kommen. Einer Entscheidung, mit der Sie aus Vernunftgründen zufrieden sind, aber hinter der Sie auch emotional stehen. Und denken Sie daran: Gute Entscheidungen brauchen Zeit und Ruhe.

1. Mein medizinisches Problem

Notieren Sie hier die Diagnose oder eine Beschreibung
der Beeinträchtigung:

____

____

2. Vorgeschlagene Behandlung

Notieren Sie hier, welche Behandlung Ihr Arzt vorschlägt:

___

3. Meine Patientenendpunkte

Welche spürbaren Vorteile möchten Sie erreichen?

- ❑ Schutz vor Herzinfarkt
- ❑ Schutz vor Krebs
- ❑ längere Lebenserwartung
- ❑ weniger Schmerzen
- ❑ mehr Beweglichkeit
- ❑ andere:

___

4. Meine Checkliste

Welche Fragen aus der 10-Punkte-Checkliste möchte ich stellen?

- ❑ 1. Wie ist der natürliche Verlauf meiner Erkrankung ohne Therapie?
- ❑ 2. Hat die vorgeschlagene Therapie nachweislich Vorteile gegenüber einer Nichtbehandlung
- ❑ 3. Worin besteht der Vorteil der empfohlenen Maßnahme konkret?
- ❑ 4. Gibt es Nachteile (Nebenwirkungen) der empfohlenen Maßnahme und was bedeuten sie für mich?

- ❑ 5. Gibt es andere Vorgehensweisen und Studien, die deren Nutzen geprüft haben?
- ❑ 6. Welche Qualität haben die Studien, mit denen die Empfehlung begründet wird?
- ❑ 7. Werden die Studienergebnisse in relativen oder absoluten Zahlen wiedergegeben?
- ❑ 8. Wie viele Patienten müssen behandelt werden, damit bei einem die gewünschte Wirkung oder eine schwere Nebenwirkung eintritt?
- ❑ 9. Gibt es eine Bilder- oder eine Faktenbox, die Vor- und Nachteile einer Therapie übersichtlich und verständlich darstellt?
- ❑ 10. Wer hat die Studien finanziert?

5. Meine Faustregeln für unklare Situationen

Faustregel 1:

____

____

Faustregel 2:

____

____

Faustregel 3:

____

____

6. Mein Mottoziel als Patient (fakultativ):

____

____

7. Meine Primes (fakultativ):

____

____

8. Meine Wenn-dann-Pläne:

Plan 1:

Wenn ____

____

dann ____

____

Plan 2:

Wenn ____

____

dann ____

____

Plan 3:

Wenn ______________________________

____

dann ______________________________

____

9. Meine Gesamtbewertung

Welche Vernunftgründe sprechen für die empfohlene Behandlung?

____

____

Welche Vernunftgründe sprechen gegen die empfohlene Behandlung?

____

____

Was raten mir meine Bauchgefühle?

____

____

Ich entscheide mich

- ❑ für die vorgeschlagene Behandlung
- ❑ gegen die vorgeschlagene Behandlung

VI. Aufbruch

Das Jahrhundert der Patienten

Im Juli 2000 erschien ein außergewöhnlicher Artikel in einer der renommiertesten medizinischen Fachzeitschriften, dem *Journal of the American Medical Association*, kurz JAMA. Ein Artikel, der das Potenzial hatte, ein Erdbeben auszulösen – in der Fachwelt wie in der Gesellschaft gleichermaßen. Es handelte sich um die Arbeit der ebenfalls sehr renommierten amerikanischen Gesundheitsforscherin Barbara Starfield (1932–2011), die ich Ihnen schon auf Seite 50 vorgestellt habe. In diesem Artikel wird nachgewiesen, dass der Gang zum Arzt in den USA die Todesursache Nr. 3 darstellt. Professor Starfield nennt als unterste seriöse Schätzung die Zahl von 225 000 vermeidbaren, durch unnötige medizinische Maßnahmen verursachten Todesfällen; die meisten davon gehen auf offiziell korrekt verordnete Medikamente zurück. Niemand aus der medizinischen Fachwelt hat ihr bisher widersprochen. Man kann von einer ähnlichen Zahl in der Europäischen Union ausgehen, mindestens. Das bedeutet mehr als sechs Millionen Tote in den USA und der EU seit dem Erscheinen dieses Artikels. Wenn man die Jahre davor mitberücksichtigt, ist die moderne Medizin für den Tod von fast so vielen Menschen verantwortlich wie der Zweite Weltkrieg.

Und was passierte nach dieser schockierenden Erkenntnis? … Nichts.

Noch einmal zur Klarstellung: Jeden Tag rettet die moderne Medizin Menschenleben. Jeden Tag operieren gut ausgebildete Chirurgen erfolgreich Patienten, die früher als unbehandelbar galten. Jeden Tag hören engagierte Ärzte ihren Patienten zu und tun ihr Bestes, um ihnen beizustehen, und jede Nacht stehen Notärzte auf, um medizinische Notfälle wirksam zu behandeln. Das alles ist fantastisch.

Doch jeden Tag werden auch unnötig Medikamente verschrieben und überflüssige Operationen durchgeführt, die zu den genannten Horrorzahlen führen. Nebenwirkungen lassen sich sicher nicht immer vermeiden, denn selbst bei bestem Willen kann eine gute Medizin nicht perfekt sein. Aber wir sprechen hier nicht von solchen unvermeidbaren Grauzonen medizinischer Maßnahmen. Wir sprechen von gezielten und gegen jeden medizinischen Sachverstand durchgesetzten Übertherapien. Therapien, von denen jedem Arzt nach kompetenter Sichtung der Fakten klar sein müsste, dass sie Patienten nicht nützen werden, sie diese aber den Risiken von Nebenwirkungen aussetzen, von Einschränkungen der Lebensqualität und Schmerzen bis hin zu frühzeitigem Tod. Wenn Professor Starfield von vermeidbaren Opfern spricht, dann handelt es sich nicht um »normale« Nebenwirkungen einer verantwortlichen Medizin. Wir reden über Schäden, die deshalb eintreten, weil sich Gutachten von Hochschullehrern für die Zulassung neuer Medikamente kaufen lassen und weil sich praktische Ärzte aus nichtmedizinischen Gründen zu Übertherapien verleiten lassen.

Dies endlich einmal klar und deutlich auszusprechen bedeutet keine Illoyalität gegenüber redlich und solide arbeitenden Medizinern. Im Gegenteil. Sind es doch diese Missstände, die es solchen Medizinern immer schwerer machen. Weil sie sich beispielsweise bei jedem Rezept, das sie ausstellen, fragen, ob bei der Zulassung vielleicht ernste Nebenwirkungen verschwiegen wurden und sie ihre Patienten damit womöglich schädigen. Immer mehr Ressourcen, finanzieller und personeller Art, werden eingesetzt, um solche Übertherapien in Praxen und Kliniken durchzusetzen. Nicht zuletzt macht dieser medizinische Skandal die Motivation vieler engagierter medizinischer Mitarbeiter, vom Arzt bis zum Pflegeschüler, zunichte, die eigentlich Menschen helfen wollten, aber zunehmend spüren, dass sie Teil eines kranken Systems sind. Und das macht sie selbst seelisch krank. Burnout ist in diesem System allgegenwärtig.

Die Verschreibungsblase und ihre finanziellen Folgen

Unabhängig von dem menschlichen Leid, das sich hinter diesen Zahlen verbirgt, entsteht unserer Gesellschaft auch ein riesiger finanzieller Schaden. Um welche Summen es geht, macht folgender Vorgang deutlich.

In den USA wurden Strafen für Betrug und Irreführung bei der Vermarktung von Medikamenten eingeführt. Die bisher höchste Strafe (3 Milliarden Dollar) verhängte die amerikanische Justiz im Juli 2012 über den Pharmariesen GlaxoSmithKline (GSK) wegen der täuschenden Darstellung einiger Medikamente, zum Beispiel des Antidepressivums Paxil®. Ärzten zahlte das Unternehmen Millionenbeträge – das Geld floss vor allem an meinungsführende Professoren an den Universitäten –, mit dem Zweck, dieses Medikament im Rahmen von Fortbildungsveranstaltungen schönzureden und kritisches Nachfragen zu verhindern. Von neuen Diabetesmedikamenten wurde einfach eine günstige Wirkung auf die Herzgesundheit behauptet, während die Nachteile für die Herzgesundheit in Wahrheit längst bekannt waren. Doch das hielt die Ärzte nicht davon ab, auf diesen billigen Trick hereinzufallen und die Medikamente massenhaft zu verschreiben. Man schreckte auch nicht davor zurück, gefährliche Antidepressiva gezielt an Jugendliche zu verordnen, ohne zu prüfen, ob diese sie wirklich brauchten. Wenn die Kundschaft früh an Medikamente gewöhnt wird, deren Absetzen mit Entzugserscheinungen verknüpft ist, fördert das letztendlich die lebenslange Einnahme.

Diese und weitere Beispiele von vielen unglaublichen Praktiken der Pharmaindustrie sind auf der Homepage des amerikanischen Justizministeriums nachzulesen. Und natürlich ist GlaxoSmithKline nicht das einzige Unternehmen, das deswegen verurteilt wurde. Es betrifft fast alle großen Pharmaunternehmen wie die Firmen Eli Lilly (1,4 Milliarden Dollar), Abbott (1,5 Milliarden), Merck (1 Milliarde) und AstraZeneca (520 Millionen). Vor GSK hielt die Firma Pfizer den Strafenrekord: Sie musste im Jahr 2009 2,3 Milliarden Dollar für ähnliche Vergehen zahlen.

Das klingt nach richtig viel Geld, doch wirkt es tatsächlich abschreckend? Der Jahresumsatz der großen Pharmafirmen beträgt zwischen 40 und 50 Milliarden Dollar. Mit den Produkten, für deren kriminelle Vermarktung GSK 3 Milliarden Strafe zahlte, hatte das Unternehmen zuvor Umsätze in Höhe von 10 Milliarden Dollar (Diabetesmedikamente) bzw. 18 Milliarden Dollar (Antidepressiva) gemacht. Das heißt, die 3 Milliarden konnten locker aus der Portokasse gezahlt werden. Wahrscheinlich werden diese Strafen in die Kosten für die kriminellen Vermarktungskampagnen schon miteingerechnet. Der Aktienkurs ist ein schonungsloser Indikator dafür, ob ein Unternehmen profitabel oder unprofitabel geführt wird. Nachdem GlaxoSmithKline die Strafe im Juli 2012 erhalten hatte, ist er – gestiegen. Die Strafen sind »Peanuts« für die Pharmawelt und kommen für all die Patienten, die durch diese Vergehen Schaden erlitten haben, ohnehin zu spät.

Aber Wirtschaftsexperten fangen an, Alarm zu schlagen. In

einem Aufsatz zur Finanzkrise protestiert der letzte deutsche Nobelpreisträger für Ökonomie, Professor Dr. Reinhard Selten, gegen die umfassende Korruption im Gesundheitswesen. Er bezeichnet die daraus resultierende unnötige Verordnung von Medikamenten als »Verschreibungsblase« mit immensen Folgen für den Steuerzahler. Seine Mitautorin, die Wirtschaftswissenschaftlerin Dr. Robin Pope, schätzt, dass der finanzielle Schaden dieser Verschreibungsblase mindestens genauso hoch ist wie der durch die letzte große Finanzkrise.* Wir müssen also davon ausgehen, dass allein im deutschen Gesundheitssystem ein Großteil der 300 Milliarden Euro Krankheitskosten für unnötige Therapien ausgegeben wird, die ihrerseits beträchtliche medizinische Probleme verursachen, die dann wiederum ebenfalls behandelt werden müssen. Dadurch werden in einem sehr großen Umfang Geldmittel umgeleitet, die Patienten schaden statt nützen und die einem verantwortungsbewusst arbeitenden Gesundheitssystem abgehen. Wer hier mit Schlagworten wie »Innovationsbremse« oder dem Erhalt von Arbeitsplätzen argumentiert, sollte vielleicht noch einmal den Anfang dieses Kapitels lesen. Abertausende Tote (jährlich!) gegen Arbeitsplätze aufzuwiegen, das ist im besten Fall noch zynisch zu nennen.

Wenn ein ganzes System in dieser Weise versagt und die Gesellschaft dadurch so massiv geschädigt wird, dann müsste das Interesse von Medien und Politik an dieser Problematik eigentlich enorm sein. Kurz nach dem Erscheinen des Artikels von Professor Starfield berichtete die amerikanische Presse zwar darüber, doch danach tat sich nichts mehr. Keine der führenden Zeitungen, kein einziger Fernsehsender stellte weitere »Medi-

---

* Im englischen Originalwortlaut: »When the prescription drugs bubble directly costs lives and damages health – not to mention its assault on the private/public pocket book – the prescription drugs bubble is at least as cancerous than the financial bubble, and merits like scrutiny and remedial action.«

calgate«-Nachforschungen an. Weder das US-Justizministerium noch irgendeine andere staatliche Behörde zeigten ein erkennbares Interesse, Gegenmaßnahmen einzuleiten. Als hätte man kollektiv beschlossen, diesen Skandal zu ignorieren.

Und in Deutschland? Hierzulande werden ehemalige Staatsoberhäupter, die sich für einen sehenswerten Film eingesetzt haben, aufgrund eines Hotelkostenzuschusses in Höhe von 700 Euro in einem aufwendigen und teuren Prozess wegen »Bestechlichkeit« zur Schau gestellt und füllen wochenlang die Schlagzeilen. Wenn dagegen handfeste kriminelle Energien das Gesundheitssystem mit Riesensummen korrumpieren und deswegen Tausende Menschen sterben müssen, scheint dies niemanden ernsthaft zu interessieren.

Was geschehen müsste

Bei jährlich mindestens 450 000 vermeidbaren Todesfällen in den USA und der EU ist der Ruf nach dem Staat verständlich, jedoch zweischneidig. Wenn staatliche Behörden per Gesetz vorschreiben wollten, wie eine Blinddarmoperation durchgeführt oder ein Blutdruck eingestellt werden muss, wäre das ähnlich zielführend wie eine gesetzliche Verordnung, wie ein Bäcker Brot zu backen hat. Im Ergebnis hätten wir keine bessere Medizin, genauso wenig wie es bessere Brote geben würde, aber der Weg zu Regelwut und staatlicher Willkür wäre geebnet. In einer freien Gesellschaft werden die verschiedenen Bereiche von denjenigen geregelt, die sich darin auskennen, weil sie eine Ausbildung auf diesem Gebiet erhalten haben und in diesem Bereich arbeiten. Ein Bäcker weiß eben besser, wie ein gutes Brot gelingt, als ein Regierungsbeamter. Die Berufsgruppen organisieren sich in Ständen und Zünften und legen unabhängig und frei die Inhalte einer korrekten Berufsausübung fest und sorgen dafür, dass die Ausbildung den fachlichen Erfordernissen entspricht. An diesem Prinzip sollte man nicht rütteln, indem man nach mehr Gesetzen ruft.

Dennoch kann der Staat Rahmenbedingungen und gesetzliche Anreizsysteme schaffen, um Standesorganisationen in der korrekten Umsetzung ihrer gesellschaftlichen Aufgabe zu unterstützen – bzw. sie daran zu erinnern, ihre Aufgabe nicht aus den Augen zu verlieren, nämlich das bestmögliche Produkt für den Kunden respektive den Patienten zu schaffen. Schafft der Staat durch eine kluge Ordnungspolitik solche funktionierenden Rahmenbedingungen, darf man von Staatskunst sprechen. Echte Staatskunst im Gesundheitswesen würde heute vor allem darin bestehen, diejenigen Kräfte zu unterstützen, die motiviert sind, endlich wirklichkeitsfremde Übertherapien einzudämmen und redliche Wissenschaft umfassend durchzusetzen.

Hier die aus meiner Sicht wichtigsten Maßnahmen ohne Anspruch auf Vollständigkeit.

Förderung der Risikokompetenz

Der Staat könnte darauf drängen, dass die »Risikokompetenz« der Ärzte gesteigert wird. So nennt der Leiter des Berliner Max-Planck-Instituts für Bildungsforschung, Professor Gerd Gigerenzer, die Fähigkeit, Zahlen aus Statistiken zu verstehen und die richtigen Schlüsse daraus zu ziehen (ganz im Sinne unserer 10-Punkte-Checkliste). Er testet das Maß an Risikokompetenz regelmäßig in Ärzteseminaren, und das Ergebnis ist ernüchternd. Doch wer die Regeln nicht versteht, der respektiert sie auch nicht. Das gilt für den Hausarzt genauso wie für den ärztlichen Direktor einer Universitätsklinik. So ist es leider der Normalfall, dass Studienergebnisse meist nicht mathematisch korrekt ausgelegt werden, sondern ihre Interpretation maßgeblich von persönlichen Meinungen, Vorlieben oder Interessen von Ärzten und ihren Geldgebern beeinflusst wird – mit den bekannten Folgen. Denn wenn Ärzte ohne Risikokompetenz Medikamente, Impfungen oder Vorsorgeuntersuchungen verordnen, handeln sie nicht anders als ein Chirurg, der eine Gallenblase operieren will, ohne zu wissen, wo sie sich befindet. Und sie richten den gleichen Schaden an. Mangelnde Risikokompetenz, gepaart mit der fehlenden Einsicht, wie wichtig diese Fähigkeit ist, bildet die Basis für die massenweise Verordnung von Übertherapien und damit Tausender vermeidbarer Todesfälle.

Deshalb muss Risikokompetenz in der Ärzteausbildung zum Hauptfach werden. Im Moment bestehen ärztliche Pflichtfortbildungen in erster Linie aus bezahlter Pharmapropaganda. Wenn man solche manipulativen Veranstaltungen streichen und stattdessen Risikokompetenz vermitteln würde, könnte man sogar den Fortbildungsaufwand insgesamt verkürzen und dennoch den Nutzen für eine verantwortungsbewusste Medizin steigern. Das gilt aber nur, wenn Ausbildung und Prüfung von Institutionen durchgeführt und überwacht werden, die dazu geeignet und nachweisbar unabhängig sind. Das Max-Planck-Institut für Bildungsforschung mit dem angeschlossenen Harding-Zentrum für Risikokompetenz wäre beispielsweise eine ganz hervorragende Adresse.

Risikokompetente Ärzte wären in der Lage, die Arbeit ihrer Fachgesellschaften und die Qualität ihrer Behandlungsleitlinien besser zu kontrollieren. Sie könnten auch auf patientengerechteren Darstellungen von Studienergebnissen bestehen, die sie in die Lage versetzen würden, Fragen der 10-Punkte-Checkliste in der Sprechstunde anhand von Faktenboxen, absoluten Zahlen und NNTs kompetent zu beantworten.

Darüber hinaus sollte Risikokompetenz ein Hauptinhalt des Schulfachs Mathematik werden. Geometrie und Algebra sind wichtig, aber Kreis- oder Wurzelberechnungen kommen im Leben eher selten vor. Doch täglich lesen wir Meldungen, dass das Risiko für dieses zu- und für jenes abgenommen habe. Klima-, Verbrechens-, Unfall-, Ernährungs- und Krankheitsrisiken sind allgegenwärtig und werden oft nicht mit der Absicht verbreitet, uns zu informieren, sondern um uns irrezuführen. Schulabgänger, die dies durchschauen, wären hoffentlich immun gegen eine solche Propaganda – auch in der Medizin.

Pharmafonds für unabhängige Forschung

Im Moment zieht sich der Staat immer mehr aus der Finanzierung der medizinischen Forschung zurück und überlässt es den Herstellern, die Studien zu finanzieren, die den Nutzen ihrer eigenen Produkte beurteilen sollen. Universitäten werden in einen Wettbewerb um diese Herstellergelder (Drittmittel) getrieben. Ich kenne universitäre Oberärzte, denen von der Klinikleitung mitgeteilt wurde, dass sie ihr Gehalt in Zukunft selbst durch das Einwerben von Drittmitteln finanzieren müssten. Unter diesen Umständen kann es aber keine unabhängige Forschung geben. Forscher, die dazu neigen, Therapien gut aussehen zu lassen, werden immer mehr Geld für Studien bekommen als Forscher, die genau, kritisch und unbestechlich arbeiten. Alles andere anzunehmen wäre naiv. Auf diese Weise wird nicht der Wettbewerb um die beste Medizin gefördert, sondern der um die unverfrorenste Einflussnahme auf die Wissenschaft.

Doch man könnte die Kräfte des Marktes tatsächlich auch für die Medizin sinnvoll nutzen, indem man beispielweise einen großen Geldtopf anlegt, in den Pharmaindustrie und Staat ihre gesamten Forschungsgelder einbringen. Aus einem solchen Pharmafonds könnten Forschern dann die notwendigen Gelder für Studien zugeteilt werden. Wenn die Forschungsgelder nicht mehr direkt von der Industrie kämen, sondern von einem neutralen Verteiler, stünden Forscher nicht mehr unter dem

Druck der Hersteller. Die Medikamente, die in diesen tatsächlich unabhängigen Studien am besten abschneiden, dürften später zu den höchsten Preisen verkauft werden. Das wäre Marktwirtschaft zum Wohle des Patienten. Und – vielen Mitarbeitern der großen Pharmaunternehmen wäre wieder wohler in ihrer Haut, denn sie wissen ganz genau, dass sie auf die aktuellen Praktiken ihrer Arbeitgeber nicht stolz sein können.

Lehrstühle für iatrogene Erkrankungen

Die Todesursache Nr. 3 besitzt kein eigenes medizinisches Forschungsinstitut. Während Herzkrankheiten (Todesursache Nr. 1) und Krebs (Todesursache Nr. 2) im Moment leider nur schwer zu verhindern sind, gilt dies nicht für die von der Medizin verursachten Erkrankungen, die sogenannten iatrogenen Erkrankungen. Mit gutem Willen wäre ein Großteil der Opferzahlen vermeidbar. Der derzeit wichtigste Lehrstuhl für die Medizin an einer Universität wäre deshalb ein Lehrstuhl zur Erforschung und Vermeidung iatrogener Erkrankungen. In dessen Verantwortung sollte es liegen, alljährlich einen Bericht zur aktuellen Situation für den Gesundheitsminister zu erstellen und diesen Bericht auch im Internet zu veröffentlichen. Der positive Effekt wäre riesig.

Unterstützende Gesetzgebung

Eine kompetente und ehrliche, den Fakten verpflichtete Lehrmeinung lässt sich nicht per Gesetz erzwingen. Doch man könnte eine für Ärzte und Patienten gut verständliche Fassung wissenschaftlicher Leitlinien mit absoluten Zahlen, Faktenboxen und NNT-Angaben verpflichtend machen.

Die Strafen für Irreführung und Betrug im Umgang mit wissenschaftlichen Daten ließen sich deutlich effektiver gestalten. Das fängt mit der Verjährungsfrist an. Im Falle der auf Seite 49 erwähnten Behandlungsleitlinien hätte ich die verantwortlichen Mediziner gern wegen Verstoßes gegen das Arzneimittelgesetz angezeigt. Schließlich ist ein bekanntermaßen gefährliches Medikament (Sibutramin) zur Zulassung empfohlen worden, unter personeller und finanzieller Unterstützung des Herstellers (Knoll AG, Teil des Pharmakonzerns Abbott). Nach zehn Jahren musste die Zulassung wegen einer Reihe vorhersehbarer Todesfälle zurückgenommen werden. Doch die Verjährungsfrist beträgt drei Jahre. Viel zu kurz, um Mietmäuler zur Verantwortung ziehen zu können. Zehn Jahre wären angemessen.

Außerdem müsste die umfassende Offenlegung finanzieller Verbindungen von Ärzten zu Pharmafirmen oder anderen Herstellern verpflichtend werden. Und natürlich sollten die Angaben dann auch überprüft werden. Über ein geeignetes Strafmaß bei Verstößen ließe sich eine stärkere abschreckende Wirkung erzielen. Manipulatives Pharmamarketing sollte ähnlich wie in den USA gesetzlich verfolgt und mit extrem hohen Strafen belegt werden, und zwar mindestens so hoch wie der Gewinn, der mit diesen kriminell beworbenen Produkten vorher erzielt wurde.

Nicht selten gibt es sogar Vorstöße in die richtige Richtung. Tatsächlich wird gerade ein Gesetz vorbereitet, das die Verwendung von Faktenboxen verbindlich vorschreibt. Die EU-Kommission prüft derzeit, wie eine solche Box gestaltet werden könnte. Würden diese dann so aussehen wie auf Seite 76, dann wäre dies tatsächlich ein großer Fortschritt. Doch eine einflussreiche Lobbyorganisation der Pharmaindustrie zeigt bereits die Zähne. Der Verband forschender Pharmaunternehmen (vfa) spricht von einer »unerfüllbaren Aufgabe«, auf kleinstem Raum alle entscheidenden Informationen zur Verfügung zu stellen, dabei seien immer schlechte Kompromisse nötig.

Warum es nicht geschehen wird

Weil sich in der Medizin die Finanzkraft der Hersteller im Endeffekt immer durchsetzt. Die ungeheuren Geldmittel werden nicht nur zur Beeinflussung der Ärzte verwendet, sie fließen auch in Politik und Medien, damit die eigenen Profite nicht durch gute Gesetze und hochwertige Informationen gefährdet werden. Mit Erfolg, denn immer dann, wenn tatsächlich einmal vernünftige Maßnahmen beschlossen werden sollen, wird an irgendeiner politischen Stelle quergeschossen. Meist geschieht das verdeckt, manchmal aber auch offen.

Politik und Pharmalobby

Ein schönes Beispiel ist die Verhinderung der sogenannten Positivliste Mitte der 1990er Jahre. Darin waren die Medikamente aufgeführt, die nachweisbar ein gutes Nutzen-Risiko-Verhältnis aufwiesen. Doch diese als einfache Orientierung für Ärzte gedachte Maßnahme löste in der Pharmabranche einen Sturm der Entrüstung aus. Der Bundesrat stimmte schließlich mit den Stimmen der Ministerpräsidenten, in deren Bundesländern einflussreiche Pharmakonzerne angesiedelt sind, dagegen: Wolfgang Clement (Nordrhein-Westfalen, Bayer AG), Hans Eichel (Hessen, Höchst AG) und Gerhard Schröder (Niedersachsen, Glaxo Wellcome plc). 1995 überreichte Baldur Wagner, seinerzeit Staatssekretär im Gesundheitsministerium, dem damaligen Chef des Bundesverbandes der pharmazeutischen Industrie Hans-Rüdiger Vogel zu dessen 60. Geburtstag ein besonderes Geschenk: ein geschreddertes Exemplar der Positivliste.

Sollte die EU tatsächlich ein Gesetz für verbindliche Faktenboxen beschließen, dann können Sie sicher sein, dass diese nicht so aussehen werden wie auf Seite 76, sondern dass zum Beispiel die verpflichtende Darstellung in absoluten Zahlen verhindert wird. Gute Gesetze werden in der Gesundheitspolitik stets als Tiger geplant und enden als Bettvorleger. Dafür sorgen die vielen aktiven und ehemaligen Politiker, die der Pharmaindustrie in irgendeiner Weise verpflichtet sind. Wenn man sich die Biografien vieler Gesundheitspolitiker und deren Nebentätigkeiten vor Augen führt, dann reicht allein das, was öffentlich bekannt ist, aus, um zu merken, dass es vielen nicht um des Volkes Wohl geht. Solche Politiker schwächen die Vorgaben in den Ausschüssen ab oder öffnen Türen zu den Entscheidungsträgern in Berlin und Brüssel. Oft werden sie nach ihrer aktiven Zeit mit attraktiven Posten belohnt. Wieso hat beispielsweise der Pharmariese Böhringer-Ingelheim den ehemaligen Ministerpräsidenten Kurt Beck 2013 als Berater auf seine Gehaltsliste gesetzt? Horst Seehofer ist der einzige mir bekannte Spitzenpolitiker, der diese realexistierende Machtlosigkeit der Politik gegenüber der Pharmaindustrie offen zugibt. (Schauen Sie sich dazu auf *Youtube* ein ZDF-Interview mit ihm aus dem Jahr 2008 an, Suchbegriffe »Seehofer« und »Pharma«).

Medien und Pharma-PR

Ähnliches gilt für die Medien. Machen Sie sich klar, dass hinter fast jeder objektiv klingenden Pressemeldung, die Krankheitsepidemien beschreibt oder eine neue Therapie bewertet, Agenturen stecken, die dafür bezahlt werden, im Hintergrund die öffentliche Meinung zu beeinflussen. Aus solchen Pressemeldungen speisen sich dann die Berichte der großen Fernsehsender und Zeitungen. Ich habe es häufig erlebt, dass Journalisten, die ihr Gesicht und ihren Namen für Gesundheitsberichterstattung hergeben, nicht bewusst ist, wie sehr sie sich von solchen geschickt gestreuten Täuschungen beeinflussen lassen. Ein eklatantes Beispiel für eine derartige PR-Strategie konnte man während der Schweinegrippe beobachten, deren mediale Berichterstattung frühzeitig als reine Verkaufspropaganda für den

Impfstoff zu erkennen war. Moderatoren der bekannten Nachrichtensendungen sowie die Chefs der Gesundheitsressorts großer Zeitungen sollten daraus gelernt haben. Sollten, haben sie aber leider nicht. Beurteilen Sie selbst die aktuelle Berichterstattung zu den Themen Krebs, Diabetes, Übergewicht oder auch die jährlichen Impfkampagnen. Es ist immer das Gleiche, in den Nachrichten sehen wir sich objektiv gebende, in Wirklichkeit jedoch industriefreundliche Beiträge ohne echte Prüfung der Fakten – und wenn das Geschäft gelaufen ist, kritische Kommentare im Spätprogramm.

Das ist die Situation der letzten Jahrzehnte. Doch das ist nichts im Vergleich zu dem, was uns in Zukunft droht. Und diese Zukunft hat bereits begonnen.

Das Verkrankungssystem

Ich möchte Sie jetzt einladen, mit mir das große Ganze zu betrachten. Wieso herrscht im Gesundheitssystem seit Jahren keine Staatskunst, sondern Staatsmurks? Was sind die tieferen Beweggründe? Und wohin führt das eigentlich? Ein Schlüssel zum Verständnis des Geschehens liegt in der Auslegung des Begriffs »Marktwirtschaft«. Man kann die Kräfte eines Marktes zum Nutzen der Gesellschaft einsetzen. Man kann sie aber auch dafür benutzen, nur die Taschen Einzelner zu füllen und der Allgemeinheit zu schaden.

Im Gesundheitssystem herrscht keine Chancengleichheit

Zu einer freien Gesellschaft gehört ein freier Markt, der sich durch Angebot (Hersteller) und Nachfrage (Kunden) selbst reguliert und zu immer besseren Produkten führt. Und damit die Gewinne nicht nur den Eigentümern und Chefs der Unternehmen zugutekommen, gibt es bei uns das Ideal der sozialen Marktwirtschaft.

Eine Voraussetzung muss jedoch erfüllt sein, damit eine freie Marktwirtschaft zu immer besseren Produkten führt: Es muss Chancengleichheit herrschen. Chancengleichheit zwischen den Herstellern, damit Monopole, Subventionen, Rettungsschirme und falsche Anreizsysteme den Wettbewerb um die besten Produkte nicht verzerren und Betrug am Kunden sogar noch belohnen. Aber vor allem braucht es Chancengleichheit zwischen Herstellern und Kunden. Um eine echte Wahl zu haben, muss der Kunde erkennen können, welches Produkt das bessere für ihn ist. In der Automobilbranche funktioniert das gut. Das teurere Produkt ist meist auch das bessere, und man hat eine große Auswahl. Kundenorganisationen wie der ADAC oder der AvD führen unabhängige Tests durch, die die Autos verschiedener Anbieter nach nachvollziehbaren Kriterien wie Bremsweg oder Kofferraumgröße öffentlich miteinander vergleichen (leider ist dort offensichtlich auch nicht alles Gold, was glänzt). Der Kunde weiß also, was er für sein Geld bekommt, und es existiert ein echter Wettbewerb. Infolgedessen werden die Produkte immer besser (Airbags gab es vor 30 Jahren nur in der Mercedes S-Klasse, heute sind sie Grundausstattung in jedem Auto). Alles, was der Staat dazu beitragen muss, ist die gesetzliche Verpflichtung, Autos in regelmäßigen Abständen zum TÜV und zur Abgasuntersuchung zu bringen.

Der Markt in einem Gesundheitssystem unterscheidet sich in wesentlichen Punkten vom Automarkt. Hier ist das teurere Produkt häufig nicht das bessere, und es gibt keine unabhängigen, einfach zu verstehende Vergleichstests. Stattdessen prüft jeder Hersteller sein eigenes Produkt selbst. Dadurch entsteht an der falschen Stelle Wettbewerb, nämlich ein Wettbewerb, wer die Testergebnisse am besten manipulieren kann. Außerdem werden die preiswerten Behandlungsmöglichkeiten oft gar nicht getestet. Jeder Hersteller versucht, möglichst teure Therapievarianten an den Patienten (Kunden) zu bringen. Und damit der Patient nicht merkt, dass eine bestimmte Therapie gar nicht die beste ist, wird die Verbreitung entsprechender Informationen nach Möglichkeit verhindert. Das ist der Grund, warum Pharmaunternehmen für die Behinderung guter und die Streuung falscher Informationen zwei- bis dreimal so viel Geld ausgeben wie für die Erforschung ihrer Produkte. Denn ohne zutreffende, qualitativ hochwertige Information ist der Patient in der schwächeren Position. Wenn es um das eigene Leid und Leben oder um das der Familie geht, möchte jeder unbedingt das Beste. Und wenn alle behaupten, nur mit der umfänglichsten und teuersten Behandlung sei eine Heilung möglich, dann hat der »Kunde« keine Wahl. Er wird alles daran setzen, genau diese Behandlung zu bekommen, und treibt damit die Umsätze der Hersteller in die Höhe, obwohl er gar nicht das beste Produkt bekommt.

Die vordringlichste Aufgabe des Staates wäre es, Chancengleichheit herzustellen. Dazu müsste er Rahmenbedingungen schaffen, die eine unabhängige Forschung und faire Vergleichstests fördern. Deren Ergebnisse müssten öffentlich zugänglich und außerdem so gestaltet sein, dass der Patient sie verstehen kann. Ein Beispiel, wie so etwas funktionieren könnte, habe ich mit dem Pharmafonds und der 10-Punkte-Checkliste vorgestellt. Doch Politiker haben etwas ganz anderes im Sinn, wenn sie den Umbau des alten Gesundheitssystems in einen modernen Gesundheitsmarkt fordern.

Ein System wird umgebaut

Für die Herstellung der Chancengleichheit war es eine grundsätzlich kluge Idee, zwischen dem Medizinanbieter (Pharmaindustrie) und dem Medizinkonsumenten (Patient) einen unabhängigen Sachwalter zu installieren: den selbstständigen und in seiner Entscheidung freien Arzt. Diesem kommt die Aufgabe zu, die besten Produkte, Medikamente und technischen Verfahren zu erkennen, die eben häufig nicht die teuersten sind, und den Patienten entsprechend zu beraten. Damit Ärzte diese Aufgabe erfüllen können, wurden sie mit einem Monopol ausgestattet: Niemand anderer als der selbstständige Arzt durfte in der ambulanten Versorgung Medikamente und technische Maßnahmen per Rezept verordnen. Dafür mussten Arztpraxen einwilligen, nicht als Gewerbe zu agieren, das heißt keine Filialen, nur in Ausnahmefällen angestellte Kollegen, keine Werbung, kein Verkauf von Zusatzprodukten. Für die Industrie war der selbstständige Arzt also der Flaschenhals, den man passieren musste, um seine Produkte an den Kunden zu bringen. Gleiches gilt für die zunehmend privatisierten Krankenhäuser, die steigende Umsätze nur dann erreichen können, wenn selbstständige Ärzte ihre Patienten in großer Zahl einweisen.

Es liegt in der Natur der Sache, dass Ärzte zur Zielscheibe umfänglicher Lockangebote wurden, die sie verleiten sollten, Behandlungsempfehlungen auszusprechen, die sich weniger an den Bedürfnissen des Patienten als vielmehr an den Wünschen der Hersteller orientieren: sprich Medikamente in besonders großer Zahl von bestimmten Firmen zu verschreiben und möglichst viele Patienten in bestimmte Krankenhäuser einzuweisen. Als Ergebnis haben wir beispielsweise medizinisch unsinnig tiefe Normwerte für Cholesterin, Blutzucker, Blutdruck oder auch das Gewicht, damit immer mehr Patienten mit Diagnosen versehen werden, die dann Therapien nach sich ziehen, die sie gar nicht brauchen.

Wir Ärzte haben dieses Spiel mitgespielt, und die Menschen fangen an, dies zu durchschauen. Wenn wir nun einen Vertrauensverlust beklagen, dann müssen wir endlich selbst etwas dagegen tun. 15 Millionen Euro auszugeben für Plakataktionen à la »Ich bin Hausarzt. Ich arbeite für Ihr Leben gern« oder »Ich bin Facharzt. Ich werde ihnen fehlen«, wie es die Kassenärztliche Bundesvereinigung (KBV) derzeit tut, halte ich allerdings nicht für zielführend. Viel glaubwürdiger wäre es, endlich wirksam gegen den Industrieeinfluss an Universitäten und Praxen anzugehen. Doch es fragt sich, ob wir Ärzte überhaupt noch eine Chance dazu bekommen werden.

Der selbstständige Arzt, ein Auslaufmodell

Im Jahr 2004 wurden die Karten neu gemischt. Ärzte zu manipulieren genügte den Herstellern nicht mehr, sie wollten direkten Zugriff auf deren Verschreibungs- und Einweisungsverhalten bekommen. Mit dem neuen GKV-Modernisierungsgesetz (»Gesetz zur Modernisierung der gesetzlichen Krankenversicherung«) wurde das Monopol ärztlicher Praxen aufgebrochen. Seitdem ist es erlaubt, Filialen zu eröffnen, ärztliche Mitarbeiter anzustellen, zu werben und die Praxis einer GmbH zu verkaufen. Das Ganze nennt sich dann »Medizinisches Versorgungszentrum«, kurz MVZ. Besonders interessant ist dieses Konstrukt für Klinikketten und deren Investoren, denn fortan agiert in der Praxis kein selbstständiger Arzt mehr, sondern ein weisungsgebundener Angestellter, der hinsichtlich seiner Therapieempfehlungen viel leichter unter Druck gesetzt werden kann. Der selbstständige, freie Arzt, der sich nicht als Unternehmer versteht und sich lieber um seine Patienten kümmert statt um Praxis-Marketing und IGeL-Angebote, hat mit seiner kleinen Praxis viel schlechtere Karten im Kampf gegen Bürokratiemonster und Rabattverträge. Er findet auch keinen Nachfolger, der sich auf diesen verlorenen Posten einlassen will. Jungärzte machen lieber noch zusätzlich einen Masterabschluss in Betriebswirtschaft (MBA) und wechseln auf die andere Seite, die ich Ihnen gleich vorstelle. So wird der freie, selbstständige Arzt, besonders auf dem Land, zum Auslaufmodell. Schützen sollten ihn eigentlich Ärzteverbände wie die Kassenärztliche Bundesvereinigung (KBV), doch außer mit Plakataktionen waren diese Arztfunktionäre in den letzten Jahren vor allem damit beschäftigt, ihre Gehälter in absurde Höhen zu schrauben, zur Rechtfertigung dieses Tuns teure »Gutachten« in Auftrag zu geben und Familienmitglieder zu protegieren. Ein leichter Gegner für die Architekten des neuen Gesundheitsmarkts, in dem freie Ärzte zukünftig stören.

Krankheit als Geschäftsmodell

Die nächste Stufe des Systemumbaus wurde 2009 gezündet. Durch die Einführung des Gesundheitsfonds wurde das Gesundheitssystem auf den Kopf gestellt. Nun kommen die Krankenkassen ins Spiel. Früher erhielten die Krankenkassen die Mitgliederbeiträge direkt, um damit die medizinischen Behandlungen zu bezahlen. Doch nun wird der Geldfluss vom Versicherten zur Kasse in den Gesundheitsfonds umgeleitet. Das bedeutet, die Beiträge der Versicherten und der Arbeitgeber fließen zusammen mit einem Zuschuss des Bundes in einen zentralen Geldspeicher, aus dem die Krankenkassen ihre Mittel zugeteilt bekommen. Wie viel jede Kasse für sich abzweigen darf, darüber entscheidet ein Verteilungsschlüssel mit dem schönen Namen »Morbiditäts-Risikostrukturausgleich«, kurz Morbi-RSA. Kassen mit einer höheren Zahl kranker Versicherten bekommen nun mehr Geld. Klingt erst mal »solidarisch«, hat aber seine Tücken. Die Kranken werden zu diesem Zweck in »hierarchisierte Morbiditätsgruppen« eingeteilt. Das bedeutet: Je kränker die Patienten sind, desto mehr Geld erhalten die Krankenkassen. Und wie ermittelt man die Schwere einer Erkrankung? Je mehr Medikamente verschrieben werden, desto kränker sind im Umkehrschluss die Versicherten – und dafür gibt's noch mal einen Nachschlag. War die Kasse vorher daran interessiert, überflüssige Therapien zu verhindern, tritt nun das genaue Gegenteil ein.

Wie stellen sich die Kassen zu diesem Effekt des Gesundheitsfonds? In einer Informationsbroschüre des Bundesversicherungsamts mit dem Titel *So funktioniert der neue Risikostrukturausgleich im Gesundheitsfonds* liest man dazu die Frage: »Besteht für die Krankenkassen nicht ein Anreiz, Versicherte ›kränker‹ zu machen, als sie in Wirklichkeit sind?« und die Antwort: »Nein, die Diagnosestellung wird von den Ärzten vorgenommen und nicht von den Krankenkassen.«

Das ist richtig, aber dennoch pharisäerhaft, denn gesetzliche Kassen tun inzwischen sehr viel, um Ärzte mit finanziellen Anreizen dazu zu verleiten, ihren Patienten per Diagnose Krankheiten anzuhängen, die sie gar nicht haben. Im Krankenhausbereich funktioniert dies über die sogenannten *Diagnosis Related Groups,* kurz DRGs. Für jede Diagnose, die ein Arzt im Krankenhaus stellt, gibt es von den Kassen einen Festbetrag. Infolgedessen werden Ärzte angehalten, teils durch Boni, teils durch Drohungen seitens der Klinikleitungen, ihren Patienten möglichst viele Diagnosen zu stellen, damit mehr Geld fließen kann. Normale Blinddarmentzündungen gibt es seitdem nicht mehr, mindestens eine Harnwegsentzündung oder eine Wundheilungsstörung kommt noch dazu. Und wenn im Krankenhaus zudem Diabetes oder hoher Blutdruck festgestellt wird, umso besser. Alle diese neu entdeckten »Krankheiten« müssen dann vom Hausarzt selbstverständlich weiterbehandelt werden.

Die wundersame Patientenvermehrung

Im ambulanten Bereich gibt es noch raffiniertere Diagnosevermehrungsmethoden. Stichwort *Disease Management Programm,* kurz DMP. Unter dem Deckmantel, die Behandlungsqualität zu verbessern, zahlen die Krankenkassen ihren Ärzten einen Bonus, wenn diese beispielsweise ihre Patienten zur Teilnahme an einem *Disease Management Programm* für Typ-II-Diabetiker motivieren. Für den Patienten beginnt es mit einem kleinen Check-up inklusive Blutuntersuchung. Wer dann mit seinen Blutzuckerwerten über dem künstlich abgesenkten Normwert liegt, wird vom Arzt angesprochen, ob er denn nicht an diesem Programm teilnehmen möchte inklusive weiterer Untersuchungen und Beratungen. Und wenn Sie als Patient Pech haben, wird Ihnen noch dazu ein Medikament verschrieben, das Sie gar nicht brauchen, sie aber Nebenwirkungen aussetzt.

Wieso machen Krankenkassen das? Vor Einführung des Morbi-RSA gab es für jeden teilnehmenden Patienten direkt Geld vom Staat und danach indirekt über den Gesundheitsfonds. Dazu erhalten Kassenärzte Codierkurse für möglichst optimal abrechenbare Diagnoseverschlüsselungen. Noch besser, wenn man die Ärzte dafür erst gar nicht braucht. Jede zweite gesetzliche Krankenkasse steht im Verdacht, die Krankheiten ihrer Versicherten umzucodieren und falsch weiterzuleiten – mit dem Ziel, über den Morbi-RSA noch mehr Geld aus dem Gesundheitsfonds zu erhalten.

Die Auswirkungen kann man den Veröffentlichungen rund um die sogenannte KoDiM-Studie (»Kosten des Diabetes mellitus«-Studie) entnehmen, die sich ausschließlich auf Krankenkassendaten stützt. In dieser Studie wird von einem Anstieg der Diabeteshäufigkeit gesprochen: von 4,8 Millionen Erkrankten im Jahr 1998 auf 7,95 Millionen im Jahr 2009. Das entspricht einer Zunahme der Diabetiker in der Gesamtbevölkerung von 5,9 auf 9,7 Prozent. Die Kosten der Diabetesbehandlung erhöhten sich in der Zeit von 2000 bis 2009 um fast 20 Milliarden Euro (2009 Gesamtkosten 47,4 Milliarden). Die Autoren kommen zu dem Schluss, dass die Anstrengungen der letzten Jahre, Diabetes früher zu erkennen und zu behandeln, erfolgreich gewesen seien und deshalb ausgeweitet werden sollten. Muss man noch erwähnen, dass diese Studie von der Pharmaindustrie finanziert wurde und die Autoren teilweise Vortragshonorare von diesen Firmen erhielten oder sogar bei ihnen angestellt waren?

Das Problematische an dieser Studie: Sie benutzt ausschließlich Ersatzparameter (siehe S.41), denn sie zieht ihre Schlussfolgerungen allein aus der gestiegenen Häufigkeit der Diagnose Diabetes und einer erhöhten Verschreibung von Diabetesmedikamenten. Doch das sind keine Endpunkte (siehe S.41); das wären zum Beispiel die Zunahme deutlich erhöhter Blutzucker*werte* oder die tatsächlichen Diabetesfolgeschäden wie Augen- oder Nieren*erkrankungen*. Die Studie ermittelte nur die wachsende Zahl von Blut-, Urin- oder Augen*untersuchungen*. Entlarvend ist der in den Veröffentlichungen benutzte Begriff »Behandlungsprävalenz«, der genau dies ausdrückt: Festgestellt wurde nicht die Zunahme der Häufigkeit der Krankheit Diabetes (Krankheitsprävalenz), sondern die Zunahme der Häufigkeit der Behandlung (Behandlungsprävalenz).

Die Grafik auf Seite 223 beruht auf den Zahlen, die in der KoDiM-Studie genannt werden. Auf den ersten Blick könnte man meinen, die Kurve zeige einen starken Anstieg der Diabeteshäufigkeit in Deutschland – und so wird sie gemeinhin auch medial interpretiert. Doch in Wirklichkeit zeigen die in zwei Etappen verlaufenen deutlichen Anstiege etwas ganz anderes.

Der erste setzt im Jahr 1999 ein. Damals wurde der Blutzuckernormwert ohne medizinischen Grund von 140 auf 125 Milligramm pro Deziliter (mg/dl) gesenkt. Vorher war der Anteil der Diabetiker nur moderat gestiegen (von 5,9 auf 6,1 Prozent),

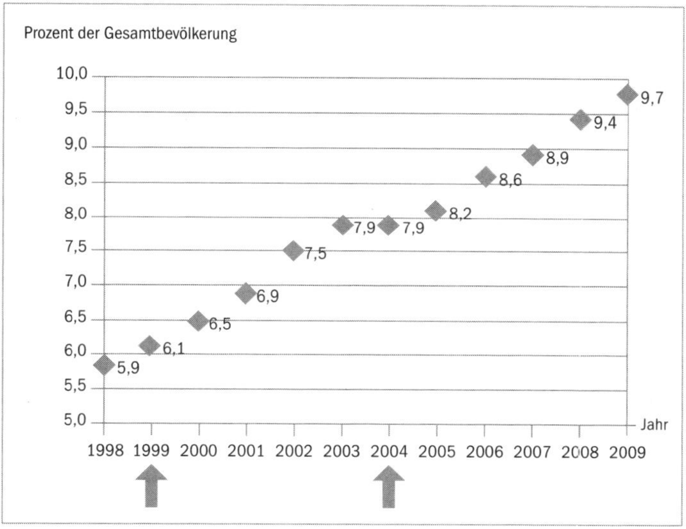

Abb. 16: »Behandlungsprävalenz«: Als Diabetiker behandelte Patienten in Deutschland (in Prozent der Gesamtbevölkerung).

was die Realität einer älter werdenden Gesellschaft widerspiegelt. Doch ab 1999 sind plötzlich deutlich stärkere Anstiege zu verzeichnen, bis zum Jahr 2003 auf 7,9 Prozent. Hinter dieser auffälligen Steigerung verbergen sich vor allem die Patienten, die einen Blutzuckerwert zwischen 125 und 140 mg/dl aufwiesen und zuvor gar nicht als Diabetiker gegolten hatten. Im Jahr 2003 war diese »Wachstumsmöglichkeit« ausgeschöpft, und der Anstieg stagnierte. Doch 2004 ist ein weiterer Sprung zu erkennen. Wodurch wurde er ausgelöst? Ganz einfach: Zu dieser Zeit wurde das *Disease Management Programm* für Diabetes eingeführt, mit dem Ärzte mehr Geld erhielten, wenn sie die Diagnose Diabetes stellten …

An diesem Beispiel ist gut zu erkennen, wie künstliche Epidemien geschaffen werden, die dann zu gefährlichen Übertherapien führen. Und das Gleiche geschieht mit Asthma, Herzerkrankungen, Gewicht, rheumatischen Erkrankungen, Demenz … schlicht mit allem, wodurch sich über den Gesundheitsfonds Geld verdienen lässt. Zurzeit ist eine Aktion gegen den schwarzen Hautkrebs (Melanom) in Planung, der gegen jede Vernunft und mittels Angstmarketing als neue Volkskrankheit vermarktet werden soll. Eine massenhafte Zunahme unnötiger Diagnostik mit bildgebenden Verfahren und Gewebeentnahmen wird die Folge sein.

Die Krankenkassen als Gesundheitsunternehmer

Vielleicht finden Sie die Frage jedoch immer noch nicht befriedigend beantwortet: Warum wehren sich die Krankenkassen nicht dagegen? Sie müssen die überflüssigen Behandlungen am Ende doch bezahlen. Sie machen das Spiel mit, weil sie dadurch selbst immer reicher werden. Wie das zukünftig funktioniert, erklärt der wohl einflussreichste deutsche Gesundheitspolitiker, der SPD-Gesundheitsexperte Karl Lauterbach, am besten selbst. Ein kleiner Auszug aus einem seiner Fachvorträge:

> »Also, wenn ich heutzutage einen Patienten versorge mit einer etwas teureren Form der Leukämie, … da ist eine Knochenmarktransplantation notwendig, eine komplizierte Nachbehandlung usw. usf. Eine solche Krankheitsepisode kann leicht 150 000 Euro kosten. Für einen solchen Fall gibt es diesen Durchschnittsbetrag auch im Morbi-RSA …Wenn ich aber eine solche Krankheitsepisode komplett abdecken kann für 70 000, 80 000 oder 90 000 Euro, dann bringt diese Krankheitsepisode der Krankenkasse einen Gewinn von mehr als 50 000 Euro. Wie lange muss ich einen Gesunden versichern, um diesen Betrag zu erwirtschaften?«

Das bedeutet, die Krankenkassen erhalten für bestimmte Diagnosen einen Festbetrag für die Behandlung. Die Leistungen der Behandlung können sie jedoch billiger bei den Erbringern, Krankenhäusern und Ärzten einkaufen. Den Gewinn dürfen sie behalten. Die Politik fordert die Krankenkassen explizit auf, sich wie ein Unternehmen zu gebärden, um aus den Krankheiten ihrer Versicherten Gewinne zu erwirtschaften. Noch einmal Lauterbach:

> »Der HIV-Patient ist natürlich, wenn es gut organisiert wird und es gibt einen hohen Deckungsbetrag, ein unglaublich lukrativer Kunde. Das muss man sich mal überlegen, d. h. dieses Umdenken, das wird eine Zeit lang brauchen.«

So werden schwerkranke Patienten zum reinen Geschäftsmodell. Im versicherungsinternen Sprachgebrauch hat das Umdenken begonnen. Dort ist explizit vom »zielgerichteten Verkranken der Versicherten« die Rede. Im Klartext: Die erfolgreiche Krankenkasse der Zukunft ist diejenige, die ihren Mitgliedern schon in jungen Jahren möglichst lukrative Diagnosen anhängt, um dann an möglichst vielen Krankheitsepisoden via Gesundheitsfonds zu verdienen. Daraus erhält sie Festbeträge für möglichst teure Therapien, die sie jedoch dank ihrer Nachfragemacht billig bei den Praxen oder Krankenhäusern einkauft, um an der Marge zu verdienen. Kleine Krankenhäuser und niedergelassene Ärzte, denen die Gesundheit ihrer Patienten am Herzen liegt, gehen automatisch pleite. Und nun schließt sich der Kreis, denn die Lösung steht schon bereit: börsennotierte Klinikketten und Medizinische Versorgungszentren, ganz im Sinne der einflussreichen Bertelsmann-Stiftung, die schon lange den »Generalunternehmer Gesundheit« fordert: Diagnostik, Therapie und Versicherung aus einer Hand. Ein Traum für jeden

Investor: planbar, steuerbar, profitabel. Der Druck wird dann, wie in der Industrie üblich, auf die Mitarbeiter (Personalabbau) und den Einkauf (Materialeinsparungen) weitergeleitet. Während in der klassischen Industrie daraus ein Innovationsdruck entsteht, entsteht in der Medizin lediglich der Druck, Patienten noch effektiver zu verkranken, um sie besser abrechnen zu können. Unter diesen Bedingungen als Arzt zu arbeiten, macht keinen Spaß und ist absolut sinnlos. Deshalb wechseln junge Ärzte immer häufiger auf die andere Seite. Denn die schöne neue medizinische Unternehmenswelt braucht gut ausgebildete Managementkräfte, die nun nicht mehr den Patienten, sondern den Aktienkurs gesund erhalten. Und das wird gut bezahlt.

Krankenkassen stellen sich immer noch als Anwälte der Patienteninteressen dar, doch sie werden ihre Versicherten vor diesem Verkrankungswahn nicht beschützen. Im Gegenteil. Sie sind die Letzten, die Übertherapien bekämpfen, um damit auf eine Kostendämpfung hinzuwirken. Das würde ja den eigenen Umsatz verkleinern, und dann ließen sich die absurd hohen Gehälter der Vorstände nicht mehr rechtfertigen, die schon heute in Glaspalästen residieren, die denen eines DAX-Unternehmens in nichts nachstehen. Wer dies alles noch mit dem Begriff »Wachstum« rechtfertigt, verkennt, dass es sich nicht um Wachstum, sondern um eine Blase handelt wie vor Kurzem die Finanzblase, die den Geldwert hinter den aufgeblähten Finanzprodukten nur vortäuschte. Das heutige medizinische Wachstum bedeutet keinen Mehrwert für die Gesellschaft, sondern stiehlt dem Gemeinwesen Geld, mit dem echte Verbesserungen finanziert werden könnten: eine unabhängige Forschung, eine gute Versorgung auf dem Land, bessere Pflegebedingungen und vieles andere Sinnvolle mehr.

Wenn sich der Staat einer Fürsorgepflicht entledigt

Ähnliches gilt leider inzwischen für die meisten Gesundheitspolitiker, egal welcher Parteizugehörigkeit. Sie treten öffentlich gern als Kämpfer gegen eine Zweiklassenmedizin oder für eine bessere Pflege auf. In Wirklichkeit sind sie jedoch Vorbereiter dieses Systemwechsels. Sie arbeiten an einem Gesundheitsmarkt, der nicht der besseren Behandlung von Patienten dient, sondern vor allem eine Medizinblase fördert, in der iatrogene Krankheiten und damit die Zahl der vermeidbaren Todesopfer das einzige reale Wachstum darstellen.

Ich habe mich lange gefragt, wie eine dem Gemeinwohl verpflichtete Politik diese Entwicklung dulden bzw. sogar aktiv einleiten kann. Der Berliner Medizinhistoriker Paul Unschuld beschreibt diesen Systemwechsel überaus treffend in seinem Buch *Ware Gesundheit*. Er findet auf diese Frage eine bemerkenswerte Antwort: Als sich vor 200 Jahren die Nationalstaaten bildeten und die Soldatenheere nicht mehr aus Söldnern bestanden, sondern aus eigenen Bürgern, war es notwendig, diese möglichst gesund zu erhalten. Das Gleiche galt für die Fabriken und die dafür notwendigen Arbeiterheere. Infolgedessen lag es im Interesse des Staates, ein funktionierendes Gesundheitswesen aufzubauen. Im 21. Jahrhundert werden Kriege jedoch mit ferngesteuerten Waffensystemen geführt, und in der Industrie ersetzen vollautomatische Produktionsstraßen mehr und mehr Arbeiter. Industrie und Militär brauchen heute keine Massen gesunder und damit funktionstüchtiger Menschen mehr. Ein Gemeinwesen ist daher nicht mehr darauf angewiesen, möglichst vielen Bürgern freien Zugang zu einer gut funktionierenden Gesundheitsversorgung zu bieten. Dadurch wandelt sich auch die Zielrichtung der Gesundheitspolitik. War sie in den letzten 200 Jahren auf eine tatsächliche Verbesserung der Medizin ausgerichtet, gilt ihr oberstes Interesse inzwischen nicht mehr der Gesunderhaltung der Bürger.

Und so überlässt die Politik die Gesundheitsversorgung immer mehr den Kräften, die den Bürger als Teil einer Wertschöpfungskette sehen, deren Ertrag sich per Diagnose steuern lässt, am besten über eine Gesundheits-Chipkarte. In den Augen dieser Interessengruppen ist der ideale Staatsbürger der Zukunft derjenige, der – dank vorsorgender Gentests – von Geburt an über zahlreiche bekannte Risikofaktoren verfügt, die auf seinem Lebensweg für diverse Gesundheitsunternehmer Geld abwerfen. Stören kann dieses Treiben nur noch, wer sich trotz »falschem« BMI, Cholesterinwert oder anderen Normabweichungen weigert, den Kranken zu spielen, wer es ablehnt, sich gefährlichen Therapien oder fragwürdigen »Vorsorge«-Untersuchungen auszusetzen – und dafür sogar bereit ist, höhere Beiträge zu berappen. Die ersten Vorstöße in diese Richtung gibt es bereits. Gesunde Menschen, die die Teilnahme an Vorsorgeuntersuchungen oder an *Disease Management Programmen* verweigern, sollen zukünftig, wenn sie tatsächlich erkranken, einen Teil der Behandlungskosten selbst bezahlen. Diese Pläne liegen alle in den Schubladen. Das klingt nach Big Brother, aber wir sind auf dem Weg dorthin.

Das Jahrhundert der Patienten

Die Ärzteschaft ist nicht in der Lage, unabhängige und wissenschaftlich fundierte Behandlungsleitlinien zu garantieren, was zu unzähligen, unnötigen und gefährlichen medizinischen Maßnahmen und Eingriffen führt. Politik und Krankenkassen haben kein Interesse, dieses wachsende Problem zu bekämpfen. Im Gegenteil, sie fördern es stattdessen. Wer kann diese Entwicklung aufhalten?

Revolution und Fortschritt in der Medizin

Das Max-Planck-Institut für Bildungsforschung hat seinem bereits erwähnten Forschungsbericht aus dem Jahre 2012 den Titel *Aufbruch ins Jahrhundert des Patienten* gegeben. Darin wird zu einer dritten medizinischen Revolution aufgerufen:

> »Trotz großer Fortschritte hat uns das 20. Jahrhundert uninformierte Ärzte und Patienten hinterlassen sowie einen verschwenderischen Umgang mit Ressourcen. ... Jetzt brauchen wir eine dritte Revolution des Gesundheitswesens.«

Die erste medizinische Revolution wurde durch das Verständnis der Krankheitsübertragung durch Keime und die darauffolgende Entwicklung von hygienischen Standards ausgelöst, welche Ende des 19. Jahrhunderts die Sterberaten in den Industriestaaten dramatisch senkten. Pfeiler des Erfolgs waren funktionierende Kanalisationssysteme und Anlagen zur Trinkwasseraufbereitung, Vorschriften und Maßnahmen zur Hygiene sowie eine immer bessere Versorgung mit unverdorbenen Nahrungsmitteln (Erfindung des Kühlschranks!). Das 19. Jahrhundert war aus medizinischer Sicht das Jahrhundert der Ingenieure und Mikrobiologen.

Die zweite medizinische Revolution fand Mitte des 20. Jahrhunderts statt. Technische und pharmakologische Erfindungen ermöglichten es, schwere Krankheiten und Notfälle so zu behandeln, dass sie in manchen Fällen geheilt und in vielen Fällen stark gelindert werden konnten, so dass auch in diesen Fällen ein langes Leben mit guter Lebensqualität möglich wurde. Beispiele sind die Entwicklung von künstlichen Herzklappen oder künstlichen Hüftgelenken einschließlich der zugehörigen Operationstechniken, die Behandlung schweren Asthmas mit Cortison oder die Insulintherapie für Typ-1-Diabetiker, nicht zu vergessen die Antibiotika, die viele vorzeitige Tode verhinderten. Auch die heute mögliche Heilung von Blutkrebs ist ein fantastischer Erfolg der modernen Medizin. Zu verdanken war dieser Fortschritt der modernen medizinischen Forschung. Aus medizinischer Sicht ist es das Jahrhundert der Ärzte.

Diese beiden Fortschrittsschübe revolutionierten die Medizin, weil man aus Fehlern lernte und (oft nach erheblichem Widerstand) Neues, Besseres zuließ. Dadurch wurden Millionen Patientenleben gerettet und das Fundament zu unserer heutigen langen Lebenserwartung gelegt.

Welche Revolution braucht die Medizin im 21. Jahrhundert?

Von welcher Revolution wäre nun der nächste Fortschrittsschub in der Medizin zu erwarten? Von der Stammzelltherapie? Von der Gentherapie? Alles sehr spannend, doch sowohl im Positiven wie im Negativen immer noch Zukunftsmusik. Der Entwicklungssprung, der unmittelbar und sofort Millionen Erkrankungen erst gar nicht entstehen ließe und unzähligen Menschen das Leben retten könnte, liegt ganz woanders: im erfolgreichen Bekämpfen iatrogener Erkrankungen, also der Erkrankungen, die von der Medizin selbst verursacht werden. Dazu sind nach sauberem Wasser und technisch ausgereiften Operationsmethoden nun endlich qualitativ hochwertige Informationen erforderlich.

Es wäre selbstverständlich die vordringlichste Aufgabe der Ärzte, diese dritte Revolution einzuleiten, sind sie doch die Hauptverantwortlichen des Problems. Ärzte sollten die Rolle des unabhängigen Beraters des Patienten erfüllen. Sie sollten auf der Grundlage wissenschaftlich einwandfreier Studien die aktuell beste Behandlungsmethode herausfinden, um dann unter Berücksichtigung von Erfahrungswerten zusammen mit dem Patienten eine gute Entscheidung zu treffen. Doch die Ärzte sind gerade dabei, diesen Anspruch zu verspielen. Wenn es ihnen und ihren Verbänden nicht gelingt, manipulativer Forschung und Verkrankungswahn glaubwürdig und entschlossen entgegenzutreten, dann droht ihnen der gleiche Ansehensverlust, den aktuell die Bankberater erleiden, und das zu Recht. Die Menschen haben verstanden, dass es selbst in den Bankfilialen von Kleinstädten nicht um seriöse Geldanlagen ging, sondern um den Profit von Beratern und Geldinstituten. Wie lange werden Menschen noch glauben, dass es beim Arztbesuch vor allem um ihre Gesundheit geht?

Viele Ärzte wissen das und kämpfen schon lange engagiert dagegen. Doch ich weiß aus eigener Erfahrung, welchen schweren Stand sie dabei haben. Selbst in Leitlinienkommissionen, also genau da, wo die Behandlungsempfehlungen festgelegt werden, werden die gröbsten Verstöße gegen wissenschaftliche Regeln nicht geahndet und stattdessen nachweislich falsche Behandlungsempfehlungen durchgewunken. Die Verstrickungen von Karriereplänen, Pharmaeinfluss, Krankenkasseninteressen und Hochschulpolitik sind inzwischen zu groß, um dem Patientenwohl oberste Priorität einzuräumen. Auf längere Sicht werden sich Ärzte, die die nächste Revolution einleiten wollen, nicht durchsetzen können. Zumindest nicht allein.

Kollegen, der Count-down läuft!

Patienten, die nach der Lektüre dieses Buchs anfangen, Fragen zu stellen, werden unterschiedliche Reaktionen bei ihren Ärzten auslösen. Die meisten Ärzte, und dazu zähle auch ich, werden offen oder verdeckt eingestehen müssen, dass sie viele berechtigte Fragen gar nicht beantworten können. Das wird peinlich bis zum Gesichtsverlust. Doch das sollten Ärzte nicht den Patienten ankreiden, sondern sich selbst und ihren Fachgesellschaften, die sie viel zu lange beim Umsetzen von Industrievorgaben haben gewähren lassen. Und ihren Verbänden, deren Aktivitäten sich darauf beschränkten, bei all den Veränderungen nicht zu kurz zu kommen, aber dabei nicht erkannten, dass sie die Grundlage des freien ärztlichen Berufsstandes verkauft haben.

Ärzte sollten selbstbewusste und auf hochwertige Information pochende Patienten als die vielleicht letzte Chance begreifen, den freien und unabhängigen Arztberuf zu erhalten. Freuen wir Ärzte uns über kritische Fragen, auch wenn wir sie nicht beantworten können, und leiten wir diesen Druck an unsere Fachverbände weiter. Wenn sich selbstbewusste und informierte Patienten mit freien Ärzten verbünden, wird vieles möglich werden.

Wohin wird diese neue Partnerschaft in Zeiten des Systemwechsels in der Gesundheitspolitik führen? Vielleicht zu einem machtvollen, unabhängigen Interessenverband von Patienten, der – im Sinne von Patientengewerkschaften – unabhängige Methoden- und Medikamententests durchführen kann? Wer weiß, aber es wird etwas Gutes passieren, da bin ich mir sicher. Versäumen wir Ärzte diese Chance allerdings, dann gibt es keine Existenzberechtigung mehr für den freien und selbstständigen Arzt. Dann liegt die Zukunft des Arztberufs tatsächlich im Angestelltendasein zukünftiger Praxis- und Klinikketten, die Teil großer Gesundheitskonzerne sind, in denen das Management über die Vergabe von Diagnosen und Therapien entscheidet.

Freie Ärzte brauchen den selbstbewussten, informierten Patienten. Es wird höchste Zeit, dass sie das erkennen.

Den schlafenden Riesen wecken

Es gibt nur eine einzige Gruppe, die nicht vom Wachstum der iatrogenen Erkrankungen profitiert und die das größte Interesse daran hat, redliche und gute Medizin durchzusetzen. Eine Gruppe, die bisher die schwächste Position im Getriebe des Gesundheitswesens innehatte: Das sind die Patienten selbst, also Sie. Nur wenn Patienten anfangen, sich gezielt gegen schlechte Medizin zu wehren, nur dann wird sich auch wirklich etwas ändern.

Das 21. Jahrhundert kann das Jahrhundert der Patienten werden. Der Schlüssel dazu liegt im Zugang zu hochwertigen Informationen. Ich möchte noch hinzufügen: und in der dazu passenden inneren Haltung eines selbstbewussten und reflektierten Patienten. Patienten, die hochwertige Informationen einfordern und auch zu nutzen verstehen, können das System gehörig unter Druck setzen. Denn Patienten sind keine wehrlosen Opfer, sie sind der schlafende Riese im Gesundheitssystem.

Aber der Wecker hat geklingelt! Mit der 10-Punkte-Checkliste, Faustregeln, einem starken Mottoziel, fantasievollen Erinnerungshilfen und guten Wenn-dann-Plänen werden Sie nicht nur sich selbst und Ihre Familie besser schützen. Sie leisten einen maßgeblichen Beitrag, damit die Medizin das derzeit größte Fortschrittspotenzial nutzen kann, das Zurückdrängen der von der Medizin selbst verursachten Erkrankungen. Sie werden die dritte Revolution auslösen.

Getrauen Sie sich aufzustehen!

ANHANG

Workshop

Wie Sie das erwünschte Patientenverhalten mit Hilfe des Zürcher Ressourcen Modells (ZRM®) erfolgreich umsetzen

Ist es wirklich möglich, eine neue Verhaltensweise, die eigentlich mit unangenehmen Gefühlen verbunden ist, plötzlich wie von selbst und ohne Druck, dafür mit einem Lächeln auf den Lippen auszuführen? Dazu ein Beispiel aus meinem Freundeskreis.

Der Sohn eines Freundes weigerte sich standhaft, sein Zimmer aufzuräumen und seine Schulaufgaben zu machen. Es war ein ständiger Kampf zwischen den Eltern und dem kleinen Jungen, und der Sieger dieses Kampfes stand von vornherein fest. Der Vater hat Erfahrung mit Personalverantwortung und führte deshalb mit seinem Sohn »Zielvereinbarungsgespräche«, er versprach also eine Belohnung fürs Aufräumen. Doch selbst diese Maßnahme verpuffte, weil der Junge auf seinen Bonus pfiff. Nun spielte dieser Junge aber auch besonders gut Fußball, und ein Fußballclub wurde auf sein Talent aufmerksam. Daraufhin wurde er in ein professionell geführtes Nachwuchsfußballteam mit regelmäßigem Training und gut ausgebildeten Trainern aufgenommen; sogar ins Training der Profis durften die Jungs hineinschnuppern. Nach kurzer Zeit räumte der Junge sein Zimmer auf und erledigte pünktlich seine Hausaufgaben – und das mit einem Lächeln auf den Lippen. Die Eltern wunderten sich und fragten beim Trainer nach, was mit ihrem Jungen geschehen sei. Sie bekamen lediglich zur Auskunft, dass die Jungs vor dem Training gefragt werden, ob sie ihre Hausaufgaben gemacht und ihr Zimmer aufgeräumt haben. Falls nicht, dürften sie an diesem Tag nicht trainieren, man kontrolliere dies gelegentlich mit Stichproben.

Was war geschehen? Der Junge hatte das Aufräumen vorher mit dem Bild »Nur Mädchen räumen auf« in seiner rechten Gehirnhälfte verknüpft. In Bezug auf das Aufräumen war das Leitmotto des 8-Jährigen: »Ich bin kein Mädchen.« Jede Socke und jedes Spielzeug, das er aufräumen musste, wurde dadurch für ihn zur persönlichen Niederlage. Durch die Erfahrung mit dem Profiverein bekam die Tätigkeit des Aufräumens und des Hausaufgabenerledigens plötzlich eine ganz neue Bedeutung. Es entstand ein neues positives Bild, das ihm eine neue Wahrnehmung ermöglichte. Von nun an lautete sein Motto: »Profis halten ihren Laden in Schuss.« Plötzlich ebnete ihm jede Socke und jedes Spielzeug, das er aufräumte, den Weg in die Champions League, und deshalb ging ihm diese Tätigkeit mühelos von der Hand und wurde sogar mit Freude erledigt. Dies ist die hohe Kunst der Motivation. Denn wenn es gelingt, eine Verhaltensänderung mit einem neuen, starken und attraktiven Bild zu verknüpfen, das uneingeschränkt positive Bauchgefühle auslöst, dann besteht eine viel größere Chance, dass neue Verhaltensweisen auch dauerhaft umgesetzt werden.

Bezogen auf das neue Wunschverhalten eines Patienten in einer partnerschaftlichen Arzt-Patienten-Beziehung bedeutet dies:

Die Erkenntnis, dass aktives und hartnäckiges Einfordern von sachlich fundierten Entscheidungsgrundlagen mein gutes Recht ist und mich vor Fehlbehandlung schützt, reicht leider nicht aus. Damit man als Patient gegenüber einem Arzt auch tatsächlich Fragen aus der 10-Punkte-Checkliste stellt und auf Antworten besteht, muss man zunächst die eigene innere Haltung überprüfen. Löst eine partnerschaftliche Patientenrolle eher unangenehme Gefühle aus, braucht diese neue Rolle zusätzlich eine Verknüpfung mit einem neuen, stark motivierenden Bild in unserer unbewussten Gehirn-Bildergalerie. Ein Bild, mit dessen Hilfe wir eine partnerschaftliche Arzt-Patienten-Beziehung auch emotional richtig gut finden. Und genau solche Bilder werden uns von *Schwarzwaldklinik* & Co. nicht angeboten. Wir müssen sie selbst finden und erarbeiten, aber das ist gar nicht so schwierig, wie Sie gleich sehen werden.

Sprache – der Vermittler zwischen Gefühl und Verstand

Bei der Suche nach einem solchen neuen, motivierenden Bild gibt es einen Haken: Unser Verstand hat auf diese Bilderwelt keinen direkten Zugriff. Deshalb wissen wir oft nicht, warum wir etwas intuitiv gut oder schlecht finden. Aber wir spüren es! Wie können wir aber unbewusste Gefühle nutzen, um konkrete Ziele zu erreichen? Hier kommt der Sprache besondere Bedeutung zu. Die Psychologie hat in vielen Experimenten zeigen können, dass jedes Wort in unserer rechten Gehirnhälfte mit einem Bild und damit mit einem Gefühl verbunden ist. Wenn Männer das Wort »Auto« lesen, mag der Verstand zwar sagen: »Autos sind nicht so wichtig für mich«, aber die Intuition reagiert bei den allermeisten mit positiven Bauchgefühlen. Das ist tatsächlich so. Was immer Männern an Autos gefällt, es scheint tief und positiv in der rechten männlichen Gehirnhälfte verankert zu sein. Selbst wenn es keine Experimente mit Frauen zu den Worten »Schuhe« oder »Handtasche« gibt, dürfte es auf das Gleiche hinauslaufen, wie man in jeder Fußgängerzone beobachten kann.

Auf unser Vorhaben übertragen heißt das, wir können Sprache bewusst einsetzen, um positive Gefühle für ein neues Wunschverhalten zu erzeugen. Gelingt dies besonders gut, sprechen die Autoren des Zürcher Ressourcen Modells (ZRM®) von »Mottozielen«. Im Beispiel des kleinen Jungen könnte ein solches motivierendes Mottoziel »Mein Weg zur Champions League« lauten.

Auch Werbestrategen arbeiten mit Methoden, die aus Erkenntnissen der Hirnforschung abgeleitet werden. Ihre Mottoziele heißen »Werbeslogans«. Wenn die Sportartikelfirma Nike Schuhe bewirbt, dann nutzt sie nicht naheliegende Argumente, die unseren Verstand ansprechen, wie »Dieser Schuh hält länger als andere« oder »Mit diesem Schuh laufen Sie die 100 Meter eine Sekunde schneller«. Stattdessen verwendet sie einen Slogan, der Emotionen auslöst, zum Beispiel »Just do it«. Das Konkurrenzunternehmen Adidas versucht, die Attraktivität seiner Produkte zu erhöhen, indem es sie mit dem positiven Image der Fußballnationalmannschaft verknüpft. Sein aktueller Slogan heißt: »Unsere Farben oder keine«. Klingt für sich allein betrachtet ziemlich banal, doch gekoppelt an Bilder von der Nationalmannschaft und deren neuen Trikots dürfen sich Adidaskunden ein klein wenig wie Özil, Neuer oder Götze auf dem Fußballplatz fühlen: jung, cool, erfolgreich. Auch die Slogans »Ich liebe es« (McDonald's) oder »Weil ich es mir wert bin« (L'Oréal), »Mittendrin statt nur dabei« (DSF), »Geiz ist geil« (Saturn) zielen rein auf unsere rechte Gehirnhälfte.

Sie sollen ein positives Gefühl in uns wachrufen, das wir mit dem Produkt verbinden – und es deshalb impulsiv haben wollen. Doch Werbeslogans stellen diese Verbindung künstlich her, und die versprochenen Gefühle treffen in Wirklichkeit meist nicht ein. Werbeslogans zielen ja in Wirklichkeit auf unseren Geldbeutel und nicht auf die Umsetzung unserer persönlichen Lebensziele. Mottoziele nach der ZRM®-Methode sind dagegen ein sehr wirkungsvolles Instrument, um Eigenziele dauerhaft zu erreichen. Ziele, die zu 100 Prozent mit mir *selbst* zu tun haben.

Von Elefanten und Geheimagenten: in neun Schritten zum Mottoziel

Ich möchte Sie nun durch einen solchen Prozess der Mottozielfindung führen, um Ihnen zu zeigen, wie man seine körpereigene Werbeabteilung nutzen kann (Hinweis: die folgenden Arbeitsblätter können Sie sich auch von meiner Homepage www.gunterfrank.de in der Rubrik »Downloads« herunterladen, Stichwort ZRM®-Patienten-Workshop). Begleitet werden Sie von zwei fiktiven Protagonisten: Frau Ganzgenau und Herrn Locker vom Hocker.

Zwei Dinge sind dabei besonders wichtig:

- **Erstens:** Es geht jetzt vor allem um Ihre Gefühle, der Verstand hat dabei weitgehend Pause. Es spielt zunächst keine Rolle, ob Sie sofort erklären können, warum vor Ihrem geistigen Auge ausgerechnet diese Bilder oder Wörter auftauchen und warum Sie diese irgendwie gut oder schlecht finden. Während einer Mottozielfindung hat die schnelle, intuitive Bewertung – positiv oder negativ – immer Vorrang vor einer nachträglichen, analytischen Verstandesbewertung. Es ist also völlig okay, wenn Ihnen manches zunächst sinnfrei oder gar seltsam vorkommt. Am Ende des Prozesses wissen Sie umso besser, warum Ihre rechte Gehirnhälfte genau diese Bilder produziert hat und keine, die der Verstand vielleicht nach längerem Nachdenken für richtig befunden hätte.

- **Zweitens:** Ein Mottoziel ist immer ganz individuell wirksam. Es kann sein, dass ein Bild oder ein Wort bei einem anderen völlig andere Gefühle auslöst. Das Wort »Sport« beispielsweise wird bei vielen positiv verknüpft: mit der Erinnerung an Schulspaß, Teamerlebnisse, Jubeln und Feiern. Bei anderen dagegen mit Versagensängsten, miefenden Umkleideräumen, Mobbing und Sklaventreibern als Trainer. Es kommt also ausschließlich darauf an, ob ein solches Mottoziel bei *Ihnen* funktioniert. Dann ist es auch richtig.

Schritt 1: Bewusstmachen der Gefühlssignale

Als Erstes sollten Sie sich Ihre persönlichen Gefühlssignale bewusst machen. Diese Signale haben wir bisher »Bauchgefühle« genannt, aber sie können in verschiedenen Gestalten auftreten. Sie tauchen blitzschnell als Reaktionen auf Personen und Situationen auf und vermitteln nur zwei Qualitäten: »Mag ich« oder »Mag ich nicht«.

Beispiele für »Mag ich«-Signale:
Spontanes Lächeln, Aufrichten des Oberkörpers, Durchatmen, warmes Gefühl im Bauch, ein spontaner Pfiff, Zungenschnalzen, Auf-die-vordere-Sitzkante-Rutschen.

Beispiele für »Mag ich nicht«-Signale:
Druck im Nacken, Zusammensinken, Engegefühl in Hals oder Brust, aufgestellte Nackenhaare, Kieferzusammenpressen, pochende Halsschlagader, Magendruck.

Einige davon werden Sie bestimmt kennen. Wenn Sie beispielsweise in Ihrem E-Mail-Programm die Absenderliste der neu eingegangenen Nachrichten überfliegen, können Sie Ihren Gefühlssignalen beim Arbeiten zuschauen. Wenn schon das Lesen des Absenders positive Gefühle auslöst, dann öffnen Sie die zugehörige E-Mail meist gleich und mit einem inneren Lächeln. Treten dagegen negative Signale auf, dann lesen Sie vielleicht erst alle anderen Mails und holen sich dann noch eine Tasse Kaffee, bevor Sie sich die unerfreuliche antun.

Sie können diese Liste mit Ihren ganz persönlichen Gefühlssignalen noch weiter ergänzen. Stellen Sie sich dazu etwas vor, das Ihnen besonders gut gefallen würde – auch wenn es eigentlich unvernünftig ist. Vielleicht eine Weltreise mit dem liebsten Menschen, den Sie kennen, oder Ihr Traumauto oder eine Woche Shoppen in London oder einen kompletten Schuldenerlass plus 100 000 Euro extra. Und nun bekommen Sie einen Anruf, in dem Ihnen mitgeteilt wird, dass Sie den Jackpot geknackt haben und sich alle Ihre Wünsche erfüllen können. Welche Gefühlssignale spüren Sie?

____

____

____

____

Als Nächstes stellen Sie sich den Menschen vor, den Sie am wenigsten leiden können. Nun bekommen Sie einen Anruf, dass Sie ein ganzes Wochenende mit diesem Unsympath verbringen müssen. Gleichzeitig müssen Sie noch Ihre Steuererklärung fertigstellen, und am Montag danach wartet ein Zahnarzttermin auf Sie. Welche Gefühlssignale spüren Sie jetzt?

____

____

____

____

Sie kennen jetzt Ihre persönlichen Signale, mit denen Sie die Ideen für Ihr Mottoziel als geeignet oder ungeeignet bewerten können.

Und das sind die beiden Protagonisten, die Sie bei der Findung Ihres Mottoziels begleiten werden:

Frau Ganzgenau

ist eine Person, die gern Dinge gewissenhaft plant und immer an die Details denkt. Sie agiert bevorzugt mit dem Verstand und denkt erst länger nach, bevor sie handelt. Ihr fällt es deswegen anfangs nicht leicht, sich auf intuitive und spontane Bewertungen einzulassen. Doch nach einer Weile fällt ihr ein, dass sie immer, wenn sie eine Arbeit pünktlich und gewissenhaft abgeschlossen hat, ein spontanes kleines Lächeln verspürt und immer einen Kloß im Hals bekommt und es ihr die Sprache verschlägt, wenn ein bestimmter Kollege wieder einmal schlampig gearbeitet hat.

Herr Locker vom Hocker

sieht die Welt mit anderen Augen. Probleme gibt es für ihn kaum, und wenn, sind sie dazu da, gelöst zu werden. Er handelt gern spontan, zu viel Nachdenken ist nicht sein Ding. Er verlässt sich lieber auf seine Erfahrung und seine Intuition. Bei der Vorstellung eines Lottogewinns mit Traumwagen entfährt ihm ein spontanes »Ja« zusammen mit einer schnellen Geste: Faust Richtung Schulter und dabei den Ellenbogen nach unten ziehen, wie es viele Tennisspieler nach einem Ass spontan praktizieren. Dagegen hasst Herr Locker vom Hocker Papierkram. Wenn er an die unerledigten Aktenstöße auf seinem Schreibtisch denkt, verzieht er sofort den Mund, lehnt sich zurück und saugt dabei Luft ein.

Sie ahnen es schon, Frau Ganzgenau handelt bevorzugt mit ihrer linken Gehirnhälfte, und Herr Locker vom Hocker fühlt sich besonders mit seiner rechten wohl.

Schritt 2: Formulieren eines Vorsatzes

Als nächsten Schritt formulieren Sie einen Vorsatz, der Ihnen gefällt und den Sie zukünftig in Ihrer neuen Patientenrolle umsetzen möchten. Ich mache Ihnen ein paar Vorschläge:

»Ich möchte eine möglichst gute Behandlung erhalten und meinen Beitrag dazu leisten.«

»Es ist mein Recht als Patient, über den aktuellen Kenntnisstand zu einer Krankheit und ihren Therapien informiert zu werden.«

»Ich leiste meinen Beitrag für eine bessere Medizin und helfe auch meinem Arzt, indem ich auf Antworten bestehe.«

»Als Patient werde ich in Zukunft gut begründete Fragen stellen, weil ich besser mitentscheiden möchte.«

»Ich möchte zusammen mit meinem Arzt die beste Therapie finden, deswegen stelle ich gezielte Fragen.«

Vielleicht gefällt Ihnen der eine oder andere dieser Sätze. Aber vielleicht treffen sie auch noch nicht genau das, was Sie mit Ihrer neuen Patientenrolle verbinden möchten. Formulieren Sie nun einen entsprechenden Vorsatz auf dem folgenden Arbeitsblatt 1 (in einem vollständigen Satz).

Arbeitsblatt 1

Mein Vorsatz:

Bewertung mit meinen Gefühlssignalen:

–	+
100	100
Das wird nie funktionieren	Mein innigster Herzenswunsch
Null Problemo	Völlig egal
0	0

Schritt 3: Bewertung mit Gefühlssignalen

Nun bewerten Sie Ihren Vorsatz anhand Ihrer Gefühlssignale. Sie sehen im unteren Teil des Arbeitsblattes 1 zwei Skalen von 0 bis 100.

Die Skala rechts steht für die *positiven* Gefühlssignale. Der Wert 0 bedeutet: »Es ist mir völlig egal, ich empfinde absolut nichts Positives dabei. Das Ganze interessiert mich nicht im Geringsten.« Der Wert 100 dagegen bedeutet: »Mein innigster Herzenswunsch geht in Erfüllung. Ich finde es absolut super. Genau das habe ich in meinem Leben schon immer gewollt.« Versuchen Sie nun, Ihren Vorsatz innerhalb dieser zwei Extreme in Ihrer Gefühlswelt einzuordnen. Diese Bewertung funktioniert am besten spontan und schnell.

Machen Sie dazu ein Kreuz zwischen 0 und 100 auf der rechten Skala.

Links sehen Sie die *Negativ*skala Ihrer Gefühlsbewertungen. Denn eine Sache kann sowohl positive als auch negative Gefühle auslösen, man spricht dann von gemischten Gefühlen. Dies gilt auch für Ihren gerade formulierten Vorsatz. Das Bild des selbstbewussten und kritischen Patienten wird in den Medien meist nicht gerade mit positiven Rollen oder Charaktereigenschaften belegt. Vielleicht spüren Sie bereits den kritischen Blick Ihres Arztes und das heraufziehende schlechte Gewissen, weil Sie ihn in Frage stellen. Vielleicht spüren Sie regelrecht Ihr drohendes Scheitern. Insofern bedeutet der Wert 0 auf der Negativskala: »Ich empfinde überhaupt kein Unbehagen dabei, der Sache steht nichts im Wege, null Problemo.« Während die 100 bedeutet: »Oje, das wird nie funktionieren, das schaffe ich nie. Tausend Sachen sprechen dagegen. Ich probier's lieber erst gar nicht.«

Machen Sie jetzt auch hier spontan und schnell ein Kreuz auf der Negativskala zwischen 0 und 100.

Arbeitsblatt 1

Frau Ganzgenau

Ihr Vorsatz:

Ich werde von meinem Arzt genaue Informationen zu Heilungschancen und eventuellen Nebenwirkungen der verschiedenen Therapien verlangen.

Bewertung mit ihren Gefühlssignalen:

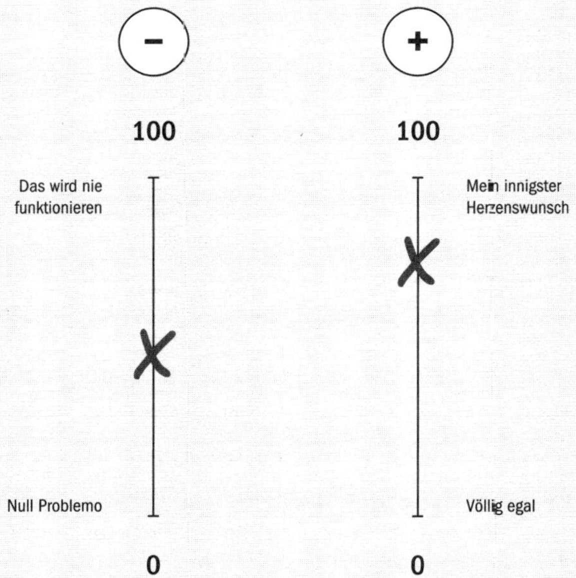

Frau Ganzgenau

Frau Ganzgenau formuliert nach einigem Nachdenken ihren Vorsatz. Sie bewertet ihn mit 80 plus und 50 minus.

Herr Locker vom Hocker

Herr Locker vom Hocker tut sich schwer mit der neuen Rolle. Eigentlich richtet er sich bei Therapieentscheidungen gern nach den Vorschlägen des Arztes. »Ich schaue mir den Kerl an, und wenn ich ihn sympathisch finde, dann vertraue ich ihm auch.« Nachdem er dieses Buch gelesen hat, sieht er jedoch ein, dass rein auf Sympathie fußendes Vertrauen in der Medizin gefährlich sein kann. Er formuliert schließlich seinen Vorsatz, den er mit 40 plus und 30 minus bewertet *(siehe S. 250)**.*

Die Forschungsergebnisse rund um das Zürcher Ressourcen Modell zeigen, dass Vorsätze nur dann motivierend wirken, wenn sie auf der Positivskala mindestens einen Wert von 70 erreichen und mit möglichst wenigen negativen Gefühlen verbunden sind. Bei Frau Ganzgenau ist bereits ein hoher positiver Zustimmungswert erreicht, aber auf der Negativseite hapert es noch. Nun ist es wichtig, die Einwände des Unbewussten in der rechten Gehirnhälfte in Worte zu fassen. Die Vorstellung, gegenüber einem Arzt auf der Beantwortung ihrer Fragen zu bestehen, löst bei Frau Ganzgenau folgende Gedanken aus: »Er wird mich bestimmt von oben herab behandeln« oder »Wahrscheinlich überhört er mich eh wieder?«. Bei Herrn Locker vom Hocker fällt insgesamt die schwache positive Bewertung seines Vorsatzes auf. Fragt man ihn danach, bemerkt er schnell: »Ich habe zwar keine Probleme, etwas einzufordern, aber ich bin doch kein Erbsenzähler. Genau so komme ich mir aber vor, wenn ich meinem Arzt diese kleinlichen Fragen stellen soll.«

Nun gilt es, den Vorsatz so einzupacken, dass möglichst star-

Arbeitsblatt 1

Herr Locker vom Hocker

Sein Vorsatz:

Ich werde in Zukunft meinen Arzt bitten,

seine Therapievorschläge genauer zu erklären.

Bewertung mit seinen Gefühlssignalen:

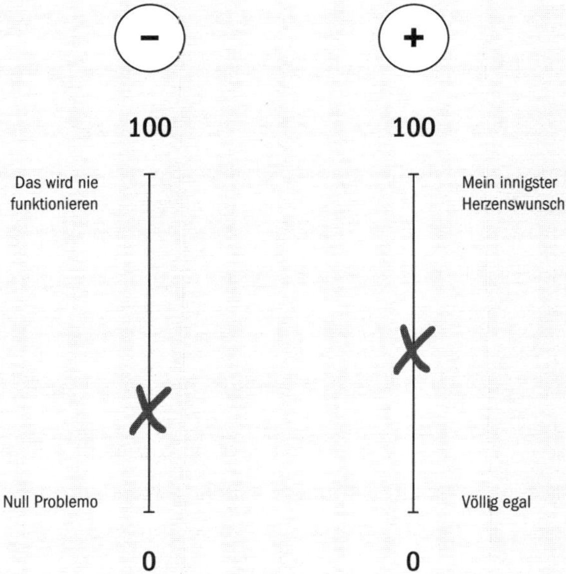

ke positive Gefühle damit verbunden werden und kaum negative. Dabei gilt es, realistisch zu bleiben. Wenn man beispielsweise wiederholt Blut im Stuhl hatte, ist es in jedem Fall sinnvoll, Darmkrebs ausschließen zu lassen. Der Vorsatz, die dafür notwendige Darmspiegelung durchführen zu lassen, ist nicht mit null negativen Gefühlen umsetzbar. Aber dennoch können sie reduziert werden, indem man sich die Erleichterung vor Augen hält, die ein beruhigendes Ergebnis nach der Untersuchung bedeutet.

Frau Ganzgenau

Frau Ganzgenau legt nun fest, mit welcher Gefühlseinschätzung sie zufrieden wäre. Sie findet 80 plus schon sehr gut, aber eigentlich will sie keine negativen Gefühle spüren. Sie kennt sich, schon kleine Widerstände können ein Scheitern verursachen. Ihr Gefühlsziel auf der Negativskala legt sie mit null fest.

Herr Locker vom Hocker

Herr Locker vom Hocker möchte vor allem auf der Positivseite einen richtigen Motivationsschub spüren. 90 plus wäre toll. Mit 10 auf der Negativskala wird er dagegen schon fertig, da ist er sich sicher.

Nutzen Sie nun das Arbeitsblatt 2. Falls Sie auf der Negativskala ebenfalls einen Wert über 0 haben, versuchen Sie in Worte zu fassen, warum Sie bei Ihrem Vorsatz diese negativen Gefühle spüren. Falls Sie auf der Positivskala unter 70 liegen, überlegen Sie sich genauso, warum Ihr Vorsatz nicht gerade Begeisterungsstürme bei Ihnen auslöst, und versuchen Sie, das zu formulieren. Legen Sie danach Ihr persönliches Gefühlsziel fest.

Arbeitsblatt 2

Ich spüre Unbehagen, weil ....

....

Ich spüre wenig Begeisterung, weil ....

....

Meine angestrebten Gefühlsziele:

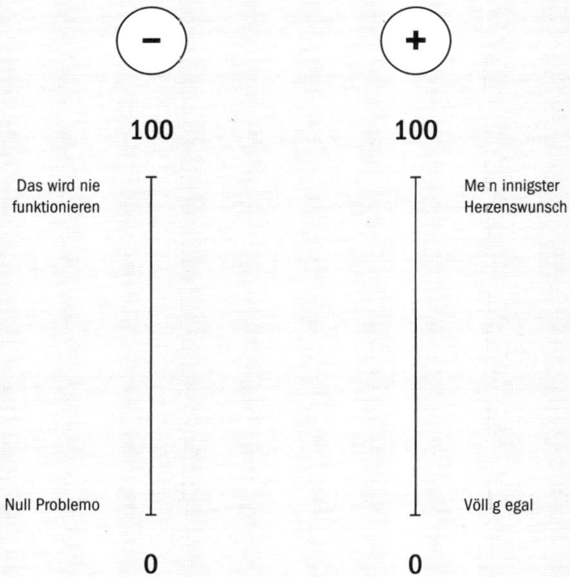

Nun beginnt die eigentliche Arbeit. Es ist genau der Teil einer Werbestrategie, der später entscheidet, ob sie erfolgreich ist. Die Kreativabteilung einer Werbeagentur macht sich täglich Gedanken darüber, wie Produkte genau diese Gefühlsbewertungen bei den zukünftigen Kunden – also bei uns – auslösen können. Das können Sie für Ihre eigenen Ziele genauso professionell erreichen. Deshalb machen wir nun aus Ihrem Vorsatz etwas Neues. Etwas, das bei Ihnen eine hohe Motivation auslöst und Ihre Bedenken in den Hintergrund treten lässt. Sie erstellen sich jetzt für Ihren Vorsatz ein motivierendes Mottoziel.

Schritt 4: Die Suche nach Wunschelementen

Dazu brauchen wir stark stimulierende Bilder aus unserer unbewussten Gehirn-Bildergalerie. Deshalb versuchen wir nun, auf unsere Bildergalerie zuzugreifen, um daraus Ideen zu generieren. Dies gelingt sehr gut über sogenannte Wunschelemente. Ein Wunschelement verkörpert die Eigenschaften, die wir benötigen, um unseren Vorsatz zu verwirklichen. Wunschelemente können Tiere, Pflanzen, Landschaften, Personen, real oder frei erfunden sein. Der eigenen Fantasie sind dabei keine Grenzen gesetzt. Wenn bei der Bearbeitung des folgenden Schemas in Ihnen noch ganz andere Bilder mit ganz anderen Inhalten auftauchen, halten Sie diese bitte ebenfalls fest. Und denken Sie daran: Der Verstand hat Pause. Sie müssen sich zu diesem Zeitpunkt noch nicht erklären können, warum genau diese Bilder auftauchen. Je spontaner und je klarer sie vor Ihrem geistigen Auge auftauchen, desto wertvoller sind sie.

Schauen Sie sich noch einmal Ihren Vorsatz an. Dann notieren Sie auf dem Arbeitsblatt 3 die Wunschelemente, deren Eigenschaften Ihnen bei der Umsetzung Ihres Vorsatzes helfen könnten:

Arbeitsblatt 3

Welche Wunschelemente haben Eigenschaften, die mich bei der Umsetzung meines Vorsatzes unterstützen können:

- Welches Tier?

- Welche Pflanze?

- Welche Landschaft?

- Welches Fahrzeug?

- Welche Person?

- Welche Sportart?

- Welche anderen Wunschelemente?

Betrachten Sie nun noch einmal Ihren Vorsatz und die Wunschelemente, die Sie damit assoziiert haben. Welche zwei Wunschelemente schieben sich dabei in den Vordergrund? Unter Umständen schließen Sie kurz die Augen, um dies festzustellen. Vielleicht wundern Sie sich, welche Assoziationen hartnäckig immer wieder vor Ihrem inneren Auge auftauchen. Sie hätten sie vielleicht nicht unbedingt mit Ihrem Ziel in Verbindung gebracht. Dennoch ist Ihre rechte Gehirnhälfte der Meinung, dass genau diese zwei Bilder Ihnen besonders gut helfen können, Ihr Ziel zu erreichen. Notieren Sie diese beiden Wunschelemente:

Mein 1. Wunschelement:

____

____

Mein 2. Wunschelement:

____

____

Frau Ganzgenau

Die zwei auffallendsten Wunschelemente von Frau Ganzgenau lauten: Elefant und Rosen.

Herr Locker vom Hocker

Die zwei Wunschelemente, die sich bei Herrn Locker vom Hocker eindeutig in den Vordergrund drängen, sind: James Bond und Berggipfel.

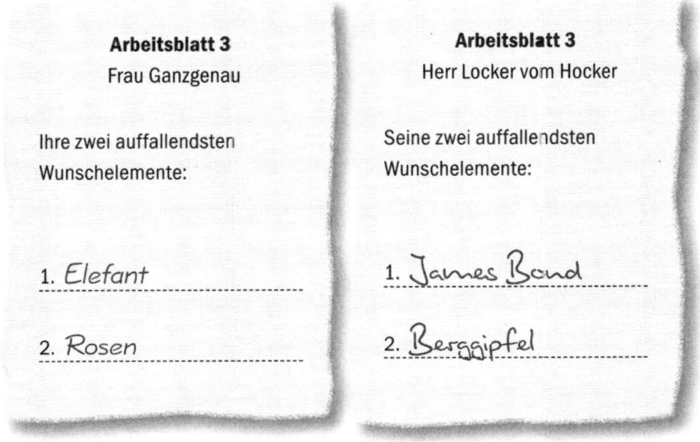
Arbeitsblatt 3
Frau Ganzgenau

Ihre zwei auffallendsten Wunschelemente:

1. Elefant
2. Rosen

Arbeitsblatt 3
Herr Locker vom Hocker

Seine zwei auffallendsten Wunschelemente:

1. James Bond
2. Berggipfel

Schritt 5: Bedeutung der zwei wichtigsten Wunschelemente

Im nächsten Schritt geht es darum herauszufinden, was das Besondere an diesen zwei Wunschelementen ist. Welche Eigenschaften verbinden Sie damit? Schreiben Sie das erste Wunschelement auf dem Arbeitsblatt 4 nochmals auf. Welche Eigenschaften finden Sie an diesem Wunschelement besonders attraktiv? Halten Sie diese schriftlich fest. Versuchen Sie dabei wieder, Ihren Verstand auszuschalten, und schreiben Sie einfach drauflos, was Ihnen spontan einfällt, auch wenn es im ersten Moment rätselhaft oder sinnfrei erscheint. Sie können die Liste der Eigenschaften von Wunschelement 1 erweitern, indem Sie »Fremdgalerien« nutzen. Fragen Sie beispielsweise Familienmitglieder, einen Freund oder eine Freundin nach Ideen, welche Eigenschaften ihnen zu diesem Wunschelement einfallen. Dasselbe machen Sie dann für Ihr zweites Wunschelement.

Welche Eigenschaften lösen bei Ihnen besonders starke positive Gefühlssignale aus? Welches sind Ihre Lieblingsideen? Krei-

Arbeitsblatt 4

Mein erstes Wunschelement: ....

- Attraktive Eigenschaften:

....

....

....

- Fremdideen:

....

Mein zweites Wunschelement: ....

- Attraktive Eigenschaften:

....

....

....

- Fremdideen:

....

....

sen Sie diese Wörter ein. Dabei ist es völlig unerheblich, ob sie im ersten Moment sinnvoll oder vielleicht sogar *politically incorrect* erscheinen, wie zum Beispiel kampfbereit, egoistisch, prahlerisch, stur. Das einzig Maßgebende ist, ob Sie dabei starke positive Gefühlssignale bekommen.

Frau Ganzgenau

Frau Ganzgenau hatte ihrem Vorsatz einen hohen negativen Gefühlswert gegeben. Sie weiß auch genau, woher der kommt. Wenn sie sich vorstellt, dass sie bei ihrem Arzt Faktenwissen abfragt, spürt sie sofort, dass sie sich schnell aus dem Konzept bringen lassen wird. Vielleicht bügelt ihr Arzt ihr Ansinnen mit der Bemerkung ab, dass er schließlich am besten wisse, was für sie gut sei. Oder er übergeht ihre Wünsche schlicht und einfach, weil das Wartezimmer voll ist und er die Patienten im 3-Minuten-Takt durchschleust. Sie spürt förmlich, wie sich das Kloßgefühl in ihrem Hals breitmacht und wie der Mut sie verlässt. Das Wunschelement, das sich bei ihr plötzlich in den Vordergrund drängt, ist ein Elefant – ein schwergewichtiger Dickhäuter, der sich auf seinem Weg nicht aufhalten lässt. Elefanten haben ihr irgendwie schon immer gefallen.

Außerdem ist ihr das Gefühl des Übersehenwerdens sehr vertraut; sie fühlt sich dann wie ein vertrocknetes Mauerblümchen. Spontan taucht dazu vor ihrem inneren Auge ein schöner Rosenstock auf. Sie notiert sich die zu ihren Wunschelementen passenden Eigenschaften. Beim Betrachten dieser Eigenschaften fragt sich Frau Ganzgenau zwar, warum sie Grazie ausgerechnet mit einem Elefanten verbindet, aber sie spürt, dass es für sie so richtig ist. Der Sinn wird sich sicher noch erschließen. Sie fragt außerdem ihre Freundin, was ihr zu ihren Wunschelementen einfällt, und notiert sich deren Ideen.

Arbeitsblatt 4

Frau Ganzgenau

1. Elefant

► Attraktive Eigenschaften:

Unbeirrbarkeit,
Schwergewicht,
freundliche Sturheit

► Fremdideen:

majestätisch, keine
Angst vor Scherben,
schafft sich Gehör,
intelligent

2. Rosen

► Attraktive Eigenschaften:

Schönheit, fallen auf,
Prachtstück, zeigen
sich stolz

► Fremdideen:

wehren sich mit
Dornen

Arbeitsblatt 4

Herr Locker vom Hocker

1. James Bond

► Attraktive Eigenschaften:

Weiß, was er tut, extrem gut
informiert, kühl berechnend,
hat den Überblick, ihn legt
keiner herein, detailbesessen,
vorausschauend

► Fremdideen:

Macht gute Figur,
Draufgänger mit Köpfchen,
liebt moderne Technik,
hat Manieren

2. Berggipfel

► Attraktive Eigenschaften:

Übersicht, Ruhe, dort weiß
man, was wichtig ist,
berühmte Bergsteiger sind
extrem gut vorbereitet

► Fremdideen:

Anstrengung, Schwitzen,
langsam aber stetig,
gute Luft

Herr Locker vom Hocker

Auch Herr Locker vom Hocker ist überhaupt nicht zufrieden mit seinem Vorsatz. Ihm behagt die Vorstellung nicht, auf Details zu beharren, denen er selbst gern aus dem Weg geht. Begeisterung kommt da jedenfalls nicht auf. Andererseits möchte er auch nicht gefährlichen Therapien ausgesetzt sein und findet eine Verhaltensänderung deshalb wichtig. Aber er tut sich schwer, mit seiner neuen Rolle positive Gefühle zu verbinden. Für James Bond wäre das bestimmt alles kein Problem. Spontan fallen ihm Eigenschaften ein, die ihm bei Agent 007 gefallen: Er weiß genau, was er tut, und hat den Durchblick. Auch zum Thema Berggipfel kommen ihm Ideen, warum dieses Bild als Wunschelement aufgetaucht ist. Seine Frau ergänzt seine Ideen mit ihren eigenen.

Schritt 6: Von der Absicht zum Mottoziel

Jetzt ist der richtige Zeitpunkt, den Verstand wieder mit ins Boot zu holen, um aus Ihren Lieblingsideen einen oder mehrere Sätze zu formulieren, die Sie mit Ihrer neuen Rolle als Patient verknüpfen können. Auf dem fünften Arbeitsblatt sind drei mögliche Satzanfänge notiert, die Sie aus Ihren Lieblingsideen heraus ergänzen können. Falls Ihnen eine eigene Variante einfällt, notieren Sie diese bitte ebenfalls. Obwohl der Verstand nun Sätze formuliert, gilt nach wie vor: Gefühle spielen die Hauptrolle. Und weil sich Gefühle über Bilder vermitteln, formulieren Sie bitte möglichst bildhaft und blumig. Je bunter und verrückter, desto emotionaler ist die Wirkung, und darauf kommt es an. Keine Sorge, es geht nur um einen Zwischenschritt, und der darf ruhig noch etwas kitschig, holprig oder kindisch klingen.

Arbeitsblatt 5

Meine Absichtsformulierungen, wie ich meine neue Patientenrolle mit Hilfe meiner Wunschelemente umsetzen möchte:

1. Ich will mich fühlen wie:

----

2. Ich will handeln wie:

----

3. Ich will sein wie:

----

4. Eigene Variante:

Arbeitsblatt 5

Frau Ganzgenau

1. Ich will mich fühlen wie

ein blühender Rosenstock, der beachtet wird.

2. Ich will handeln wie,

ein Elefant, der sich nicht stören lässt.

3. Ich will sein wie

ein Rosenstock, blühend und wehrhaft.

4. Eigene Variante:

Intelligente Freundlichkeit setzt sich durch und kann auch Dornen zeigen.

Arbeitsblatt 5

Herr Locker vom Hocker

1. Ich will mich fühlen wie

auf einem Berggipfel mit klarer Sicht auf die Dinge.

2. Ich will handeln wie

James Bond, extrem gut informiert und zielgerichtet.

3. Ich will sein wie

James, der Bescheid weiß und nicht lange fackelt.

4. Eigene Variante:

???????

Frau Ganzgenau und Herr Locker vom Hocker
schreiben ebenfalls ihre Absichtsformulierungen auf. Als eigene Variante fällt Herrn Locker vom Hocker zunächst nicht viel ein, aber das macht gar nichts. Sein Unterbewusstsein spaziert weiter durch seine Gehirn-Bildergalerie. Wenn es fündig wird, wird er später per Gedankenblitz benachrichtigt.

Nun geht es darum, aus den Varianten Ihrer Absichtsformulierungen ein Mottoziel herauszuarbeiten. Bitte entscheiden Sie sich spontan für die Absichtsformulierung, die sich am meisten in den Vordergrund drängt. Da die Verbindung zwischen rechter und linker Gehirnhälfte offen ist, kann es sein, dass Sie beim Niederschreiben schon eine neue Idee bekommen, die Sie noch mehr begeistert, dann nehmen Sie ruhig diese. Es kommt darauf an, dass Sie die Fassung notieren, die zum jetzigen Zeitpunkt ein möglichst unbelastetes und positives Gefühl auslöst, das Sie ganz persönlich mit Ihrer neuen Rolle als Patient verbinden können. Formulieren Sie nun die erste Fassung Ihres Mottoziels (siehe S. 264).

Frau Ganzgenau
Frau Ganzgenau entscheidet sich für: »Mein Elefant lässt sich nicht stören und hat Dornen, wenn es drauf ankommt.«

Herr Locker vom Hocker
Herr Locker vom Hocker kann sich zunächst nicht entscheiden. Das Bild, auf dem Gipfel stehend Übersicht zu haben, gefällt ihm sehr gut, doch irgendwie drängt sich immer wieder James Bond in den Vordergrund. Der Verstand ist zwar nun wieder mit dabei, doch Bilder, die sich so eindeutig in den Vordergrund schieben, haben weiterhin Vorrang. Er entscheidet sich für folgende Fassung: »James Bond steigt auf den Gipfel und wird für eine bessere Übersicht sorgen.«

Arbeitsblatt 6

Erste Fassung meines Mottoziels:

....

....

....

....

....

Arbeitsblatt 6
Frau Ganzgenau

Erste Fassung ihres Mottoziels:

Mein Elefant lässt sich nicht stören und hat Dornen, wenn es drauf ankommt.

Arbeitsblatt 6
Herr Locker vom Hocker

Erste Fassung seines Mottoziels:

James Bond steigt auf den Gipfel und wird für eine bessere Übersicht sorgen.

Schritt 7: Das Mottoziel überprüfen

Ziele kann man in zwei unterschiedliche Kategorien einteilen: Wenn ich mich in einer ganz speziellen Situation in einer bestimmten Weise verhalten möchte, brauche ich einen guten Plan. Ich kann mir beispielsweise vornehmen: »Ich werde künftig dreimal pro Woche abends im Wald joggen.« Dann ist präzise angegeben, wann, wo und was ich mir vornehme. Diese Planziele fördern die Ausführungsgenauigkeit und sprechen, um in unserem Gehirnmodell zu bleiben, vor allem die linke Gehirnhälfte an. Wenn dahinter keine positiven Gefühlssignale stehen, sind solche Ziele allerdings meist zum Scheitern verurteile – wie die typischen Neujahrsvorsätze.

Positive Gefühlssignale erreiche ich mit einer entsprechenden Haltung zu meinen Plänen. Dazu benötige ich ein starkes Mottoziel. Dies würde dann etwa so klingen: »Fitness ist mir ein Lebensbedürfnis«, oder falls Sie den Film *Was Frauen wollen** gesehen haben sollten: »No Games. Just Sports.«

Dies beinhaltet zwar keine genaue Verhaltensvorgabe, aber es spricht die Bildergalerie der rechten Gehirnhälfte emotional an und wirkt viel motivierender. Deswegen ist es für Typ-A- und Typ-B-Patienten besonders wichtig, vor dem Erstellen von Wenn-dann-Plänen (situationsspezifisch) ein motivierendes Mottoziel (situationsunabhängig) aufzubauen.

Wenn eine positive emotionale Haltung aufgebaut wurde, haben für ganz bestimmte Situationen passende Planziele eine viel höhere Chance, umgesetzt zu werden.

---

* In diesem Film aus dem Jahr 2000 muss ein Werbechef, gespielt von Mel Gibson, eine zündende Werbekampagne für einen Laufschuh entwickeln, der vor allem weibliche Kundschaft ansprechen soll. Das fällt dem notorischen Chauvinisten sichtlich schwer. Erst als er durch einen Stromschlag plötzlich die Gedanken der Damenwelt hören kann, gelingt es ihm, die weibliche Haltungsebene zu verstehen. Und siehe da, er findet den genialen Werbeslogan, alle sind zufrieden, und Helen Hunt gibt es als Hauptpreis noch dazu.

Hier zwei Beispiele aus der Werbung und von zweien meiner Patienten.

Planziele:	Mottoziele:
Mit diesem Schuh werden Sie eine Sekunde schneller sein	Just do it
Unsere Produkte pflegen Ihre Haut besser	Weil ich es mir wert bin
Ich will nach Feierabend keine E-Mails mehr bearbeiten	Abends hat der Wahnsinn Pause
Ich möchte dreimal pro Woche warm mittagessen	Winners have lunch

Im Allgemeinen neigen wir dazu, in unseren Zielsetzungen zu schnell die Planungsebene zu betreten. In den gängigen professionellen Selbstmanagementkursen wird konkretes Verhalten meist anhand von To-do-Listen oder SMART-Zielen vermittelt (Smart steht dabei für: S = spezifisch, M = messbar, A = aktionsbereit, R = realistisch und T = terminiert). Doch ohne vorher die dazugehörige emotionale Haltung zu überprüfen, werden viele Teilnehmer binnen drei Wochen nach dem Kurs wieder aufgeben.

Sie können nun überprüfen, ob Ihr Mottoziel noch zu sehr in der linken Gehirnhälfte angesiedelt ist oder schon die Haltungsebene erreicht hat. Betrachten Sie Abbildung 17. Die Pfeile verbinden die Endpunkte »Verhaltensebene« und »Haltungsebene«. Wo befindet sich Ihrer Einschätzung nach Ihre aktuelle Mottozielversion auf dieser Skala?

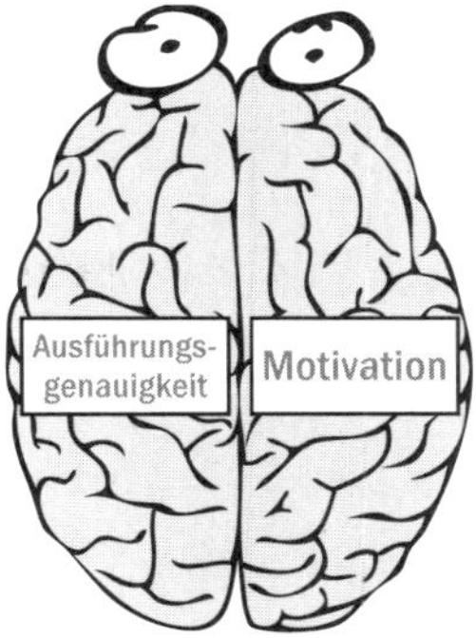

Abb. 17: Planziel oder Mottoziel

Gut motivierende Mottoziele liegen ganz weit rechts. Sie können Ihr Mottoziel auf dem Arbeitsblatt 7 anhand folgender Kriterien überprüfen. Notieren Sie sich auch entsprechende Ideen für Verbesserungen:

▶ **Formulieren Sie positiv**

Unsere Gefühlssteuerung möchte sich nicht mit Negativem beschäftigen müssen. Sie weicht dem – wie ein Kind – instinktiv aus. Deshalb sind Negativformulierungen ungeeignet für gute Mottoziele, zum Beispiel: »Wenn ich beim Arzt bin, werde ich mich nicht unterkriegen lassen.« Das Gehirn stellt sich automatisch das »Unterkriegen« vor und entwickelt keine guten Gefühle dazu. Auch Wörter wie »Fehlinformation«, »unterwürfig«, »Vertrauensverlust«, »schlecht«, »unehrlich« oder »schädlich« wirken demotivierend und lösen unbewusst Resignation aus. Besser wäre daher: »Selbstbewusst ist der neue Patient.«

▶ Verzichten Sie auf Vergleiche

Ziele wie »Ich möchte genauer nachfragen« oder »Ich möchte, dass mein Arzt sich mehr Zeit nimmt« mag unsere rechte Gehirnhälfte ebenfalls nicht. Das Wort »genauer« drängt den Vergleich und eine Bewertung des Verhaltens auf. Es entsteht unbewusst eine Konkurrenzsituation, ein Wettbewerb, und hier könnte man auch scheitern. Scheitern ist jedoch ein unangenehmes Gefühl, und dem möchte unsere unbewusste Verhaltenssteuerung wieder kindlich aus dem Weg gehen. Besser ist die Formulierung: »Ich frage gezielt nach.«

▶ Sprechen Sie in der Gegenwart

Unsere neue Verhaltenssteuerung soll im Hier und Jetzt funktionieren, also wenn Sie in der Sprechstunde sind. Zielformulierungen, die so beginnen: »Beim Arzt werde ich …« sind eher hinderlich. Verwenden Sie deshalb immer die Gegenwartsform, also: »Beim Arzt bin ich …«

▶ Machen Sie sich unabhängig

Ihre unbewusste Verhaltenssteuerung spürt genau, ob ein Ziel realistisch ist und ob Sie es ohne fremde Hilfe erreichen können. Ein unrealistisches Mottoziel kann sehr leicht die unbewusste Vorstellung eines Scheiterns mit anschließender Frustration fördern. »Vor dem Arztbesuch werde ich mich genau über die neuesten Studien informieren, damit ich weiß, ob er mich richtig behandelt« ist deshalb kein motivierendes Ziel. Sichere und hochwertige Information ist für Patienten im Moment äußerst schwierig zu erhalten, und unsere rechte Gehirnhälfte spürt dies ganz genau.

Bei einer Zielformulierung wie »Wenn mein Arzt mir die Therapie erklärt, werde ich nach absoluten Risiken fragen«, wäre es erforderlich, dass eine andere Person, in diesem Fall

Arbeitsblatt 7

Mottoziel überprüfen. Meine erste Fassung:

Überprüfen Sie folgende Punkte und schreiben Sie sich gegebenenfalls Verbesserungsvorschläge auf:

- Positiv formuliert?

- Keine Vergleiche?

- In der Gegenwart formuliert?

- Unabhängig erreichbar?

- Allgemein und situationsunabhängig formuliert?

der Arzt, vor Ihnen handelt. Das macht die Zielerreichung abhängig von einer anderen Person und schränkt deshalb ihre Wirksamkeit ein. Besser ist: »Kenner lieben absolute Zahlen.«

▶ **Wählen Sie eine allgemeine, situationsunabhängige Formulierung**

Unsere unbewusste Motivationsförderung wird außerdem durch Verhaltensvorgaben eingeschränkt, die sich nur auf spezielle Situationen beziehen. Sie wirken dann nicht umfassend genug. Der folgende Satz beinhaltet eine solche situationsspezifische Vorgabe: »Beim nächsten Arztbesuch werde ich gezielte Fragen stellen.« Dieses Ziel bezieht sich dann nur auf den nächsten Arzttermin. Wie ist es aber beim Heilpraktiker oder beim Zahnarzt oder in anderen Situationen, in denen es ebenfalls sehr sinnvoll wäre, gezielter nachzufragen? Mit einer situationsunabhängigen Formulierung mache ich es meiner Verhaltenssteuerung sehr viel einfacher, auch in anderen Situationen, in denen es sinnvoll erscheint, meine neue Rolle einzunehmen. Mit einem Mottoziel der Art »Der neue Patient fragt laut und klar« ist man nicht an Orte, Tageszeiten, Messungen oder genau beschriebene Tätigkeiten gebunden.

Frau Ganzgenau und Herr Locker vom Hocker

überprüfen ihre Mottoziele und stellen Verbesserungsbedarf fest:

Arbeitsblatt 7

Frau Ganzgenau

Mottoziel überprüfen. Ihre erste Fassung:

Mein Elefant lässt sich nicht stören und hat Dornen, wenn es drauf ankommt.

- Positiv formuliert?

besser »geht fest seinen Weg«

- Keine Vergleiche?

OK

- In der Gegenwart formuliert?

OK

- Unabhängig erreichbar?

OK

- Allgemein und situationsunabhängig formuliert?

»Wenn es drauf ankommt« weglassen, besser »kann Dornen zeigen«

Arbeitsblatt 7

Herr Locker vom Hocker

Mottoziel überprüfen. Seine erste Fassung:

James Bond steigt auf den Gipfel und wird für eine bessere Übersicht sorgen.

- Positiv formuliert?

OK

- Keine Vergleiche?

»eine bessere« weglassen

- In der Gegenwart formuliert?

»hat« statt »wird«

- Unabhängig erreichbar?

OK

- Allgemein und situationsunabhängig formuliert?

OK

Schritt 8: Das Mottoziel optimieren

Mithilfe Ihrer Korrekturen formulieren Sie nun die zweite Fassung Ihres Mottoziels auf dem Arbeitsblatt Nr. 8. Falls Ihnen weitere Ideen kommen, die Sie noch besser finden, können Sie diese natürlich übernehmen. In diesem Stadium sprießen die Ideen oft geradezu, weil sich die rechte Gehirnhälfte langsam warmgelaufen hat. Sie merken es auch daran, dass Ihnen jetzt Ideen kommen, über die Sie spontan schmunzeln müssen. Das bedeutet, Sie sind auf genau dem richtigen Weg. Falls dies noch nicht der Fall ist, kein Problem. Denn nach der Lektüre dieses Buchs wird Ihre rechte Gehirnhälfte nicht aufhören zu arbeiten, und irgendwann wird sie eine richtig gute Idee für Ihr Mottoziel finden. In einem Moment der Ruhe, unter der Dusche, beim Spazierengehen oder beim Stricken stellt sich der Selbstzugang her, und Sie bekommen einen Gedankenblitz. Ein Heureka-Gefühl (»Ich hab's gefunden!«) stellt sich ein. Sie werden es an Ihren Gefühlssignalen merken, dass Sie dieses Mal ins Schwarze getroffen haben.

Sehen Sie sich die zweite Fassung Ihres Mottoziels an, und überprüfen Sie sie wieder anhand Ihrer Gefühlssignale. Auf welcher Stelle der Negativskala machen Sie nun Ihr Kreuz? Wo befinden Sie sich auf der Positivskala?

Arbeitsblatt 8

Zweite Fassung meines Mottoziels:

Neue Bewertung mit meinen Gefühlssignalen:

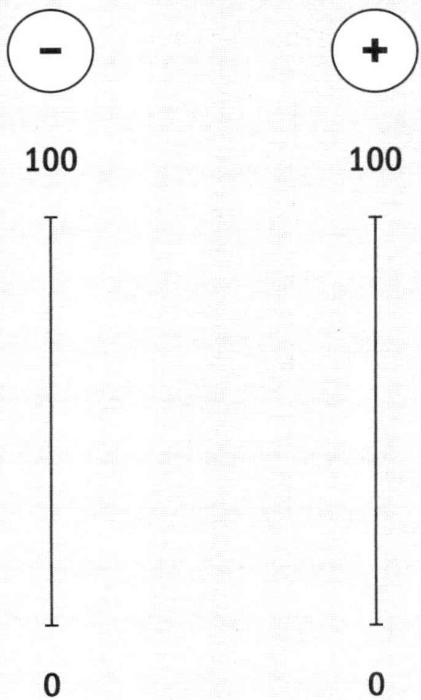

Frau Ganzgenau
kann mit der Checkliste sehr viel anfangen. Ihr fällt auf, dass »nicht stören« eine Negativformulierung ist. Sie schreibt stattdessen »geht fest seinen Weg«. Auch der Halbsatz »wenn es drauf ankommt« ist ihr etwas zu situationsspezifisch, und deshalb lässt sie ihn weg. Ihre verbesserte Fassung lautet: »Mein Elefant geht fest seinen Weg und kann Dornen zeigen.«

Bei der Bewertung mit Gefühlssignalen liegt sie nun bei 90, doch auf der Negativskala spürt sie immer noch eine 10, und das sind Frau Ganzgenau 10 zu viel.

Herr Locker vom Hocker
streicht das Vergleichswort »bessere«. Das in die Zukunft weisende »wird« ersetzt er durch »hat«. Den Halbsatz »steigt auf den Gipfel« findet er eigentlich nicht notwendig und lässt ihn ganz weg. Seine zweite Version lautet »James Bond hat Übersicht«. Seine Gefühlsbewertung zeigt auf der Positivskala 60 und bei der Negativskala eine Null. Richtig begeistert ist er also noch nicht.

Arbeitsblatt 8

Frau Ganzgenau

Zweite Fassung ihres Mottoziels:

Mein Elefant geht fest seinen Weg und kann Dornen zeigen.

Ihre Gefühlsbewertung:

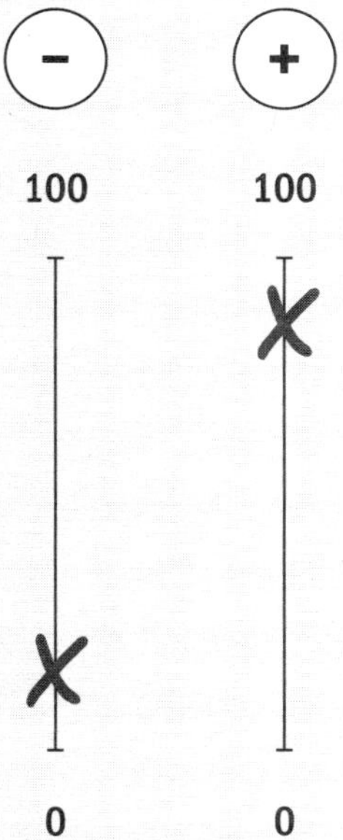

Arbeitsblatt 8

Herr Locker vom Hocker

Zweite Fassung seines Mottoziels:

James Bond hat Übersicht.

Seine Gefühlsbewertung:

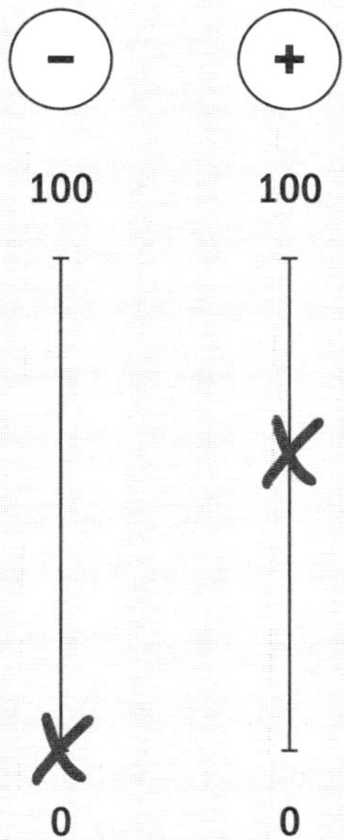

Schritt 9: Der letzte Schliff

Vielleicht haben Sie schon jetzt die Vorgabe für Ihre Gefühlssignale erreicht. Vielleicht sollten Sie noch ein bisschen nachjustieren. Hier kann es helfen, noch einmal Fremdideen aus anderen Gehirngalerien zu nutzen. Fragen Sie Ihre Frau oder Ihren Mann, einen Freund oder eine Freundin, ob er oder sie neue Ideen für ein optimiertes Mottoziel beisteuern kann. Das Brainstorming sollte nicht länger als 15 Minuten pro Helfer dauern. Lassen Sie während dieser Zeit deutlich erkennen, wann Sie positive und wann Sie negative Gefühlssignale spüren. Analysieren Sie die Vorschläge anschließend, und übernehmen Sie die Ideen, die Ihnen besonders gut gefallen.

Bevor Sie Ihr fertiges Mottoziel formulieren, schauen wir zunächst wieder zu unseren beiden Protagonisten.

Frau Ganzgenau

liest ihr Mottoziel ihrer Freundin vor und bittet sie um weitere Vorschläge. Die Freundin hatte ja schon die Eigenschaft der Rosen mit den Dornen vorgeschlagen. Sie würde sich Frau Ganzgenau oft etwas kämpferischer wünschen, da es ihr manchmal leid tut, wie sehr ihre Freundin übergangen wird. Frau Ganzgenau spürt jedoch immer noch negative Gefühle und überlegt sich, warum das so ist. Sie stört sich an den »Dornen«. Sie weiß, dass sie bei Konflikten oft den Kürzeren zieht und ihre Argumente nur nach langem Ringen und mit großem Energieaufwand durchsetzen kann. Zurück bleibt sie jedoch immer mit einem unguten Gefühl, denn sie fühlt sich danach eher wie ein griesgrämiger Spielverderber denn als Gewinner. Viel besser gefällt ihr die Vorstellung von einer freundlichen Beharrlichkeit, also Hartnäckigkeit mit einem Lächeln.

Dass aggressive Wehrhaftigkeit nicht Frau Ganzgenaus Ding ist, leuchtet ihrer Freundin ein, denn es geht ja um die positiven

Gefühle von Frau Ganzgenau und nicht um die ihrer Freundin. Ihre Freundin schlägt deshalb vor:

Der Rosenweg führt zum Ziel,
Elefanten lieben Rosen,
Mein Rosenelefant geht seinen Weg.

Frau Ganzgenau betrachtet sich die Vorschläge ihrer Freundin. Ihr gefällt die Verbindung von Elefant und Rosen, denn für sie besitzen auch Elefanten diese Grazie, sind dabei jedoch nicht so empfindlich wie ein Rosenstock. Außerdem setzen sich Unbeirrbarkeit und Zähigkeit mehr durch als Dornenstiche, davon ist Frau Ganzgenau überzeugt. Sie denkt darüber nach, wie sie ihr Mottoziel verkürzen könnte. Das Wort »fest« scheint ihr im Zusammenhang mit dem Elefanten als unnötig. Plötzlich bekommt sie mit dem Satz »Mein Elefant geht seinen Rosenweg« ein Heureka-Gefühl. Frau Ganzgenau ist begeistert: »Ja, genau, dieser Satz wird mir helfen, auf der Beantwortung meiner Fragen zu bestehen, dabei aber nicht verbissen zu wirken, sondern freundlich.«
Die Gefühlsbewertung steigt auf 100 positiv und ist schließlich bei 0 minus angelangt.

Herr Locker vom Hocker

bittet seine Frau um Vorschläge. Ihr gefällt die Idee, dass sich Herr Locker vom Hocker motivieren möchte, auch nach Details zu fragen. Nur zu oft hat sie erlebt, dass der »Hauruck-Stil« ihres Mannes ihn und andere in Schwierigkeiten gebracht hat. Doch ihre Bitten, er möge sich doch etwas mehr um die Feinheiten kümmern, wurden regelmäßig von ihm abgeblockt. Ohne abgeklärt zu haben, was die Beschreibung »in Meeresnähe« oder »geschmackvoll renoviert« tatsächlich bedeutet, kann der Urlaub im Ferienhaus im Desaster enden. Und sicher

Arbeitsblatt 9

Frau Ganzgenau

Aktuelles Mottoziel:

Mein Elefant geht fest seinen Weg und kann Dornen zeigen

▶ Fremdideen:

Der Rosenweg führt zum Ziel, Elefanten lieben Rosen, mein Rosen-elefant geht seinen Weg

▶ Das gefällt mir besonders gut:

Rosenweg, das Wort »Dornen« weglassen, das Wort »fest« weglassen

▶ Fertiges Mottoziel:

Mein Elefant geht seinen Rosenweg

Arbeitsblatt 9

Herr Locker vom Hocker

Aktuelles Mottoziel:

James Bond hat Übersicht

▶ Fremdideen:

Wer auf dem Gipfel steht, blickt durch, Sieger wissen Bescheid, auf dem Gipfel steht James

▶ Das gefällt mir besonders gut:

»blickt durch«
nur James

▶ Fertiges Mottoziel:

James blickt durch

wäre es auch vorteilhaft, sich die Reiseroute vorher genauer anzuschauen, damit man nicht nachts im Nirgendwo endet, wie im letzten Spanienurlaub. Frau Locker vom Hocker macht folgende Vorschläge:

Wer auf dem Gipfel steht, blickt durch.
Sieger wissen Bescheid.
Auf dem Gipfel steht James Bond.

Herr Locker vom Hocker schaut sich seine aktuelle Fassung und die Anregungen seiner Frau an. Irgendetwas bremst seine Begeisterung. Er liest seinen Satz noch einmal vor, und ihn befällt das Gefühl, dass dieser nicht zündet. Eine Formulierung seiner Frau gefällt ihm deutlich besser als seine bisherige. Die Formulierung »blickt durch« drückt aus, was er möchte. Sie löst bei ihm starke positive Gefühle aus, denn Durchblick bringt er mit Tatkraft und Stärke in Verbindung. »James Bond blickt durch. Ja, genau!«, denkt sich Herr Locker vom Hocker: »Das wird mir in Zukunft helfen, beim Arzt auf mehr Detailinformation zu pochen. Denn ein James Bond ohne Ahnung wäre doch nicht mehr als ein wichtigtuerischer Kraftprotz. »Ich bin James Bond, und der blickt durch, jawohl!« Seine Gefühlsbewertung wandert nun auf 80 plus und negative Gefühle bleiben bei null. Außerdem lässt er noch den Nachnamen weg, denn James klingt einfach persönlicher.

Arbeitsblatt 9

Feinschliff Mottoziel

Mein aktuelles Mottoziel:

▶ Fremdideen:

▶ Das gefällt mir besonders gut:

Nun sind Sie an der Reihe. Bitten Sie Familienmitglieder, einen Freund oder eine Freundin, bei sich die Gehirn-Bildergalerie zu aktivieren, um Ideen für ein knackiges Mottoziel zu finden. Werden bei Ihnen starke Gefühlssignale ausgelöst, sagen Sie es gleich, damit Ihr Helfer weiß, in welche Richtung er weitersuchen soll.

Wenn Sie sich anschließend die gesammelten Vorschläge betrachten, arbeiten Sie nur mit denen weiter, die Ihnen besonders gut gefallen.

Spielen Sie nun mögliche Formulierungen durch, und überprüfen Sie diese immer wieder anhand Ihrer Gefühlssignale. Versuchen Sie, die positive Wirkung zu steigern und die negative zu senken. Vielleicht haben Sie sogar ein Heureka-Gefühl erlebt. Ein Motto, mit dem Sie sich und Ihr Ziel wunderbar identifizieren können und das Ihnen ein spontanes Lächeln auf die Lippen zaubert, wenn Sie nur daran denken. Wenn nicht, überhaupt nicht schlimm, wie gesagt, Ihre rechte Gehirnhälfte hat sich jetzt richtig warmgelaufen und wird noch weiter suchen, bis Sie einen entsprechenden Gedankenblitz erhalten. Sie werden es dann sofort spüren: Ja, genau, das ist es! Warten Sie es ruhig ab.

Wenn Sie Ihr fertiges Mottoziel gefunden haben, tragen Sie es in Arbeitsblatt 10 ein.

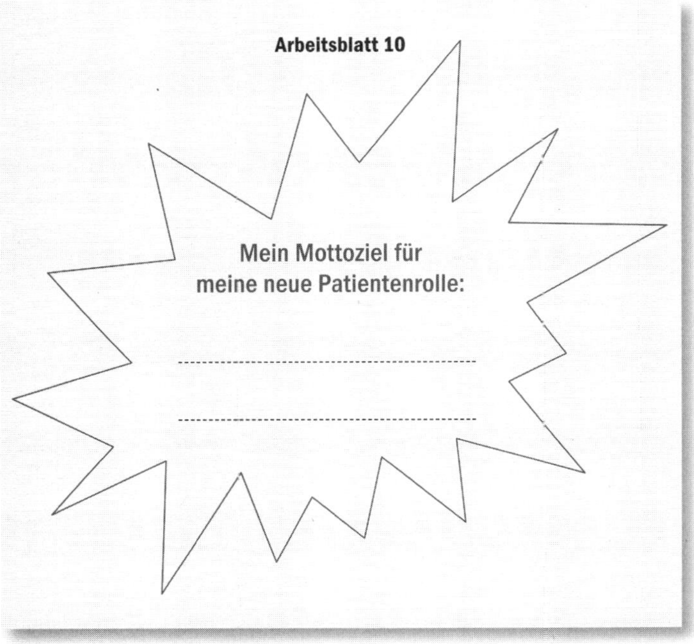

Primes – Erinnerungshilfen fürs Unbewusste

Ihr Motto wird nun eine eigene Energie entwickeln, um Sie immer öfter die neue Patientenrolle übernehmen zu lassen. Aber es gibt auch einen Trick, mit dem Sie Ihr Gehirn immer wieder an das schöne Gefühl erinnern können, welches Sie mit Ihrem Mottoziel verbinden. Dieser Trick wird besonders gern in der Werbung angewandt, indem man Personen, Gegenstände, Farben, Formen, die ein positives Image haben, mit dem neuen Produkt verknüpft. Dies geht auch umgekehrt, wie wir es bereits beim Angstmarketing besprochen haben. Diese Verknüpfungen wirken wie Erinnerungshilfen, die eine Handlung auslösen können: in der Werbung den Kauf, im Selbstmanagement das Wunschverhalten. Im Fachjargon sagt man dazu »Prime«* (ausgesprochen: praim) und zum Vorgang des Verknüpfens »Priming«.

Ein gutes Beispiel für Priming ist die Verknüpfung von Sauberkeit mit Zitrusduft. Zitronen haben einen sehr frischen Geruch, der den meisten Menschen ausgesprochen angenehm ist. Deshalb wurde dieser Duft irgendwann Reinigungsmitteln beigemischt. Mit der Folge, dass wir inzwischen an Sauberkeit denken, wenn wir einen Raum betreten, der nach Zitronen duftet. Dass eine solche Verknüpfung unser Verhalten selbst in kleinen Dingen beeinflussen kann, zeigte folgendes Experiment.

Versuchspersonen wurden in zwei Gruppen geteilt, eine Kontroll- und eine Testgruppe. Zu Beginn mussten die Teilnehmer beider Gruppen einen Fragebogen zur Person ausfüllen. Aber nur die Testgruppe wurde dazu in einen Raum geführt, der nach Zitronen duftete. Danach wurden alle Teilnehmer in einen anderen Raum geführt. Dort sollte jeder einen Keks essen, der sehr stark krümelte. Untersucht wurde dabei heimlich das Sauberkeitsverhalten der Versuchspersonen. Und tatsächlich, die Teilnehmer aus der Gruppe, die vorher dem Zitrusduft ausgesetzt war, wischten dreimal häufiger den Tisch ab, um ihn von den Krümeln zu befreien als die Personen aus der Kontrollgruppe. Der Zitrusduft hatte im Gehirn der Versuchspersonen als Erinnerungshelfer gewirkt und den Wunsch nach Sauberkeit aktiviert bzw. das Verhalten entsprechend beeinflusst.

Erinnern Sie sich an den Jungen, der plötzlich anfing, gut gelaunt sein Zimmer aufzuräumen? Wenn seine Eltern den fußballbegeisterten Jungen besonders clever dazu motivieren wollen, dieses Verhalten beizubehalten, dann werden sie ihm keine Belohnung versprechen, sondern sich eine Autogrammkarte sei-

* Das englische Wort *to prime* hat verschiedene Bedeutungen, die aber alle darauf hinauslaufen, dass für etwas der Boden bereitet wird (von »Grundieren« beim Farbanstrich bis zu »Scharfmachen«, bezogen auf einen Zünder).

nes Lieblingsspielers besorgen. Selbst wenn Supermario, Özil oder Messi in der Schublade liegen, wird diese Autogrammkarte als Prime wirken und die rechte Gehirnhälfte des zukünftigen Champions-League-Spielers unbewusst immer daran erinnern, alles dafür zu tun, damit sein Traum Wirklichkeit wird, denn: Profis halten ihren Laden in Schuss.

Es gibt inzwischen Hunderte derartiger Experimente, die belegen, dass wir uns durch solche unbewussten Erinnerungshilfen in unserem Verhalten beeinflussen lassen. Diese Technik können Sie für sich nutzen, um Ihr Verhalten unbewusst in eine Richtung zu lenken, die Ihrem Wunschverhalten als Patient entspricht, etwa dem, als Patient reflektiert und mündig beim Arzt aufzutreten. Dazu verbinden Sie Ihr Mottoziel mit einem oder mehreren Primes. Diese können Sie dann bei Ihrem nächsten Arztbesuch mitnehmen oder – falls Sie ins Krankenhaus müssen – auf Ihrem Nachttisch platzieren. Beziehen Sie bei der Suche nach dem richtigen Prime ruhig wieder Familienmitglieder, Freund oder Freundin mit ein. Sie werden feststellen, dass das Finden von Primes richtig Spaß macht. Man kommt auf die verrücktesten Ideen, und die vielen spontanen Reaktionen wie Lachen oder »Bist du verrückt!«-Ausrufe zeigen genau, wie stark Primes unsere Gefühlswelt zum Vorschein bringen können.

Frau Ganzgenau

Die rechte Gehirnhälfte von Frau Ganzgenau arbeitet inzwischen auf Hochtouren. Sie ist begeistert von ihrem Mottoziel und gleichzeitig überrascht, dass ein so einfacher, fast kitschiger Satz, der nichts mit Genauigkeit oder Zahlen zu tun hat, bei ihr so starke positive Gefühle auslösen kann. Ihr fallen ganz spontan alle möglichen Primes ein. Sie notiert sich: eine Rosenbrosche, die Farbe grau (Elefant), graue Strümpfe, graue Schuhe, eine Bluse mit Rosen – die Liste wird immer länger.

Sie erzählt ihrer Freundin am Telefon davon, und die beiden verabreden sich auf eine Tasse Kaffee. Bei diesem Treffen wird Frau Ganzgenau von ihrer Freundin mit einem kleinen Geschenk überrascht. Die überreicht ihr ein graues Taschentuch, in dessen Mitte sie eine Rose gestickt hat. »Das nimmst du zu deinem nächsten Arztbesuch mit. Ich bin gespannt, was du mir anschließend erzählst!«

Herr Locker vom Hocker

Die Primes, die Herrn Locker vom Hocker einfallen, sind: die Farbe Blau, die er mit Übersicht zusammenbringt, der Schriftzug 007, ein Fernglas. Seltsamerweise taucht auch eine Olive in seiner Vorstellung auf. Na klar, die ist Bestandteil des berühmten Martinis, geschüttelt und nicht gerührt, logisch! Doch am meisten begeistert ihn ein Prime, das ihm seine Frau schenkt. Es ist eine kleine silberne Pistole, die er nun als Schlüsselanhänger benutzt.

Das Faszinierende an Primes ist, dass sie auch unbewusst wirken. Sie können in der Schublade liegen oder in der Hosentasche versteckt sein. Unsere rechte Gehirnhälfte weiß, dass diese Erinnerungshilfen genau dort platziert sind, und das wird uns an das gewünschte Verhalten erinnern.

Wenn Sie möchten, können Sie sich auf dem Arbeitsblatt 11 ein paar Primes für Ihr Mottoziel überlegen. Sie erhöhen damit weiter Ihre Chancen, als Patient nicht nur selbstbewusst und reflektiert sein zu wollen, sondern tatsächlich so zu handeln.

Arbeitsblatt 11

Welche Gegenstände, Musik, Farben, Bilder erinnern mich an mein Mottoziel (auch Fremdideen):

▶ Meine Erinnerungshilfe (Prime) für den Arztbesuch:

Noch ein Tipp, der Ihnen vielleicht schon selbst eingefallen ist: Dieses Buch ist selbst ein Prime. Wenn Sie es bei Ihrem nächsten Arztbesuch mitnehmen oder im Krankenhaus in die Nachttischschublade an Ihrem Krankenbett legen, wird es wirken. Probieren Sie es aus!

Mit der Entwicklung eines Mottoziels und eines Primes haben Sie die erste Hürde auf dem Weg zu Ihrem neuen Wunschverhalten überwunden. Dadurch wurde eine positive Haltung gegenüber einer reflektierten und selbstbewussten Patientenrolle verankert. Nun können Sie durch Erstellung von Wenn-dann-Plänen (ab Seite 183), Ihr neues Wunschverhalten sogar in schwierigen Situationen erfolgreich unterstützen.

Arbeitsblatt 11

Frau Ganzgenau

- Meine Erinnerungshilfe (Prime) für den Arztbesuch:

Graues Rosentaschentuch

Arbeitsblatt 11

Herr Locker vom Hocker

- Meine Erinnerungshilfe (Prime) für den Arztbesuch:

Silberner Pistolen-Schlüsselanhänger

Quellenverzeichnis

Die Quellen sind den jeweiligen Buchkapiteln zugeordnet. Sie werden nicht alphabetisch, sondern in der Reihenfolge ihres Bezugs zum Text aufgelistet.

Kapitel I

Gigerenzer G, Muir Gray JA : *Aufbruch ins Jahrhundert des Patienten. Launching the Century of the Patient.* Forschungsbericht 2012 – Max-Planck-Institut für Bildungsforschung. http://www.mpg.de/4741100/Jahrhundert_des_Patienten?c=5732343 (abgerufen am 9.02.2014).

Mathews JD et al.: Cancer risk in 680.000 people exposed to computed tomography scans in childhood or adolescence: data linkage study of 11 million Australians. *BMJ*, 2013, 346:f2360.

Morgan G, Ward R, Barton M: The contribution of cytotoxic chemotherapy to 5-year survival in adult malignancies. *Clin Oncol (R Coll Radiol)*, 2004, 16(8):549–560.

Kapitel II

dtv-Brockhaus-Lexikon, 20 Bände. München: dtv, 1988.

Bleuler E: *Das autistisch-undisziplinierte Denken in der Medizin und seine Überwindung.* Berlin: Springer, 1962.

Puska P et al.: The community-based strategy to prevent coronary heart disease: conclusions from the ten years of the north Karelia project. *Annual Review of Public Health*, 1985, 6:147–193.

McCormick J, Skrabanek P: Coronary heart disease is not preventable by population interventions. *Lancet,* 1988, 2:839.

Vartiainen E et al.: Twenty-year trends in coronary risk factors in North Karelia and in other areas of Finland. *International Journal of Epidemiology,* 1994, 23:495.

arznei-telegramm: ACCORD und ADVANCE – zur Nutzen-Schaden-Bilanz der normnahen Blutzuckereinstellung bei Typ-2-Diabetes. *arznei-telegramm,* 2008, 39:73–76.

Kenngott HG et al.: DiaSurg 2 trial – surgical vs. medical treatment of insulin-dependent type 2 diabetes mellitus in patients with a body mass index between 26 and 35 kg/m2: study protocol of a randomized controlled multicenter trial. *Trials,* 2013, 14(1):183.

Bucher HC: Studien mit Surrogatendpunkten – Nutzen und Grenzen in der klinischen Entscheidungsfindung. *Internist,* 2008, 49:681–687.

Bucher HC et al: Users' guides to the medical literature XIX. Applying clinical trial results A. How to use an article measuring the effect of an intervention on surrogate end points. *JAMA,* 1999, 282:771–778.

Epstein AE et al.: Mortality following ventricular arrhythmia suppression by encainide, flecainide, and moricizine after myocardial infarction. The original design concept of the Cardiac Arrhythmia Suppression Trial (CAST). *JAMA,* 1993, 270:2451–2455.

Fleming TR, DeMets DL: Surrogate end points in clinical trials: are we being misled? *Ann Intern Med,* 1996, 125:605–613.

Grimes DA, Schulz KF: Surrogate end points in clinical research: hazardous to your health. *Obstet Gynecol,* 2005, 105:1114–1118.

Institut für Qualität und Wirtschaftlichkeit im Gesundheitswesen (IQWiG): *Allgemeine Methoden: Version 4.0, 23.09.2011.* http://www.iqwig.de/de/methoden/methodenpapiere/allgemeine_methoden.3020.html (abgerufen am 9.02.2014).

Institut für Qualität und Wirtschaftlichkeit im Gesundheitswesen (IQWiG): *Aussagekraft von Surrogatendpunkten in der Onkologie. Rapid Report, Auftrag A10-05, Version 1.1, 21.11.2011* (IQWiG-Berichte 2011, Band 80). Köln, 2011.

Mangiapane S, Velasco Garrido M: *Surrogatendpunkte als Parameter der Nutzenbewertung* (Health Technology Assessment, Band 91). Köln: Deutsches Institut für Medizinische Dokumentation und Information (DIMDI), 2009.

Bhattacharya S: Up to 140.000 heart attacks linked to Vioxx. *New Scientist*, 25.01.2005.

Frank G: »Der Fall Lauterbach«, in: *Schlechte Medizin.* München: Knaus, 2012, S. 117–123.

Lauterbach K, Hauner H, Westenhöfer J, Wirth A: *Adipositas Leitlinie – Evidenz-basierte Leitlinie zur Behandlung der Adipositas in Deutschland.* Stand 1.7.1998. Köln: Institut für Gesundheitsökonomie und Klinische Epidemiologie (IGKE) der Universität zu Köln, 1998.

arznei-telegramm: Neu auf dem Markt – Sibutramin (Reductil) gegen Übergewicht? *arznei-telegramm,* 1999, 2:23–24.

arznei-telegramm: Der Damm bricht: Laienwerbung für verschreibungspflichtige Arzneimittel. *arznei-telegramm,* 1999, 4:41–42.

arznei-telegramm: Abnehmen: mehr Schaden als Nutzen? Zur Gewichtsreduktion bei gesunden Übergewichtigen. *arznei-telegramm,* 1999, 12:121–124.

arznei-telegramm: Warnhinweise – Sibutramin (Reductil) vom Markt – zumindest in Italien. *arznei-telegramm,* 2002, 33:42.

arznei-telegramm: Endlich: Appetithemmer Sibutramin (Reductil) vom Markt. *arznei-telegramm,* 2010, 41:24.

Godlee F: Clinical trial data for all drugs in current use. *BMJ,* 2012, 345:e7304.

Lieb K, Klemperer D, Ludwig W (Hrsg.): *Interessenkonflikte in der Medizin. Hintergründe und Lösungsmöglichkeiten.* Berlin: Springer-Verlag, 2011.

Lieb Klaus et al.: Interessenkonflikte in der Medizin: Mit Transparenz Vertrauen stärken. *Dtsch Ärztbl,* 2011, 108(6): A-256.

Starfield B: Is US Health Really the Best in the World? *JAMA,* 2000, 284(4):483–485.

Weingart SN, Wilson RM, Gibberd RW, Harrison B: Epidemiology and medical error. BMJ, 2000, 320:774–777.

Glaeske G, Brief an den Autor, 5.12.2013.

Sachverständigenrat zur Begutachtung der Entwicklung im Gesundheitswesen: *Kooperation und Verantwortung – Voraussetzungen einer zielorientierten Gesundheitsversorgung* (Gutachten 2007). Deutscher Bundestag, Drucksache 16/6339, 7.09.2007, S. 242–245. http://dipbt.bundestag.de/dip21/btd/16/063/1606339.pdf (abgerufen am 9.02.2014).

Schrappe M, Lessing C, Jonitz G, Grandt D, Conen D, Gerlach F, Hart D, Lauterberg J, Loskill H, Rothmund M: *Agenda Patientensicherheit 2006.* Witten, 2006.

Schrappe M, Lessing C, Albers B, Conen D, Gerlach F, Hart D, Grandt D, Jonitz G, Lauterberg J, Loskill H, Rothmund M: *Agenda Patientensicherheit 2007.* Witten, 2007.

Gøtzsche P: *Deadly medicines and organised crime: how big pharma has corrupted healthcare.* London: Radcliffe Publishing Ltd, 2013.

Frank G: »Meilenstein Cholesterin«, in: *Schlechte Medizin.* München: Knaus, 2012, Seite 86–96.

Nationales Netzwerk Frauen und Gesundheit (Hrsg.) in Kooperation mit der Barmer GEK: *Früherkennung von Gebärmutterhalskrebs, HPV-Impfung. Information und Erfahrungen. Eine Entscheidungshilfe* (2. Auflage). Hannover, 2008.

Steckelberg A, Mühlhauser I (Hrsg.): *Darmkrebs – Früherkennung* (3. aktualisierte Fassung). Hamburg, 2011.

Harding Center for Risk Literacy: *Faktenboxen.* http://www.harding-center.com/index.php/de/was-sie-wissen-sollten/facts-boxes (abgerufen am 9.02.2014).

Kleinert S, Horton R: How should medical science change? *Lancet,* 2014, 383(9913):197–198.

Ioannidis John PA et al.: Increasing value and reducing waste in research design, conduct, and analysis. *Lancet,* 2014, 383(9912):166–175.

Chan An-Wen et al.: Increasing value and reducing waste: addressing inaccessible Research. *Lancet,* 2014, 383(9913):257–266.

arznei-telegramm: Number Needed to Treat – eine Hilfe für Therapieentscheidungen. *arznei-telegramm,* 1998, 5:47–50.

Naß-Griegoleit I et al.: Studie belegt hohe Akzeptanz des Mammographie-Screenings bei Frauen. Ergebnisse der ersten repräsentativen Studie in Deutschland. *Frauenarzt,* 2009, 50:494–501.

Mühlhauser I: Mammografie-Screening: Aktuelle wissenschaftliche Daten und die Situation in Deutschland. *Clio,* 2009, 69:13–15.

Hansson L et al.: Effects of intensive blood-pressure lowering and low-dose aspirin in patients with hypertension: principal results of the Hypertension Optimal Treatment (HOT) randomised trial. *Lancet,* 1998, 351:1755–1762.

Meyer FP: Prähypertensive – noch gesund oder schon krank? *Hessisches Ärzteblatt,* 9/2003:444–445.

Meyer FP: Schlusswort. *Hessisches Ärzteblatt,* 12/2003:654–655.

Odden MC, Peralta CA, Haan MN, Covinsky KE: Rethinking the association of high blood pressure with mortality in elderly adults: the impact of frailty. *Arch Intern Med,* 2012, 172(15):1162–1168.

Daniel D et al.: Increased Survival in Pancreatic Cancer with nab-Paclitaxel plus Gemcitabine. *N Engl J Med,* 2013, 369:1691–1703.

Schwartz LM, Woloshin S, Welch HG: The drug facts box: providing consumers with simple tabular data on drug benefit and harm. *Med Decis Making,* 2007, 27:655–662.

Schwartz LM, Woloshin S, Welch HG: Using a drug facts box to communicate drug benefits and harms: two randomized trials. *Ann Intern Med,* 2009, 150:516–527.

Kapitel III

Gigerenzer G: *Risiko.* München: C. Bertelsmann Verlag, 2013.

Storch M, Kuhl J: *Die Kraft aus dem Selbst. Sieben PsychoGyms für das Unbewusste* (2. Auflage). Bern: Huber, 2013.

Frank G, Storch, M: *Die Manana-Kompetenz. Entspannung als Schlüssel zum Erfolg.* München: Piper, 2010.

Storch M: Motto-Ziele, S.M.A.R.T.-Ziele und Motivation. In: Birgmeier B. (Hrsg.): *Coachingwissen.* Wiesbaden: VS Verlag, 2009, S. 183–205.

Storch M: *Machen Sie doch, was Sie wollen! Wie ein Wurm den Weg zu Zufriedenheit und Freiheit zeigt.* Bern: Huber, 2009.

Krause F, Storch M: *Selbstmanagement – ressourcenorientiert. Grundlagen und Trainingsmanual für die Arbeit mit dem Zürcher Ressourcen Modell (ZRM®)* (4. Auflage). Bern: Huber, 2007.

Ludewig R: Wolfgang Amadeus Mozart (1756–1791): Genaue Todesursache bleibt unerkannt. *Dtsch Arztebl,* 2006, 103(4):A-172/B-148/C-147.

Fock A, Pollmer U: Die Welt wird bunt: Die dunkle Vergangenheit der Zusatzstoffe. *EU.L.E.N-Spiegel,* 2009, 3-4:3–27.

Hahnemann S: Ueber die Weinprobe auf Eisen und Bley. *Chemische Annalen für die Freunde der Naturlehre, Arzneygelahrtheit, Haushaltungskunst und Manufacturen*, 1788, 1:291–305.

Haehl R: *Samuel Hahnemann – His Life and Work*. London: Homoeopathic Publishing Company, 1922.

Hahnemann S: *Ueber die Arsenikvergiftung ihre Hülfe und gerichtliche Ausmittelung*. Leipzig: Crusius, 1786.

Hahnemann S: Was sind Gifte? Was sind Arzneien? *Journal der practischen Arzneykunde und Wundarzneykunst*, 1806, 24(St. 3):40–57.

Hahnemann S: *Organon der Heilkunst* (6. Auflage). Heidelberg: Haug, 1987.

Frank G: »Geld regiert die Welt – wie gekaufte Meinungsführer den medizinischen Alltag diktieren«, in: *Schlechte Medizin*. München: Knaus, 2012.

Kapitel IV

Goethe JW: *Faust – der Tragödie erster Teil*. Ditzingen: Reclam, 2000.

Bertelsmann Stiftung, Zentrum für Sozialpolitik der Universität Bremen (Hrsg.): *Shared Decision Making: Konzept, Voraussetzungen und politische Implikationen*. Gütersloh, 2005.

Frank G, Storch, M: *Die Manana-Kompetenz. Entspannung als Schlüssel zum Erfolg*. München: Piper, 2010.

Lenz M, Buhse S, Kasper J, Kupfer R, Richter T, Mühlhauser I: Entscheidungshilfen für Patienten. Decision Aids for Patients. *Dtsch Arztebl Int*, 2012, 109(22-23):401–408.

Loh A, Simon D, Kriston L, Härter M: Patientenbeteiligung bei medizinischen Entscheidungen: Effekte der Partizipativen Entscheidungsfindung aus systematischen Reviews. Shared Decision Making in Medicine. *Dtsch Arztebl*, 2007, 104(21): A-1483/B-1314/C-1254.

Kapitel V

Storch M, Kuhl J: *Die Kraft aus dem Selbst. Sieben PsychoGyms für das Unbewusste* (2. Auflage). Bern: Huber, 2013.

Krause F, Storch M: *Selbstmanagement – ressourcenorientiert. Grundlagen und Trainingsmanual für die Arbeit mit dem Zürcher Ressourcen Modell (ZRM®)* (4. Auflage). Bern: Huber, 2007.

Kapitel VI

Starfield B: *Medically caused death in America*. Interview mit Jon Rappoport, 9.12.2009. http://jonrappoport.wordpress.com/2009/12/09/an-exclusive-interview-with-dr-barbara-starfield-medically-caused-death-in-america/ (abgerufen am 10.02.2014).

U.S. Department of Justice: *GlaxoSmithKline to plead guilty and pay $3 Billion to resolve fraud allegations and failure to report safety data.* Pressemitteilung, 2.07.2012. http://www.fbi.gov/boston/press-releases/2012/glaxosmithkline-to-plead-guilty-and-pay-3-billion-to-resolve-fraud-allegations-and-failure-to-report-safety-data (abgerufen am 10.02.2014).

Website des amerikanischen Justizministeriums: http://www.justice.gov [in die Suchfunktion einfach die Namen der entsprechenden Pharmafirmen eingeben].

Goldacre B: *Bad Pharma: How drug companies mislead doctors and harm patients.* London: Harper Collins UK, 2012. [deutsch: *Die Pharma-Lüge. Wie Arzneimittelkonzerne Ärzte irreführen und Patienten schädigen.* Übers. A. Emmert, K. Miedler. Köln: Kiepenheuer & Witsch, 2013].

Gøtzsche P: *Deadly Medicines and Organised Crime: How Big Pharma Has Corrupted Healthcare.* London: Radcliffe Publishing Ltd, 2013.

Pope R, Setten R: Public Dept Tipping Point Studie Signore how exchange rate changes may create a financial meltdown. *Real-World Economics Review*, 2012, 59:2–38.

Gigerenzer G: *Risiko.* München: C. Bertelsmann Verlag, 2013.

Website des Harding-Zentrums für Risikokompetenz (Harding Center for Risk Literacy): http://www.harding-center.de

Wegwarth O, Schwartz LM, Woloshin S, Gaissmaier W, Gigerenzer G: Do physicians understand cancer screening statistics? A national survey of primary care physicians. *Annals of Internal Medicine,* 2012, 156:340–349.

Ziegler J, Sucker-Sket K: Verständlichere Beipackzettel: EU-Kommission prüft Arzneimittel-Faktenbox. *DAZ.online,* 13.09.2012. http://www.deutsche-apotheker-zeitung.de/politik/news/2012/09/13/eu-kommission-prueft-arzneimittel-faktenbox/8261.html (abgerufen am 10.02.2014).

Gehrmann W: Handel mit Hautgout. *Zeit online,* 31.12.1999. http://www.zeit.de/2002/06/200206_pharmalobby.xml (abgerufen am 10.02.2014).

Anon. [Username: kommentierbar]: Horst Seehofer über die Macht der Pharmalobby. *Youtube,* 1.03.2012. http://www.youtube.com/watch?v=TZDgjPWfZUg (abgerufen am 10.02.2012).

Lieb K, Klemperer D, Ludwig W (Hrsg.): *Interessenkonflikte in der Medizin. Hintergründe und Lösungsmöglichkeiten.* Berlin: Springer, 2011.

Presseagentur Gesundheit: Finanzinfarkt in der KBV: Ein bisschen Nepotismus? – Vollkasko für alle. *Operation Gesundheitswesen,* 4.12.2013.

Bundesversicherungsamt (Hrsg.): *So funktioniert der neue Risikostrukturausgleich im Gesundheitsfonds.* Stand: 16.09.2008. http://www.bundesversicherungsamt.de/fileadmin/redaktion/Risikostrukturausgleich/Wie_funktioniert_Morbi_RSA.pdf (abgerufen am 10.02.2014).

Flintrop J: Krankenkassen: Unlautere Methoden im Wettbewerb. *Dtsch Arztebl,* 2013, 110(37):A-1670/B-1473/C-1453.

Hauner H, Köster I, Schubert I: Trends in der Prävalenz und ambulanten Versorgung von Menschen mit Diabetes mellitus: Eine Analyse der Versichertenstichprobe AOK Hessen/KV Hessen im Zeitraum von 1998 bis 2004. *Dtsch Arztebl,* 2007, 104(41):A-2799/B-2469/C-2397.

Köster I, Schubert I, Huppertz E: Fortschreibung der KoDiM-Studie: Kosten des Diabetes mellitus 2000–2009. *Deutsche Medizinische Wochenschrift,* 2012, 137:1–4.

Lauterbach K: *Gesundheitspolitische Perspektiven für neue Versorgungsformen.* Rede beim 4. Hamburger Symposium zur Integrierten Versorgung am 7.11.2008. http://2008.iv-hh.de/video.php?VideoName=versorgungsformen (abgerufen am 10.02.2014).

Unschuld P: *Ware Gesundheit – das Ende der klassischen Medizin.* München: Beck, 2010.

Bertelsmann Stiftung: *»Generalunternehmer Gesundheit« als Zukunftsmodell. Bertelsmann Stiftung fordert ganzheitliche Gesundheitsversorgung.* Pressemeldung, 2.07.2006.

Gigerenzer G, Muir Gray JA: *Aufbruch ins Jahrhundert des Patienten. Launching the Century of the Patient.* Forschungsbericht 2012 – Max-Planck-Institut für Bildungsforschung. http://www.mpg.de/4741100/Jahrhundert_des_Patienten?c=5732343 (abgerufen am 9.02.2014).

Workshop

Storch J, Weber J: *Wolf packt La(h)ma: Wie Sie die Dinge zügig anpacken und konsequent erledigen.* Bern: Huber, 2012.

Krause F, Storch M: *Selbstmanagement – ressourcenorientiert. Grundlagen und Trainingsmanual für die Arbeit mit dem Zürcher Ressourcen Modell (ZRM®)* (4. Auflage). Bern: Huber, 2007.

Weiterführende Links

www.gunterfrank.de

Wenn Sie sich über mich und meine Arbeit informieren wollen, dann schauen Sie doch einfach auf meiner Homepage vorbei. Dort sind die aktuellen Seminar- und Vortragstermine zusammengestellt. In der Servicerubrik lassen sich viele Texte und Arbeitsblätter herunterladen. Außerdem finden Sie die Original-Schriftstücke, die ich in meinen Büchern anspreche, sowie Stellungnahmen zu aktuellen Gesundheitsthemen.

www.arznei-telegramm.de

Das arznei-telegramm ist die einzige mir bekannte Informationsplattform, die wissenschaftliche Studien zu Medikamenten und Methoden sachlich korrekt und praxisnah wiedergibt. Für jeden Arzt ein Muss. Auch Patienten können sich hier informieren, allerdings nur in Fachsprache. Geben Sie bei der Stichwortsuche Ihre Medikamente ein, und klicken Sie die dann erscheinenden Dateien an. Zumindest das jeweils am Ende des Beitrags stehende fettgedruckte Fazit kann Ihnen wichtige Informationen liefern. Sie können die Artikel auch ausdrucken und sie mit Ihrem Arzt besprechen. Allerdings sind die allerneusten Ausgaben des arznei-telegramms den Abonnenten vorenthalten, denn der Informationsdienst ist werbefrei und finanziert sich ausschließlich über Abonnements! Ein Hauptgrund, warum Sie diesen Seiten trauen können.

www.mezis.de

Auch die Mezis sind werbefrei! Dies ist die Homepage der 2007 gegründeten Initiative unbestechlicher Ärztinnen und Ärzte (MEZIS ist die Abkürzung für: »**M**ein **E**ssen **z**ahl **i**ch **s**elbst«). Ein hoher Anspruch, doch bisher hatte ich keinen Anlass, daran zu zweifeln. Mezis-Ärzte lehnen Propaganda, Fortbildungen, und sonstige Vergünstigungen durch die Pharmaindustrie ab, weil sie ihre Patienten vor Übertherapien schützen wollen. Auf der Homepage gibt es auch eine Suchfunktion, mit deren Hilfe Sie Ärzte in Ihrer Nähe finden können, die sich dieser Initiative angeschlossen haben.

www.harding-center.com

Dies sind die Seiten des Harding Zentrums für Risikokompetenz am Max-Planck-Institut für Bildungsforschung. Wie treffe ich Entscheidungen in der modernen, technologischen Welt? Soll ich mich impfen lassen? Ist es sicherer, mit dem Auto oder mit dem Flugzeug zu reisen? Nutzen mir Maßnahmen zur Krebsfrüherkennung oder schaden sie mir vielleicht? Dieses Zentrum macht sich zur Aufgabe, den mündigen Bürger zu unterstützen, der mit diesen Risiken kompetent umgehen möchte.

www.euleev.de

Auf den Seiten des Europäischen Instituts für Lebensmittel- und Ernährungswissenschaften (E.U.L.E. e.V.) können Sie sich fundiert und in deutlichen Worten über die angeblichen Risiken und Gefahren aufklären lassen, die unser moderner Lebensstil verursachen soll. Angewandte Risikokompetenz führt auch hier zu einer deutlichen Entspannung an der Gesundheitsfront.

www.zrm.ch

Dies ist die Homepage des Zürcher Ressourcen Modells (ZRM®) an der Universität Zürich. Das dort entwickelte Selbstmanagement-Training wird laufend durch wissenschaftliche Begleitung auf seine nachhaltige Wirkung hin überprüft. Wer Spaß an dem darauf basierenden Patiententraining in diesem Buch hat, kann sich hier näher anhand von kleinen Filmen, Wirksamkeitsstudien, Publikationen und vielem mehr informieren.

Dank

Dieses Buch ist sehr komplex, und ich hätte es ohne den Rat und die Erfahrung anderer nicht schreiben können.

Maja Storch danke ich zum Beispiel dafür, dass sie das ZRM®-Training zusammen mit Frank Krause entwickelt hat, und für ihre wie immer famose Unterstützung in Kapitel V und im Workshop. Vielen Dank auch ihrem Bruder Johannes und seiner Mitautorin Julia Weber, an deren Arbeitsblättern ich mich im Workshop orientieren durfte.

Ganz besonders bedanke ich mich auch bei Ingrid Mühlhauser, Professorin für Gesundheitswissenschaften an der Universität Hamburg. Kapitel II baut stark auf ihrer Vorarbeit auf. Ich finde es immer wieder außergewöhnlich, wie selbstverständlich sie ihr profundes Wissen anderen zur Verfügung stellt.

Udo Pollmer vom Europäischen Institut für Lebensmittel- und Ernährungswissenschaften gab die entscheidenden Hinweise zu Samuel Hahnemann und Paracelsus und noch einige wertvolle Tipps darüber hinaus.

Fantastisch war die Zusammenarbeit mit meiner Lektorin Susanne Warmuth, die nicht nur sprachlich, sondern als Naturwissenschaftlerin auch fachlich am Gelingen dieses Buches entscheidenden Anteil hat.

Jochen Sandmaier führte mit ausgewählten Patienten den Pretest zum Workshop durch und wertete ihn aus. Er konnte mir dadurch wertvolle Hinweise zur Verbesserung des Workshops geben. Dank auch den Teilnehmern des Pretests für ihre Rückmeldungen.

Mit vielen Patienten und Kollegen habe ich über dieses Buch gesprochen. Sie ließen mich teilhaben an ihren Erfahrungen, die ich als Praxisbeispiele für das Buch nutzen konnte. Meine Mitarbeiterin Anja Hammermeister hat den Schreibprozess wie immer mit Geduld und Sorgfalt unterstützt.

Im Knaus Verlag herrscht die Regel, dass Autoren Verlagsmitarbeitern in ihren Büchern nicht danken sollen. Auch nicht nach vielen Jahren vertrauensvoller und hochprofessioneller Zusammenarbeit. Deswegen tue ich dies an dieser Stelle auch nicht. Anmerken möchte ich jedoch, dass die Veröffentlichung eines solchen Sachbuches die vielleicht einzige Möglichkeit darstellt, etablierte Missstände mit der notwendigen Tiefe und Gründlichkeit in die öffentliche Diskussion zu bringen.

Zum Schluss geht ein tiefes Dankeschön an meine liebe Frau Valérie und an meine zwei Goldsterne Rosalie und Josefine, die wieder einmal sechs Monate lang einen Papi in geistiger Abwesenheit ertragen haben und schlicht meine Kraftquelle für das Ganze sind. Und natürlich an meine Eltern, die mich stets unterstützen.

Ihnen allen, und den vielen anderen, zum Teil auf eigenen Wunsch Ungenannten, ein herzliches Dankeschön. Ich habe mich bemüht, es gut zu machen.

Sachregister